DR. MEG ARROLL

Wenn sich nichts richtig anfühlt

GOLDMANN

DR. MEG ARROLL

Wenn sich nichts richtig anfühlt

Die große Wirkung kleiner Traumata und wie wir sie überwinden

Aus dem Englischen
von Gabriele Lichtner

GOLDMANN

Die englische Originalausgabe erschien 2023 unter dem Titel »Tiny Traumas«
bei Thorsons, einem Imprint von HarperColllins*Publishers*, London.

5. Auflage
Deutsche Erstausgabe Juni 2024

Redaktion: Anna Sulik
Dieses Werk wurde vermittelt durch die Literarische Agentur
Thomas Schlück GmbH, 30161 Hannover.
Umschlag: Uno Werbeagentur, München
Satz: Satzwerk Huber, Germering
Druck und Bindung: GGP Media GmbH, Pößneck
Printed in Germany
AR · IH
ISBN 978-3-442-17998-5

www.goldmann-verlag.de

Für meinen wunderbar sanften und gutherzigen Papa –
oh Gott, ich vermisse dich.

Inhalt

Einleitung

Es ist nichts Besonderes, nichts Großes … und man kann es nicht genau benennen, aber irgendwie … fühlt man sich »zu wenig« – zu wenig wahrgenommen, zu wenig geschätzt, zu wenig geliebt. Man hat eine ziemlich nette Familie, eine Arbeit, die okay ist (immerhin hat man eine Arbeit), eine Gruppe von Freunden. Man hat Essen auf dem Tisch, ein Dach über dem Kopf, man hat es warm, also geht es einem gemessen an der Hierarchie der Bedürfnisse eigentlich gut. Aber irgendwie fühlt man sich nicht richtig … glücklich. Und ist das nicht das Ziel, das uns die Gesellschaft vorgibt, das uns immer wieder eingebläut wird von unseren Eltern, Lehrern, Freunden, bei der Arbeit oder praktisch überall, wohin man auch schaut?

Man hat im Leben nichts wirklich Schlimmes erlebt … aber genau das ist es: Man lehrt uns, die »kleinen Traumata« zu ignorieren, die nach und nach heimtückisch einen hohlen Raum in uns hinterlassen, mit ihrer unterschwelligen, konstanten Melancholie und ihren Stichen der Angst – alles begleitet von einem Film, der uns das perfekte Leben anderer Leute auf Instagram zeigt.

Die überwiegende Mehrheit meiner Patienten hat in ihrem Leben kein großes Trauma erlitten, wie etwa sexuellen oder körperlichen Missbrauch, das Leben in einem Kriegsgebiet oder den Tod einer Bezugsperson in früher Kindheit. Aber im Laufe der Zeit gibt es immer winzige Schrammen und kleine Dellen, die Spuren hinterlassen. Kleine Wunden, fast nicht wahrzunehmen, da allgegenwärtige gesellschaftliche Normen uns beibringen, »ruhig zu bleiben und weiterzumachen«. Doch diese kleinen Verwundungen häufen sich tief in unserem emotionalen Kern an und summieren sich wie Zinseszins. Und schließlich wirkt sich diese Ansammlung psychischen Schlamms auf unser Wohlbefinden aus – auch wenn wir immer noch funktionieren, spüren viele von uns dieses Gewicht in Form von Mattigkeit, Ängsten und mangelndem Selbstvertrauen. Die Anhäufung der kleinen Traumata sollte auf keinen Fall ignoriert werden, da diese sonst zu vielen unserer heutigen psychischen und körperlichen Gesundheitsproblemen führen kann.

Glücklicherweise erleiden die meisten von uns keine wiederkehrenden großen Traumata oder wenigstens nicht solche sich wiederholenden Traumata und Missbräuche, die zu psychischen Krankheiten führen.

Wir verlieren geliebte Menschen, etwa die Hälfte von uns erlebt eine Scheidung, und viele müssen mit Krankheiten oder körperlichen Verletzungen fertigwerden. Es ist bekannt, dass solche Traumata zu diagnostizierbaren mentalen Gesundheitsproblemen wie zu Angstzuständen oder Depressionen führen können.

Aber dies macht nicht das Gros der Probleme aus, die ich in meiner Praxis Tag für Tag sehe; es sind eher die subtilen Erlebnisse wie eine schlechte Eltern-Kind-Beziehung, der psychische Druck im Umgang mit falschen Freunden, Erniedrigungen in der Schule, Instabilität durch häufiges Umziehen (mit Schul- und Arbeitsplatzwechsel), Leistungskultur oder der dauernde Versuch, finanziell zurande zu kommen, die zu einem diffusen Gefühl führen, bei dem man sich häufig fragt: »Warum soll ich überhaupt etwas versuchen?« Aber ein ständiges »Sich-etwas-mies-Fühlen«, dauernde Mattigkeit, eine hochfunktionale Angststörung und krankhafter Perfektionismus sind keine Zustände, die Ihr Hausarzt diagnostizieren oder behandeln wird. Sie entsprechen nicht den ordentlich abgegrenzten Kriterien in medizinischen Fachbüchern, und wenn Ihr Arzt Sie fragt, ob sich im vergangenen Jahr bei Ihnen etwas Besonderes ereignet hat, kann die Antwort durchaus »Nein« lauten.

Und so werden die Menschen alleingelassen, weil ihr Zustand nicht wirklich ernst genug ist, auch wenn er ihr Leben beeinträchtigt. Der Grund ist, dass wir den schleichenden Einfluss der kleinen Traumata nicht erkennen.

Ich nenne diese psychischen Probleme kleine Traumata, weil diese ziemlich universellen Erfahrungen das Recht haben, in den alltäglichen, allgemeinen Sprachgebrauch aufgenommen zu werden. Denn es sind die kleinen Dinge, die dem Leben eine Bedeutung geben – und es sind auch die kleinen, alltäglichen Dinge, die uns unsere Lebendigkeit, unsere Antriebskraft und unser Potenzial nehmen. Werden wir uns jedoch unserer eigenen kleinen Traumata bewusst, können wir sie zu unserem Vorteil nutzen, indem wir eine robuste psychische Immunität aufbauen, die uns vor dem zerstörerischen Einfluss eventueller zukünftiger großer Traumata schützt.

Denn Sie sind wichtig! Glauben Sie mir – das sind Sie. Viel mehr, als Sie im Moment glauben. Und am Ende dieses Buches werden Sie das nicht nur selbst zu glauben beginnen, sondern diese täglichen Ängste und Frustrationen werden nach und nach verschwinden. Vertrauen Sie mir, ich bin Psychologin – aber nicht die Art Psychologin, die Sie sich vielleicht vorstellen. Es gibt keine Couch, keinen Bart, kein wertendes Kopfnicken, denn es gibt keinen Grund dafür, uns für unsere Erlebnisse, unsere Fehler oder unsere dunkelsten Gedanken zu schämen.

In diesem Buch steht das, von dem ich aus meiner mehr als zwanzigjährigen Erfahrung in Forschung und Praxis weiß, dass es wahr ist. Jede einzelne Person, mit der ich gearbeitet habe, hatte irgendein kleines Trauma. Diese Traumata sind sehr unterschiedlich, ihre Folgen äußern sich jedoch auf bestimmte, erkennbare Arten. In diesem Buch möchte ich Ihnen die Themen vorstellen, die ich dabei identifiziert habe. Ich verwende den Begriff Themen, da sie an sich keine medizinischen Leiden sind, ihr Einfluss auf die Menschen aber dennoch Muster aufweist, die sich beschreiben lassen.

Eines oder vielleicht auch mehrere dieser Themen könnten Ihnen vertraut vorkommen, und vielleicht haben Sie das Gefühl, die einzige Person zu sein, die darunter leidet. Doch genau hier und genau jetzt möchte ich Ihnen sagen, dass diese Themen, Leiden oder wie wir die Gruppe von Anzeichen und Symptomen in jedem Kapitel sonst nennen möchten, tatsächlich sehr weitverbreitet sind. Da es keine medizinischen Definitionen gibt, kann ich Ihnen keine genauen Zahlen dazu nennen, wie viele Menschen sich ähnlich fühlen, aber aus meiner Erfahrung und basierend auf meinen Beobachtungen kann ich Ihnen sagen: Sollte keines der Themen kleiner Traumata für Sie persönlich relevant sein, dann ist bestimmt jemand, den Sie kennen, jemand, der Ihnen sehr nahesteht, davon betroffen.

Während ich Sie durch die Spannungsfelder kleiner Traumata führe – zum Beispiel leichte Panik, das Gefühl, nie genug zu sein, und sogar gesundheitliche Probleme wie Schlaflosigkeit, Gewichtszunahme und chronische Müdigkeit –, werde ich Ihnen natürlich auch praktische Möglichkeiten aufzeigen, um mit diesen Problemen zurechtzukommen – damit Sie die Kontrolle über Ihr Leben zurückerlangen und nicht länger Ihren kleinen Traumata unterworfen sind. Es ist heutzutage nicht einfach, Zugang zu psychologischen Dienstleistungen zu bekommen, aber aus der Forschung wissen wir, dass Bibliotherapie – das, was Sie mit dem Lesen dieses Buches gerade tun – helfen kann, Symptome zu verringern.

Weil wir uns im Leben mit genug kniffligen Problemen auseinandersetzen müssen – mit komplexen und alltäglichen –, machen wir es uns hier so einfach wie möglich. Daher verwenden wir meine lösungsorientierte, dreistufige Methode:

Die BAA-Methode

- **Schritt 1: Bewusstmachung –** Ihre einzigartige Konstellation kleiner Traumata aufdecken und deren Einfluss auf Ihre gelebte Erfahrung ergründen, um die Kontrolle über Ihr Leben zurückzuerlangen.
- **Schritt 2: Akzeptanz –** Dies ist oft der herausforderndste Schritt des Prozesses und das Stadium, das viele Menschen am liebsten überspringen wollen – aber ohne Akzeptanz werden die kleinen Traumata Ihr gegenwärtiges Leben weiter über Gebühr beeinflussen.
- **Schritt 3: Aktion –** Akzeptanz ist jedoch nicht genug; Sie müssen aktiv Schritte unternehmen, um das Leben so zu gestalten, wie Sie es sich wünschen.

Zumindest am Anfang, während Sie den Prozess kennenlernen, ist es wichtig, dass Sie diese Schritte einen nach dem anderen vornehmen. In meiner Praxis sehe ich oft Menschen, die unglaublich frustriert sind, weil sie sofort mit den Techniken aus der Aktionsphase begonnen haben – das ist jedoch, als würde man einen schlimmen Kratzer mit einem Pflaster verarzten, ohne die Verletzung zuerst zu reinigen. Der Schmutz ist darunter gefangen und verursacht schließlich eine Infektion, die für den Verletzten ein ernsthafteres Problem darstellt als die ursprüngliche Wunde. Auch führt das sofortige Eintreten in die Phase der Aktion oft nur zu kurz anhaltenden Ergebnissen, wenn man vorher nicht die Stufen von Bewusstmachung der Traumata und Akzeptanz dessen, was einem im Leben geschehen ist, durchlaufen hat. Es gibt auch Menschen, die ein großes Maß an Bewusstsein haben – vor allem diejenigen, die eine Reihe psychologischer und Selbsthilfetechniken versucht haben –, die aber vom Stadium der Bewusstmachung direkt in das der Aktion übergehen, ohne das der Akzeptanz zu durchlaufen. Dies ist keineswegs eine Unzulänglichkeit des Einzelnen – wir leben in einer hektischen Gesellschaft, in der jeder Wunsch und jedes Bedürfnis sofort befriedigt werden, daher ist es verständlich, dass wir alle eine zweiminütige, TikTok-fähige Lösung wollen. Aber es ist wie bei allen Fähigkeiten – wenn Sie sich erst einmal an den Prozess gewöhnt haben, werden Sie es einfacher finden, die drei Stadien zu absolvieren, und Sie werden sie souverän meistern.

Noch eine letzte Anmerkung, bevor wir loslegen. Eine der häufigsten Fragen, die mir gestellt werden, lautet: »Wie lange wird es dauern?« Die einzig richtige Antwort ist, dass es von Person zu Person anders ist. Genau wie körperliche Heilung ihre Zeit braucht, muss man psychischer Erholung Raum und Zeit geben, damit sie stattfinden kann. Je tiefer die Wunde ist oder je mehr kleine Traumata vorhanden sind, desto intensiver muss man an einer Genesung arbeiten. Und es ist Arbeit, oder besser, es kostet Mühe – aber ich versichere Ihnen, dass es das wert ist. Denn *Sie sind es wert.*

Doch das führt uns zu einer ziemlich rauen Realität: Zwar tragen Sie nicht die Schuld an Ihren kleinen Traumata, aber Sie sind die einzige Person, die etwas dagegen tun kann. Doch schon in diesem Moment haben Sie den wichtigen ersten Schritt getan, um mit den vielfältigen Schwierigkeiten fertigzuwerden, die ich jede Woche sehe. Und ich werde auf dieser Reise bei Ihnen sein. Sie sind nicht allein.

Zuerst möchte ich Ihnen mehr darüber erzählen, was kleine Traumata sind und warum sie im Leben eine Rolle spielen, um dann den übergreifenden Prozess der BAA-Methode mit dem ersten Schritt zu beginnen – der Bewusstmachung.

KAPITEL 1

Kleine Traumata und warum sie wichtig sind

In diesem Kapitel werden wir uns damit befassen:

- wie Trauma die körperliche und psychische Gesundheit beeinflusst
- wie sich ein großes Trauma von einem kleinen Trauma unterscheidet
- die vielen verschiedenen Quellen kleiner Traumata
- das psychische Immunsystem
- wie wir kleine Traumata als psychische Antikörper nutzen können

In diesem ersten Kapitel sehen wir uns die Unterschiede zwischen großen und kleinen Traumata an, denn jede einzelne Erfahrung in unserem Leben prägt uns. Daran gibt es keinen Zweifel. Diese Traumata zu definieren, ist hilfreich, denn damit hängt zusammen, warum sich so viele von uns so oft irgendwie nicht gut fühlen. Wir schauen uns auch einige Quellen kleiner Traumata mit Beispielen aus der realen Welt an, um diese Art emotionaler Verletzungen in einen Kontext zu setzen, denn häufig verbergen sie sich im Offensichtlichen. Tatsächlich ist genau das einer der Gründe, aus dem sie so viel Schaden anrichten können.

Die Psychologie ist eine relativ junge Disziplin, in der erst seit etwa einem Jahrhundert mit validen Methoden geforscht wird, also vergeben Sie den Experten, dass es einige Zeit gedauert hat, bis sie begonnen haben, sich mit niederschwelligen Traumata zu befassen. Der erste Schritt dieser Auseinandersetzung besteht darin, das zu beobachten, was sich im Alltag abspielt, und sicherzustellen, dass das, was Experten wie zum Beispiel Psychologen untersuchen und erforschen, eindeutig das Leben der Menschen reflektiert. Sie können Ihre eigenen Beispiele in den sozialen Netzwerken unter dem Hashtag #tinyt (»Tiny T« steht dabei im Englischen für »tiny T trauma«, die kleinen Traumata) teilen, damit andere sich mit ihren Erlebnissen vielleicht weniger isoliert fühlen und um zur Datengrundlage beizutragen. Und nun lassen Sie uns anfangen …

Große Traumata und Gesundheit

Bis vor relativ kurzer Zeit haben sich Forscher und Psychologen vor allem auf bedeutende negative Ereignisse im Leben von Menschen konzentriert. Das ist nachvollziehbar, da diese akute psychische Leiden hervorrufen, für die die Menschen professionelle Hilfe in Anspruch nehmen. Zu den Folgen großer Traumata gehören lebensverkürzende (und manchmal herzzerreißend lebensbedrohliche) mentale Gesundheitsprobleme wie starke Depressionen, allgemeine Angstgefühle, posttraumatische Belastungsstörungen und eine Reihe anderer Leiden, die im Diagnostic and Statistical Manual of Mental Disorders (DSM), der amerikanischen »Bibel« für psychische Gesundheit, dokumentiert sind. Im DSM und früheren Versionen davon fanden die großen Traumata bei vielen der aufgeführten Krankheiten Erwähnung – dabei handelt es sich um eindeutig schreckliche Situationen, von denen wir wissen, dass sie oft zu psychischen und körperlichen Gesundheitsproblemen führen: Leben in einem Kriegsgebiet; sexueller, körperlicher oder emotionaler Missbrauch in der Kindheit; Vergewaltigung oder sexuelle Belästigung; das Überstehen natürlicher Katastrophen wie Feuer, Erdbeben, Tornados oder Hurrikanen sowie das Überleben als Opfer eines Gewaltakts wie bewaffnetem Raubüberfall oder Terrorismus – all dies kann zu großen Traumata führen.

Die aktuellste, fünfte Version des DSM (das DSM-5) beschreibt 157 verschiedene diagnostizierbare Leiden, über 50 Prozent mehr als im Jahr 1952, als dieses Buch zum ersten Mal veröffentlicht wurde. Bedeutet das, dass wir Menschen so viele neue Probleme der psychischen Gesundheit entwickelt haben? Ich würde sagen, vielleicht sind einige neue dazugekommen, aber hauptsächlich werden wir immer besser darin, menschliche Erfahrungen und Leiden zu erkennen und zu definieren. Heute sind wir uns dessen bewusst, dass auch andere Ereignisse, von denen viele recht verbreitet sind, zu emotionalen und funktionellen Problemen führen können.

Bedeutende Lebensereignisse, die die meisten an irgendeinem Punkt in ihrem Leben erleben werden

Glücklicherweise werden die meisten von uns die erwähnten einschneidenden, zu großen Traumata führenden Ereignisse nicht erleben müssen. Aber an irgendeinem Punkt werden wir alle geliebte Personen verlieren und viele werden eine Scheidung durchmachen. Sogar freudige Ereignisse können eine große Belastung sein (Geburten, Hochzeiten, selbst Weihnachtsfeiern). Diese Ereignisse beschreiben die Psychiater Thomas Holmes und Richard Rahe mit dem Begriff »bedeutende Lebensereignisse«. Die zwei Ärzte untersuchten anhand von 5000 Krankenakten den Zusammenhang von belastenden Lebenserfahrungen und späteren Gesundheitsproblemen und stellten auf dieser Grundlage eine Liste zusammen, in der sie Ereignisse nach der Stärke von Stressfaktoren ordneten – von den am stärksten belastenden Ereignissen (Tod des Lebenspartners oder eines Kindes) bis zu weniger bedeutsamen, aber immer noch belastenden Ereignissen wie kleineren Rechtsverletzungen (Wer hat nicht schon einmal einen Bußgeldbescheid bekommen?). Neben der Schwere dieser Ereignisse schien ein weiterer wichtiger Indikator für Gesundheitsprobleme zu sein, wie viele davon im Verlauf eines Jahres eintraten. Holmes und Rahe erarbeiteten eine Skala, in der sie den Ereignissen Stresswerte von 0 bis 100 zuwiesen, und stellten fest, dass ein Gesamtwert von 300 oder mehr ein großes Risiko für die Gesundheit des Menschen bedeutete, ein Wert zwischen 150 und 299 ein moderates Risiko und ein Wert unter 150 ein leichtes Risiko.[1]

Wir sehen also, dass einige Ereignisse in unserem Leben uns sowohl für körperliche als auch für psychische Gesundheitsprobleme anfällig machen können, vor allem wenn wir in einer kurzen Zeitspanne mehreren davon ausgesetzt sind. Aber das ist nicht das ganze Bild; zwar stützen viele Untersuchungen diese Theorie, andere fanden jedoch auch heraus, dass Menschen, die nicht an die magische Grenze der Stressskala heranreichen, trotzdem Probleme entwickeln. Warum werden diese Personen krank, andere aber nicht? Hier kommen meiner Meinung nach die kleinen Traumata zur Geltung.

Kleine Traumata – das fehlende Bindeglied?

Zu Beginn meiner akademischen Laufbahn gehörte ich zu einer Forschungsgruppe zu chronischen Krankheiten. Wir untersuchten alle Arten von Krankheiten und deren Auswirkungen auf die Patienten. Das ist der eigentliche Grund, aus dem ich begann, Bücher zu schreiben, denn die Studenten, die mit unserem Modul »Die Psychologie somatischer Erkrankungen« befasst waren, hatten oft eine Geschichte langfristiger Gesundheitsprobleme oder fühlten sich zu dieser Zeit niedergeschlagen und von Ängsten heimgesucht (obwohl das für Psychologiestudenten im dritten Jahr eigentlich nicht erstaunlich war!).

Als Reaktion darauf begannen meine Kollegen und ich, Bücher für die Allgemeinheit zu schreiben anstatt nur staubige Artikel für wissenschaftliche Zeitschriften. Und dann wurde mir immer klarer, dass die bedeutenden großen Traumata und Lebenssituationen, über die die Forscher redeten, für viele der Leiden, die wir untersuchten und mit denen wir zu tun hatten, nicht die Ursache sein konnten. Bei meiner Beschäftigung mit der Arbeit der Psychologin Dr. Francine Shapiro, die heute vor allem für die Entwicklung der EMDR-Traumatherapie bekannt ist (EMDR steht für »Eye Movement Desensitization and Reprocessing«, auf Deutsch etwa »Desensibilisierung und Verarbeitung durch Augenbewegungen«), erfuhr ich von den kleinen Traumata. Dr. Shapiro erweiterte das Traumakonzept um häufige Ereignisse, denen die meisten Menschen ausgesetzt sind – wie zum Beispiel emotionale Vernachlässigung oder Gleichgültigkeit, soziale Erniedrigung und Probleme in der Familie –, die jedoch nicht die Bedeutsamkeit eines großen Traumas oder einschneidender Lebensereignisse aufwiesen. In ihrer Forschung und Praxis sah Dr. Shapiro, dass auch diese kleineren Verletzungen zu langfristigen emotionalen und/oder körperlichen Problemen führen konnten. Manchmal werden diese Ereignisse als Small-t-Traumata bezeichnet oder eben kleine Traumata. Nach welchem Begriff ich aber auch in akademischen Datenbanken suchte, ich mühte mich vergeblich, diese Art Trauma in wissenschaftlichen Schriften, klinischen Berichten oder sogar allgemeineren Publikationen zu finden. Wie so viele andere wichtige Themen wurde dieses irgendwie ignoriert oder unter den Teppich gekehrt. Bis jetzt.

Ein wissenschaftliches Papier, das ich zu dem Thema fand, beschäftigte sich sowohl mit großen als auch mit kleinen Traumata bei Menschen mit Reizdarmsyndrom. Ich erwartete die gleichen alten Ergebnisse, nämlich dass größere Traumata stärkere Symptome verursachten und einen bedeutenderen Einfluss auf das Leben der Patienten hatten usw. Doch im Gegenteil – es waren eher die kleinen Traumata, die die Vorhersage von Reizdarmsymptomen zuließen, und nicht die großen Traumata oder bedeutsamen Erlebnisse, von denen Psychologen lernen, dass sie zu gesundheitlichen Problemen führen.[2] Menschen, deren Eltern kalt oder unnahbar gewesen waren, bekamen dieses Darmleiden eher als diejenigen, die Missbrauch oder Vernachlässigung erlitten hatten. Das fand ich faszinierend – kennen Sie diese Momente, in denen sich in Ihrem Gehirn ein Feuerwerk entzündet? Die kleinen Traumata waren nicht nur wichtig – SIE WAREN BEI DIESEN PATIENTEN WICHTIGER ALS GROSSE TRAUMATA! Dieser Heureka-Moment führte dazu, dass ich eine Art Obsession mit kleinen Traumata entwickelte und damit, mit ihrer Hilfe viele Probleme zu erklären, die ich bei meinen Studenten und später bei meinen Therapiepatienten sah.

Denn sogar mit den 157 diagnostizierbaren Leiden in dem oben erwähnten DSM-5 kann man nicht sagen, dass wir alles abgedeckt hätten. Die Mehrheit der Menschen, die ich in meiner Klinik sehe, erfüllen nicht alle Kriterien für eine bestimmte Diagnose, aber heißt das, dass sie keine Hilfe benötigen oder ihrer nicht würdig sind? Meine Meinung dazu ist ein sehr lautes NEIN. Wir brauchen alle ab und zu ein bisschen Hilfe, aber mit unseren Gesprächen über psychische Gesundheit kratzen wir erst an der Oberfläche, und wie bei jeder Disziplin beginnt dieses Gespräch mit den offensichtlichsten und schwerwiegendsten Beispielen. Dann bewegen wir uns in wissenschaftlichen Studien nach und nach hin zu weniger auffälligen, aber genauso bedenkenswerten Erscheinungsformen des jeweiligen Themas – in diesem Fall emotionaler Schmerz und gestörtes Gleichgewicht.

Das Boot des Lebens

Mit der folgenden Analogie möchte ich verdeutlichen, warum auch weniger bedeutsame Ereignisse im Leben eines Menschen einen großen Einfluss haben können. Stellen Sie sich vor, Ihr Leben ist ein Boot und Jahr für Jahr segeln Sie damit. Im Laufe der Zeit stößt Ihr Boot manchmal gegen Felsen, ab und zu gibt es einen schweren Sturm, und Fische knabbern am Boden des Schiffsrumpfes. Jede dieser kleinen Abnutzungserscheinungen stellt an sich noch kein Problem dar, vor allem dann nicht, wenn Sie sich des möglichen Schadens bewusst sind und das nötige Werkzeug für die Reparaturen besitzen. Aber Segeln ist harte Arbeit und manchmal übersehen Sie ein kleines Leck, vor allem, wenn Sie sich gerade durch Wind und Regen kämpfen. Oft wird einem erst dann klar, dass man in Schwierigkeiten steckt, wenn ein Problem auftritt – zum Beispiel verlieren Sie an Tempo, ohne zu wissen, warum. Das sind die kleinen Traumata.

Eine Reise, um kleine Traumata zu verstehen

Mit dieser Analogie im Hinterkopf fing ich an, einige Ereignisse zusammenzutragen, die für Menschen besonders problematisch zu sein scheinen – vielleicht noch nicht einzeln, aber zusammen mit anderen kleinen Traumata und eventuell mit von der Gesellschaft ausgeübtem Druck. Die Beispiele im Rest dieses Kapitels sind nicht vollständig (da dies sonst ganz sicher ein sehr langes Buch werden würde!), stellen aber einige der häufigsten kleinen Traumata dar, die ich sehe.

Wie große Lebensereignisse passieren kleine Traumata zu irgendeinem Zeitpunkt, und wenn sie diese erste psychische Kerbe geschlagen haben, wird dieses geringfügige Trauma oft über die Jahre verstärkt. Diese Verstärkung ist es, die ein Muster zu bilden beginnt – daraus kann ein psychisches Gesundheitsmuster oder ein Verhaltensmuster resultieren. Das sind die in der Einführung erwähnten Themen kleiner Traumata, die wir im weiteren Buch erforschen werden. Aber erst mal lassen Sie uns eine schnelle Reise unternehmen, bei der wir einige weitverbreitete kleine Traumata kennen lernen, die Ihnen vielleicht bekannt vorkommen werden.

Kleine Traumata aus der Kindheit

Ein großer Teil der Traumaforschung legt den Fokus auf frühkindliche Erfahrungen. Das ist nachvollziehbar, denn dies ist die Zeit, in der sich neuronale Netzwerke bilden und das, was uns geschieht, daher den größten Einfluss haben kann. Niemand durchläuft seine Kindheit wirklich unbeschadet – und das sollten wir auch nicht, denn diese Erfahrungen sind langfristig wirksam und machen uns zu denen, die wir sind.

Bei vielen Menschen hinterlassen Ereignisse, die viele Jahre zuvor passiert sind, dauerhafte Spuren. Hier sind einige Beispiele von kleinen Traumata aus der Kindheit, die Ihnen oder Ihnen lieben Menschen vielleicht bekannt vorkommen werden.

Die Elternfalle

Die Verbindungen, die wir mit unseren hauptsächlichen Betreuungspersonen knüpfen (oft Mütter oder Väter, aber es können auch Pflegeeltern, Tanten, Onkel oder andere Menschen sein, die sich um uns kümmern, wenn wir jung sind), prägen das, was in der Psychologie Bindungsstil genannt wird. In den späten 1950er-Jahren und in den 1960er- und 1970er-Jahren beobachteten renommierte Psychologen wie John Bowlby und Mary Ainsworth, dass Kinder als Reaktion auf ihre Umgebung eines von vier unterschiedlichen Verhaltens- und Charaktermustern zu entwickeln schienen.[3] In Kapitel acht, in dem es um die Liebe geht, werden wir uns näher mit diesem Thema beschäftigen. Diese Bindungsstile wurden in zahlreichen Experimenten untersucht, und diese haben gezeigt, dass die Art, wie eine Betreuungsperson auf ein Baby oder Kleinkind reagiert, Einfluss darauf hat, wie sicher sich das Kind in der Welt fühlt. Eine sichere Bindung entsteht in Familien, in denen Kinder Beständigkeit und einfühlsame Reaktionen erfahren, während sich ein vermeidender Bindungsstil bildet, wenn sich Eltern distanziert oder abgelenkt verhalten. Dies sind wichtige Erfahrungen, da sie auch unsere Beziehungen als Erwachsene prägen. Alles andere als ein sicherer Bindungsstil (die anderen zwei Typen sind der ambivalente und der desorganisierte Bindungsstil) kann später zu Situationen führen, in denen man sich einen Großteil der Zeit irgendwie nicht richtig gut fühlt.

Und so können sich kleine Traumata auch durch Generationen hindurch fortsetzen. Vielleicht haben unsere Betreuungspersonen selbst mehrere kleine Traumata, die sie niemals aufarbeiten konnten. Auch praktische Probleme können dazu führen, dass Kinder sich manchmal etwas einsam fühlen – zum Beispiel waren viele von uns sogenannte Schlüsselkinder, die nach der Schule in eine leere Wohnung kamen und allein zurechtkommen mussten, bis die Eltern nach der Arbeit wieder zu Hause waren. Das ist kein großes Trauma – viele Eltern und Betreuungspersonen müssen einfach lange arbeiten, um Rechnungen zu bezahlen und der Familie ein Dach über dem Kopf zu geben, denn die Lebenshaltungskosten sind heute in vielen Ländern sehr hoch. So ist es auch die Gesellschaft selbst, die bei vielen Menschen kleine Traumata verursacht.

Aber bevor ich überempfindlich genannt werde – ich sage nicht, dass dies allein schon tiefgreifenden psychischen Stress für die Kinder bedeutet. Es spielt jedoch eine Rolle, da diese Muster sich in Beziehungen zwischen Erwachsenen wiederfinden – nicht nur in romantischen, sondern auch in Freundschaften und den Interaktionen mit anderen Menschen. Wenn wir diese Programmierung durchschauen, können wir beginnen, das Schema zu verändern, falls es uns Probleme bereitet.

Oder vielleicht haben Sie und Ihre Betreuungspersonen ganz unterschiedliche Persönlichkeiten – manche Menschen haben Eltern, die ihnen wie Aliens erscheinen und ihren Kindern nicht im Geringsten ähneln. Der extrovertierte Vater, der seinen Sohn zu jedem Footballspiel und jeder Pfadfindergruppe schleppt, obwohl der Junge eigentlich nur mit einer Taschenlampe unter seiner Bettdecke Geschichten schreiben möchte. Niemand würde sagen, dass dieser Vater ein schlechter Vater ist, und tatsächlich würden viele sogar sagen, dass es gut für die Kinder ist, mal aus ihrer Komfortzone herausgeholt zu werden. Aber aus der Forschung wissen wir, dass diese Widersprüchlichkeit unserem Bindungsgefühl ein paar winzige Schrammen zufügen kann.[4] Es geht eben darum, sich als die Person geliebt und akzeptiert zu fühlen, die man ist – bedingungslos.

Es gibt also unzählige subtile Möglichkeiten, wie unsere frühen Jahre uns prägen können, und dabei muss die Betreuungssituation keinesfalls vernachlässigend, missbräuchlich oder »schlecht« gewesen sein, sie entsprach vielleicht nur nicht unserer einzigartigen Persönlichkeit und unserem Temperament. Genau deshalb ist es wichtig, kleine Traumata zu verstehen – auch ohne offensichtliches Fehlverhalten können wir doch durch unsere Erfahrungen, unsere Zusammenhänge und unsere Beziehungen beeinflusst sein. Ohne dieses Bewusstsein (behalten wir im Kopf, dass Bewusstmachung der erste Schritt der BAA-Methode ist) bleiben wir ständig in einem Zustand, in dem wir uns nicht ganz wohlfühlen, einem Zustand, der sich weder gut noch schlecht anfühlt, sondern einfach einen etwas mäandernden, Zeit verschwendenden Ort darstellt.

Kleine Traumata aus der Schulzeit

Ob wir wollen oder nicht, die Schulzeit ist eine entscheidende Zeit für unsere Entwicklung. Sie mögen in der Schule Ferris Bueller gewesen sein, von dem die Schulsekretärin in dem Film »Ferris macht blau« aus dem Jahr 1986 zum Schuldirektor sagt, dass er so beliebt ist, dass ihn praktisch alle mögen, seien es nun die Sportler, die Streber, die Nerds oder die Versager. Oder Sie waren vielleicht dieser Sportler, der Streber, der Nerd, der Versager – die Schule ist ein Mikrokosmos der Welt, in dem wir oft kategorisiert und in Schubladen gesteckt werden. Nicht nur von unseren Mitschülern, sondern oft auch durch unser eigenes aufkeimendes Gefühl persönlicher Identität.[5]

Die kleinen Traumata resultieren eher aus subtileren Interaktionen als aus ernsthafteren Misshandlungen, wie zum Beispiel Mobbing oder Schikanen. Offenes Schikanieren ist ein starkes Kindheitstrauma, das leider viele Kinder erleiden, aber bei vielen anderen können weniger offensichtliche Bosheiten zu kleinen Traumata führen: ein Gefühl, nicht dazu zu passen, Erniedrigungen auf dem Sportplatz, Prüfungsstress, der Druck, in einer auf Ranglisten statt auf sinnvolles Lernen fokussierten Umgebung erfolgreich sein zu müssen – all dies kann Spätfolgen haben.

Vor ein paar Jahren arbeitete ich mit jemandem, den man als äußerst erfolgreich bezeichnen würde – er hatte eine Führungsposition mit einem ansehnlichen Gehalt, eine langjährige Ehe und zwei aufgeweckte Kinder. Mo bereicherte jede Party, hatte viele gute Freunde, ein tolles Haus, ein schnelles Auto und schien vollkommen zufrieden zu sein. Und doch nahm er ein Pfund nach dem anderen zu und es schien kein Ende in Sicht. Mo begründete seine Gewichtszunahme mit vielen Geschäftsessen und damit, dass er sich jetzt das beste Essen und die besten Weine leisten konnte, mit denen er auch seinen Liebsten gern eine Freude machte. Aber diese Erklärung brachte weder ihn noch uns sehr weit, also bat ich Mo um Folgendes:

»Denken Sie an ein Ereignis oder eine Erfahrung, die Sie stark beeinflusst oder verändert hat, die Sie aber bisher nicht für ernst genug hielten, um sie zu erwähnen.«

Diese Aufgabe stelle ich fast all meinen Patienten in einer der ersten Sitzungen, und fast immer kommt dabei eine Form von Trauma zum Vorschein. Bei manchen Menschen ruft diese Frage eine positive Erinnerung hervor, aber negative Ereignisse sitzen meist hartnäckiger in den Tiefen unseres Bewusstseins als positive, daher geht es hier meist um irgendeine Form eines kleinen Traumas.

Bei Mo kam Folgendes heraus:

»Als ich neun Jahre alt war, wurde bei meinem Bruder ADHS diagnostiziert. Das war nicht wie heute; damals redete man nicht über ADHS, und die Schule, andere Eltern und die Gesellschaft sahen es nicht so wie heute, wo jeder es versteht. Damals fühlte es sich an, als würden die Leute einfach denken, dass Van, mein Bruder, ein ungezogenes Kind sei, das dauernd versuchte, Aufmerksamkeit zu bekommen. Den größten Teil meiner Schulzeit hatte ich ein

Auge auf Van, um dafür zu sorgen, dass niemand – einschließlich der Lehrer – ihn schikanierte. Dabei rede ich hier nicht von Faustkämpfen, ich alberte einfach mit den anderen herum, bis sie ihn in Ruhe ließen. Ich war ohne Zweifel der Klassenclown – je mehr ich die anderen Kinder und die Lehrer zum Lachen brachte, desto weniger achteten sie auf Van. Vielleicht lache ich deswegen immer alles weg (er lacht). Aber ich habe das Gefühl, dass es nicht richtig ist, das überhaupt zu erzählen, denn es ist ja nicht Vans Schuld, dass ich so viel wiege. Van kann man gar nichts vorwerfen – und ich meine wirklich nichts.«

Damit waren wir eindeutig auf etwas sehr Wichtiges gestoßen und hatten einen empfindlichen Nerv getroffen. Es war der erste Schritt dabei, zu erkennen, wie unsere Erfahrungen sich ansammeln und zu Gefühlen und Verhaltensweisen führen können (in Mos Fall das Überessen), die uns nicht guttun und manchmal ausgesprochen schädlich sind; denn Mo hatte inzwischen Bluthochdruck, und sein Arzt hatte ihn gewarnt, dass er an der Grenze zum Diabetes stand. Er wusste, dass er etwas unternehmen musste, um das gedankenlose Konsumieren von reichhaltigem Essen und Getränken zu beenden.

Kleine Traumata sind kontextabhängig und häufen sich an

Als Mo das nächste Mal in meine Praxis kam, war er nicht in seiner üblichen heiteren Stimmung. Er setzte sich mit herabhängenden Schultern und blickte zu Boden. Er sagte, er könne nicht glauben, wie diese einzige Frage so viele Erinnerungen bei ihm wachgerufen haben könne, bei denen ihm ein Licht aufgegangen sei. Er sei fassungslos und finde es unglaublich schwer zu akzeptieren, dass etwas, das mit der Diagnose seines Bruders zu tun hatte, ihn heute noch beeinflussen sollte. Wir nahmen uns also Zeit, um uns durch das Labyrinth von Mos kleinen Traumata zu arbeiten und herauszufinden, wie wir die einzelnen Aspekte verbinden konnten.

In der Einleitung habe ich die BAA-Methode vorgestellt – Bewusstmachung, Akzeptanz und Aktion. Mo versuchte, die Bewusstmachung zu überspringen und direkt zur Akzeptanz zu gelangen, und das verursachte ihm starkes emotionales Leid. Wir mussten mehr Arbeit auf die Bewusstmachung verwenden, um die Grundlage für die Akzeptanz zu legen. Denn Mo sah nicht ein, dass es eine Verbindung zwischen Vans ADHS und seinem eigenen immer größer werdenden Bauchumfang geben sollte – jedenfalls nicht ganz. Ich stimmte zu, dass dies viel zu kurz gedacht sei, und so machten wir uns an die Erforschung von einem der fundamentalsten Grundsätze kleiner Traumata: dass sie sich anhäufen und ihren Einfluss damit steigern.

Dies ist ein wichtiger Unterschied zwischen großen und kleinen Traumata – ein großes Trauma beruht normalerweise auf einem eindeutig und leicht zu definierenden Ereignis (oder einer Reihe von Ereignissen wie zum Beispiel oft beim Missbrauch), von dem wir sofort akzeptieren, dass es einen sehr schädlichen Einfluss auf Psyche und Körper hat. Dagegen handelt es sich bei kleinen Traumata um eine Kombination kleinerer Ereignisse in jeweils anderem Kontext, die sich mit der Zeit anhäufen.

Wie Mo selbst gesagt hat, hätten Van und er ganz andere Erfahrungen gemacht, wenn sie heute zur Schule gegangen wären. Unser Kenntnisstand über Störungen wie ADHS verändert sich ständig, und inzwischen hat sich die Unterstützung für Menschen mit ADHS und ihre Familien sehr verbessert. Die Situation vor mehr als 40 Jahren war eine andere, deswegen war es entscheidend, dass wir dieses kleine Trauma in seinen historischen und chronologischen Kontext stellten. Das ermöglichte Mo, vom Gedanken wegzukommen, dass das kleine Trauma impliziere, sein geliebter

Bruder wäre irgendwie schuld. Das Bewusstmachen des Kontextes eines kleinen Traumas kann der Schlüssel sein, um Platz für die Akzeptanz zu schaffen.

Zusammenhänge finden

Wenn wir die Detektivarbeit rund um ein kleines Trauma beginnen, werden die Zusammenhänge oft mit einem Mal deutlich – ein bisschen so, als wenn zum ersten Mal die Schleusentore geöffnet werden. Mo fing an, die Verbindung mehrerer kleiner Traumata zu erkennen – so überaß er sich in den Schulpausen, beim Mittagessen und nach der Schule, um damit seine Gefühle und Ängste zu unterdrücken. In seiner Familie war Essen wichtig und mit Liebe und Trost verbunden, aber es war nicht nur dieser Zusammenhang, der zu seinem übermäßigen Essverhalten führte. Während Mo Pfunde anhäufte, entdeckte er die Rolle des Spaßvogels für sich, und das war so etwas wie seine Superkraft – sie schützte nicht nur Mo selbst, sondern seine ganze Familie vor den schmerzhaften Dingen, die die Leute hätten sagen und tun können. Alle schienen Mo zu lieben, und als er die Schule verließ und seine erste Stellung als Vertriebsmitarbeiter antrat, führte er potenzielle Kunden zu teuren Essen aus, womit er immer Verträge einzuheimsen schien. Eine echte Win-win-Situation! Oder nicht …? Humor und Essen führten jetzt zu Erfolg und finanzieller Sicherheit und waren nicht mehr nur ein Puffer gegen Mobbing. Was als kleines Trauma begonnen hatte, wurde jetzt zu einem Muster, das so fest verankert war, dass es für Mo unmöglich schien, Veränderungen an seiner Ernährung und seinem Lebensstil vorzunehmen – sogar dann nicht, als sein Arzt ihm immer wieder die Notwendigkeit dazu vor Augen führte.

Ich hoffe, es wird deutlicher, wie wichtig es ist, kleine Traumata zu verstehen, die leider oft übersehen werden. Die Scham, die Mo dabei empfand, als er seinen Bruder erwähnte und damit deutlich wurde, dass dessen Diagnose womöglich einen Einfluss auf ihn gehabt hatte, verhinderte, dass Mo diese Ereignisse überhaupt in sein Bewusstsein vordringen ließ. Und beim Vergleich seiner eigenen Probleme mit denen seines Bruders tat Mo seine eigenen Gefühle ab, denn was er erlebt hatte, war nicht so schlimm wie das, was sein Bruder gefühlt haben musste. Dies ist wiederum ein Charakteristikum von kleinen Traumata und gibt uns das Gefühl, keine Fürsorge und kein Mitgefühl zu verdienen. Diese Gedanken erschweren es den Patienten, bei der BAA-Methode vom Bewusstmachen ihrer Probleme zur Akzeptanz weiterzugehen, denn schon von Natur aus *scheinen* kleine Traumata nicht so schlimm zu sein wie große Traumata.

Es ist so viel einfacher, ein großes traumatisches Ereignis zu erkennen und zu glauben, dass nur solche bedeutenden Traumata oder großen Ereignisse im Leben unsere Aufmerksamkeit wert sind – aber das stimmt einfach nicht. Bei Mo war es nicht nur die Situation in der Schule, die ihn in meine Praxis führte – er ist ein komplexes Wesen wie wir alle –, aber sie war bedeutsam, aufschlussreich und übte über die Jahre Einfluss auf ihn aus. Die Liebe zu seinem Bruder und der Instinkt, Van zu beschützen, führten dazu, dass Mo überempfindlich gegenüber jeder Gefahr von Hänselei und Mobbing wurde, sodass es für ihn leichter war, einfach immer die Rolle des Klassenclowns zu spielen. Dieses Beispiel macht deutlich, warum es in der Therapie nützlich sein kann, mit einer bestimmten Episode anzufangen und sich von da aus zurückzuarbeiten – aber es kann auch nützlich sein, nach weiteren kleinen Traumata zu suchen.

Kleine Traumata aus Beziehungen

Unsere Beziehungen zu unseren ersten Bezugspersonen sind nicht die einzigen, die mit kleinen Traumata zusammenhängen können – auch Beziehungen zwischen Erwachsenen, sowohl platonische als auch romantische, können unserer Psyche Verletzungen beibringen. Denn über seine erste Liebe kommt man nie hinweg – oder? Eine kleine Warnung: Dieses Buch ist voller Klischees – nicht beabsichtigt, sondern einfach weil Klischees aus gutem Grund Klischees sind. Sie beschreiben ein allgemein geteiltes Verständnis von universellen Phänomenen, die leicht zu verstehen und zu identifizieren sind. Wie kleine Traumata sich auf zukünftige Beziehungsentscheidungen und -erfolge auswirken können, behandeln wir in Kapitel acht, jetzt wollen wir erst mal einen Blick auf kleine Traumata und ihren Zusammenhang mit Beziehungen im Allgemeinen werfen.

Da gab es jemanden …

Unsere Art zu lieben, oben als Bindungsstil bezeichnet, wird in der Kindheit entwickelt, aber die Geschichte endet nicht mit unseren Eltern oder Betreuungspersonen. Während die Art dieser ersten Bindungen oft unsere erwachsenen Beziehungen prägt, ist damit noch nichts für immer festgelegt. Selbst wenn wir das Glück hatten, eine starke, sichere Bindung zu denjenigen aufzubauen, die in der Kindheit für uns gesorgt haben, können spätere schwierige Beziehungen kleine Traumata verursachen und unseren inneren Kompass durcheinanderbringen.

Gibt es jemanden, an den Sie noch immer denken? Sie gehen vielleicht nicht so weit, diese Person auf den sozialen Medien zu stalken, aber ab und zu denken Sie an sie, meist dann, wenn sich Ihr Leben gerade nicht besonders gut anfühlt. Dann könnte es sich um ein kleines Trauma handeln, auch wenn Sie die Partnerschaft beendet haben, da man sich in allen intimen Beziehungen öffnet und verletzlich macht. Vielleicht ist es dieses Ereignis, das Ihnen zu Beginn dieses Kapitels in den Kopf kam. Und ich sage Ihnen: Was auch immer der Grund für das Ende der Beziehung war, daraus kann man etwas lernen. Aber die Erforschung eines solchen kleinen Traumas kann sehr schmerzhaft sein, gehen Sie also geduldig und sanft mit sich um.

Bei einer anderen Sitzung mit Mo erzählte er mir, dass seine größten Herausforderungen als Erwachsener seine Beziehungen waren. Jetzt war er glücklich verheiratet, aber es gab ein anderes kleines Trauma, das immer noch an ihm nagte:

> *Ich war Anfang zwanzig und an der Uni, als ich Sarah kennenlernte – wir waren im selben Freundeskreis, also verbrachten wir fast unsere ganze Freizeit gemeinsam und hatten auch Stunden zu zweit, wenn Sie verstehen, was ich meine. Ich dachte also, dass wir zusammen wären. Eines Tages fragte ich sie dann nach ein paar Bieren, ob sie mit mir kommen würde, um meine Eltern zu besuchen. Ihren entsetzten Blick werde ich niemals vergessen! Dann brach sie in Lachen aus und sagte: »Weißt du, die Mädchen haben für alle Jungs eine Rangliste aufgestellt und du stehst an LETZTER Stelle!« Danach bin ich sehr lange mit niemandem mehr ausgegangen.*

Mo war sich sicher, dass der Grund für diese Ablehnung sein Gewicht und seine Rolle als der lustige Typ in ihrer sozialen Gruppe war. Es kam zu einem Teufelskreis – der emotionale Schmerz führte zu noch mehr Überessen. Darüber hinaus beeinflusste diese Abfuhr nicht nur seine Beziehung zu Sarah, nach und nach zog sich Mo auch von seinem ganzen Freundeskreis zurück.

So ist es mit den kleinen Traumata – die Verletzung des Herzens kann von einer zehnjährigen Beziehung stammen, aber genauso auch von einem kurzen Flirt. Es gibt keine kleinen Traumata, die mehr oder weniger »wert« sind als andere – es hängt davon ab, wie diese *Sie* beeinflussen, was zählt, sind Ihre eigenen Gefühle. Nur diese sind wichtig, denn Sie sind Sie, und die Verletzungen, die Sie im Leben mit sich tragen, beeinflussen nicht nur Ihre Zukunft, sie sind auch (zumindest in einem bestimmten Ausmaß) für tägliche und kurzzeitige emotionale Zustände verantwortlich. Aber es gibt auch einen ermutigenden Teil dieser Geschichte: Durch die Erforschung seiner kleinen Traumata gewann Mo nicht nur ein Bewusstsein davon, sondern er konnte in einen Zustand der Akzeptanz eintreten und verstehen, wie diese angehäuften Ereignisse, Gefühle und Verhaltensweisen ihn in die Welt des Trostessens befördert hatten. Das Erkennen der Zusammenhänge seiner kleinen Traumata wurde für Mo zu einer Quelle der Selbstermächtigung und des psychologischen Trainings und nicht zu einem Mühlstein um den Hals. Wie es weiterging und wir mit Mo in die Aktionsphase der BAA-Methode gelangten, erzähle ich Ihnen in dem Kapitel »Kleines-Trauma-Essen«, denn in den weiteren Kapiteln dieses Buches geht es um genau solche Themen kleiner Traumata und das, was Sie tun können, um die Kontrolle über Ihre Vergangenheit, Gegenwart und Zukunft zu übernehmen und ein Leben zu führen, in dem Sie aufblühen und nicht nur überleben.

Gemeine Mädchen und falsche Freunde – von Freundschaften verursachte kleine Traumata

Auch wenn wir am häufigsten von dem Schmerz und den Verletzungen sprechen, die wir aufgrund einer unerwiderten Liebe oder des Endes einer romantischen Beziehung erleiden, haben doch auch Freundschaften, Bekanntschaften und Interaktionen zwischen Kollegen einen nicht unerheblichen Anteil an kleinen Traumata. In meiner Praxis hat sich vor allem gezeigt, dass weibliche Freundschaften die emotionale Gesundheit meiner Patientinnen beeinflussten – sowohl positiv wie auch negativ. Dafür gibt es einen evolutionär bedingten Grund, den wir in unserem Bemühen um Gleichberechtigung von Männern und Frauen oft übersehen und der auf deren unterschiedlichen Überlebensstrategien beruht.

Die klassische Kampf-oder-Flucht-Reaktion auf Bedrohungen ist allgemein bekannt und wird viel diskutiert. Um im Angesicht einer akuten Gefahr lebend davonzukommen, mussten unsere Vorfahren entweder mit aller Macht kämpfen oder so schnell wie möglich fliehen. Zur Verbesserung einer Überlebenschance findet dann in unserem Körper eine komplexe Abfolge physiologischer Prozesse statt. Unser Herz pumpt mehr Blut in unsere Muskeln, für einen Energiekick wird Glukose ausgeschüttet, unsere Pupillen weiten sich, um die Gefahr besser erkennen zu können. Aber dies ist nicht die einzige Art, auf eine Gefahr zu reagieren.

Die große Mehrheit früher medizinischer Forschungsstudien wurde nur mit Männern durchgeführt, einschließlich der Forschung, die sich unserer Reaktion auf Gefahr widmete. Spätere Studien erforschten diesen Prozess in unterschiedlichen Personengruppen, und man fand heraus, dass Frauen zwar ebenfalls eine Kampf-oder-Flucht-Reaktion zeigten, aber eben auch ein Reaktionsmuster, das sich darauf konzentriert, sich um andere zu kümmern und soziale Kontakte zu knüpfen (»Tend and befriend«). Wenn wir an unsere Vorfahren denken, hatten Frauen vor allem die traditionelle Rolle, für die Kinder zu sorgen und zu ihrer Sicherheit soziale Bindungen aufzubauen. Wenn eine Frau eine andere Frau mit höherem Status in der Gruppe vor den Kopf stieß, konnte das zu Problemen und im schlimmsten Fall zum völligen Ausschluss aus dem Clan führen. Dies hätte zu jenen Zeiten eine Katastrophe für die betreffende Frau und ihre Familie bedeutet. Das ist der Grund, aus dem Frauen häufiger direkte Konfrontationen vermeiden und stärker unter Streitigkeiten mit ihren Partnern und Familien leiden. Dieses Reaktionsmuster – sich ständig in andere hineinversetzen, sich so verhalten, dass es anderen gefällt, und wie auf Eiern gehen, um die soziale Ordnung aufrechtzuerhalten (was bedeutet, den Frieden zu erhalten) – kann Frauen dazu bringen, kulturell unerwünschte Gefühle zu verbergen oder in extremen Fällen ihr eigenes Selbst zu unterdrücken. Männer können natürlich genauso handeln, aber die Programmierung der weiblichen »Tend-and-befriend«-Reaktion im Gehirn und Nervensystem als Überlebensstrategie in komplexen Gruppendynamiken macht diese Reaktion bei Frauen sehr viel wahrscheinlicher. Männer können einen Streit hingegen austragen, ihn danach schnell zu den Akten legen und sich verhalten, als wäre gar nichts passiert. Das ist natürlich sehr vereinfacht und ich will auf keinen Fall die Komplexität menschlichen Verhaltens infrage stellen, aber wenn wir diese unterschiedlichen Verhaltensweisen mit bedenken, ergeben einige verblüffende Phänomene mehr Sinn. Dann können wir noch die kleinen Traumata hinzufügen, um ein detaillierteres Bild und Verständnis davon zu entwickeln, warum wir tun, was wir tun, und warum wir auf bestimmte Art fühlen.

Wenn im Wald ein Baum umfällt …

Sowohl Männer als auch Frauen sind jedoch im Kern soziale Wesen – das Bedürfnis nach Zugehörigkeit zu einer Gruppe und danach, von unserer Umgebung akzeptiert zu werden, ist für unser Überleben genauso entscheidend wie Wasser, Luft, Essen und Sicherheit. Ich übertreibe nicht. Auch wenn wir erwachsen genug sind, um für uns selbst zu sorgen, beruht unser Identitäts- und Sicherheitsgefühl auf unseren Interaktionen mit anderen Menschen. Bei einem berühmten Gedankenexperiment geht es darum, ob ein Baum, der im Wald umfällt, auch dann ein Geräusch macht, wenn niemand da ist, um ihn zu hören; stattdessen möchte ich Sie fragen: Wer wären Sie, wenn Sie sich selbst nicht im Verhältnis zu anderen sehen könnten?

Kleine Traumata durch die Arbeit

Ist Ihre Arbeit nur ein Job, eine Karriere oder eine Berufung? Wenn Sie meinen, Sie arbeiten nur, um Ihre Rechnungen bezahlen zu können, werden Sie wahrscheinlich weniger glücklich sein als jemand, der seine Arbeit als aufstrebende Karriere oder als Berufung ansieht. Wenn Sie einfach nur einen Job machen, träumen Sie vielleicht die allermeiste Zeit zwischen neun und fünf Uhr davon, dass Sie an einem Strand Muschelketten verkaufen, den nächsten Bestseller schreiben oder in der Lotterie gewinnen und überhaupt nicht arbeiten müssen. In diesem Fall nagt höchstwahrscheinlich ein kleines Trauma an Ihnen, und zwar jeden … einzelnen … Tag …

Wir brauchen alle ein Dach über dem Kopf, doch der Unterschied zwischen einer Karriere und einer nur des Geldes wegen ausgeübten Tätigkeit ist meist, dass man bei einer Arbeit, die man sich selbst ausgesucht hat, mehr Kontrolle über seinen Ehrgeiz und seine Ziele hat. Empfindet man seine Arbeit als Berufung, sind mit der Tätigkeit wichtige Werte und ein Gefühl von Identität verbunden. Klassischerweise denken wir bei solchen Beschäftigungen an Ärzte, Priester und ähnliche Berufe, in denen wir anderen helfen. Doch leider herrschen auch in diesen Berufen heutzutage häufig sehr schlechte Arbeitsbedingungen. Eine Ärztin, die unter chronischen Angstzuständen leidet, berichtete mir:

> *Ärztin zu sein, ist mein Leben – es ist alles, was ich je sein wollte, doch inzwischen wache ich jeden Morgen mit einem Gefühl der Angst auf. Wenn ich überhaupt geschlafen habe – das ist ein weiteres Problem. Die Arbeitsbelastung ist unrealistisch hoch und die Patienten kommen voller Wut, weil sie Wochen auf einen Termin warten mussten. Im Warteraum haben wir einen deutlich sichtbaren Aushang, auf dem steht, dass sich die Patienten auf nur ein einziges gesundheitliches Problem beschränken*

sollen. Aber einige mussten so lange warten, dass es für sie unmöglich ist, mir nicht alles erzählen zu wollen. Dann ist da der endlose Stapel Papierkram und dazu kommen Meetings, für die keine Zeit (oder Geld) bereitgestellt ist. Ich habe dauernd das Gefühl zu ertrinken und ich fühle mich einfach nicht mehr wie eine Ärztin.

Nicht nur litt Anita unter dem Arbeitsdruck und war auf dem Weg zu eigenen gesundheitlichen Problemen, sie war auch durch die endlose Bürokratie von kleinen Traumata betroffen. Dadurch kann eine Arbeit, die ursprünglich eine Berufung oder Karriere war, zu einem unbefriedigenden Job werden. Diese Entwicklung ist mir in vielen Berufen begegnet – bei Akademikern, Journalisten, Juristen, Ingenieuren und vielen anderen. Durch diese die Seele zerstörende Veränderung kommt es zu einer Welle von kleinen Traumata, die wir früher nur in Jobs zum reinen Geldverdienen gesehen haben. Heute gleichen die meisten Arbeitsverhältnisse einer Tretmühle – Rechtsanwälte sollen jede Minute ihrer Arbeitszeit protokollieren, Lehrerinnen müssen sich mit Stapeln von Papierkram herumschlagen und Pflegerinnen Häkchen in Kästchen setzen, um ihre Anstellung zu rechtfertigen. Ich könnte fortfahren, aber ich bin sicher, Sie verstehen, worauf ich hinauswill, und vielleicht sind Sie damit sogar nur allzu vertraut.

Sie werden mir auf die Schliche kommen ...

Und was ist mit den Leuten, die das Glück haben, noch immer von den Vorteilen einer erfüllenden Arbeit zu profitieren? Schweben sie durchs Leben? Hmm ... nicht ganz. Der Grund ist, dass Karrierearbeitsplätze durch Gelegenheiten zum Aufstieg gekennzeichnet sind, zum Beispiel durch Weiterbildung und Beförderung, die dann zu höherem Status, mehr sozialer Anerkennung und normalerweise auch mehr Geld führen. Diese rutschige Stufe der Karriereleiter kann ein sehr spezielles kleines Trauma hervorrufen – das Hochstapler-Syndrom, auch Impostor-Syndrom genannt. Ständige Bewertung, harte Konkurrenz und eine feste Hackordnung erzeugen einen Druck, der diese erfolgreichen Menschen glauben lässt, sie seien nicht gut genug und hätten sich ihren Posten nur erschwindelt. So entwickeln sie eine unterschwellige Angst, dass eines Tages irgendjemand ihren »Betrug« herausfinden wird. Sie kennen sicher solche Menschen, die immer in Bestform zu sein scheinen, sehr selbstbewusst und unglaublich toll in dem, was sie tun; es ist gut möglich, dass sie in Wirklichkeit von nagenden Selbstzweifeln geplagt werden und gerade deshalb so makellos erscheinen, weil sie befürchten, jemand könnte herausfinden, dass sie die ganze Zeit nur geblufft haben. Vielleicht gehören Sie sogar selbst dazu – viele haben dieses Gefühl und dieses kleine Trauma rührt oft daher, dass man sich dessen nicht bewusst ist, weil man zu ängstlich ist, um darüber zu sprechen. Das Problem ist so gewichtig, dass ich ihm ein ganzes Kapitel gewidmet habe – wenn Sie das Hochstapler-Syndrom nicht haben, ist die Wahrscheinlichkeit groß, dass Sie jemanden kennen, der darunter leidet und schreckliche Angst davor hat, »entlarvt« zu werden.

Von der Gesellschaft verursachte kleine Traumata

Das führt uns zu einigen weiteren, sehr verbreiteten Quellen kleiner Traumata. Unsere moderne Gesellschaft hat so viele tolle Seiten – wohl niemand würde ein paar Hundert Jahre in der Zeit zurückgehen wollen, sowohl was unsere körperliche als auch was unsere psychische Gesundheit angeht. Und doch gibt es heute gesellschaftliche Bedingungen, die leicht zu kleinen Traumata führen können. Wir leben in einer globalen Ökonomie, die für viele zu höheren Lebensstandards geführt hat, aber die Kehrseite davon ist, dass es nicht nur Millionen, sondern Milliarden Menschen gibt, mit denen wir uns vergleichen können. Das kann einen zweifellos überfordern, daher möchte ich Ihnen an diesem Punkt versichern, dass die lösungsorientierten Werkzeuge in diesem Buch Sie befähigen werden, mit all diesen Quellen für kleine Traumata zurechtzukommen.

Das Rad des Wettstreits

»Ich werde glücklich sein, wenn …« – wie oft ist dieser Gedanke schon in Ihrem Kopf aufgetaucht? Wenn Sie mehr Geld hätten, wenn Sie diese Beförderung bekämen, wenn Sie nur den perfekten Partner fänden, wenn Sie Kinder hätten … und so weiter und so weiter.

Das nenne ich das Rad des Wettstreits. Während wir all diese Leistungen oder Meilensteine in unserem Leben anstreben und uns dafür kaputtarbeiten, ohne uns einen Moment zum Nachdenken zu nehmen, rennen wir in Wirklichkeit in einem Hamsterrad. Es ist ein nie stillstehendes und kräftezehrendes Rad, aus dem wir nur entkommen, wenn wir uns auf das Wagnis einlassen, uns auf das Jetzt anstatt auf das »Wenn« zu fokussieren.

Damit will ich nicht sagen, dass Ziele unwichtig sind, aber es ist ein Trugschluss, zu glauben, dass wir alles haben können, wenn wir nur etwas härter arbeiten, mehr Geld verdienen oder uns verlieben, und dass dies die Dinge sind, die uns glücklich machen werden. Dieses Versprechen flüstert uns unsere moderne Konsumgesellschaft ständig und unterschwellig ins Ohr. Ich bin nicht die Erste und werde sicher nicht die Letzte sein, die die zerstörerische Natur solcher Umstände kommentiert, in der unser Wert oft mit Wohlstand, Besitztümern und Status verknüpft wird. Wir können diese Kultur nicht ändern, aber wir können uns ihren Einfluss auf unser Denken und unser Selbstvertrauen bewusst machen und versuchen zu verstehen, wie dadurch kleine Traumata entstehen können.

Durch die digitale Welt ausgelöste kleine Traumata

Wir leben nicht mehr nur in einer physischen Welt, es gibt auch eine riesige digitale Welt, in der kleine Traumata entstehen können. Diese Welt ist relativ neu und als solche ein bisschen wie der Wilde Westen, mit weniger Regeln und Übereinstimmung darüber, welches Verhalten gegenüber unseren Mitmenschen akzeptabel ist – und welches nicht. Damit hat sich ein ganzes neues Universum voller möglicher Ursachen kleiner Traumata entwickelt: von der Schwemme an Desinformation über die Frage der Sicherheit unserer persönlichen Informationen sowie Mobbing, Trolling, Stalking und Phänomene wie »Revenge Porn«, bei dem aus Rache die freizügigen Fotos eines Expartners veröffentlicht werden, bis hin zu Cancel Culture. Selbstverständlich gibt es zahllose Vorteile dieses technologischen Fortschritts, aber ich würde behaupten, dass wir erst zu verstehen beginnen, welche Schäden durch diese virtuelle Welt hervorgerufen werden können. Auch das Wissen, dass alles, was wir tun, einschließlich der idiotischen Fehler, die wir alle machen, hochgeladen werden kann und dann für immer im Internet steht und wir kaum Chancen haben, Informationen über uns wieder zu löschen, hat unsere Existenz in einen ängstlicheren Seinszustand verwandelt. Wie oft habe ich jemanden sagen hören: »Ich bin so froh, dass es in meinen Teenagerjahren noch keine sozialen Medien gab!« Tatsache ist jedoch, dass dies genau die Welt ist, in die junge Menschen heutzutage hineinwachsen.

Deine Zähne sind so weiß

Das Phänomen, das ich »unmöglich makellose Zähne« nenne, kann Junge und Alte dazu bringen, sich unzulänglich und manchmal sogar bedeutungslos zu fühlen. Ja, es geht hier um soziale Medien, aber nicht unbedingt um individuelle Plattformen, sondern eher um die seltsame Art, wie die Menschen diese nutzen, um sich ständig mit anderen zu vergleichen. Studien zeigen, dass der emotionale Einfluss auf unser Selbstwertgefühl genauso bedeutend ist, wenn wir wissen, dass diese Fotos retuschiert, gefiltert oder sogar total verfälscht sind, wie wenn wir denken, dass diese Bilder nicht bearbeitet wurden. In Kapitel sechs werden wir uns mit diesem Trend näher beschäftigen, für jetzt mag die Feststellung genügen, dass die globalisierte Welt, in der wir uns mit zahllosen Menschen vergleichen können, die wir nicht kennen und wahrscheinlich auch nie kennenlernen werden, einen Einfluss auf unsere emotionale Gesundheit hat.

Die Einsamkeitsepidemie

Auch wenn wir heute stärker mit anderen Menschen in Verbindung stehen als jemals zuvor, gab es doch nie ein weiter verbreitetes Gefühl des Alleinseins. Einsamkeit und soziale Isolation nahmen schon vor der Corona-Pandemie zu, aber Covid-19 brachte viele Menschen an den Rand einer psychischen Gesundheitskrise. Ich habe es bereits gesagt und ich sage es noch einmal: Wir sind soziale Wesen. Und auch wenn es fantastisch ist, dass wir die Technologie haben, mit Homeoffice, endlosen Zoom-Konferenzen und Interneteinkäufen durch eine herausfordernde virale Pandemie zu kommen, haben viele aufgrund des Mangels an physischem Kontakt kleine Traumata entwickelt.

Chronische Einsamkeit ist genauso schädlich für die Gesundheit wie das Rauchen von 15 Zigaretten am Tag. Vor Covid-19 war dies ein eher mit älteren Menschen in Verbindung gebrachtes Thema, aber auch schon vor 2020 sahen wir jüngere Menschen, die mit Einsamkeit zusammenhängende Probleme hatten. Hier ist es wichtig hervorzuheben, dass Einsamkeit ein Symptom und nicht die Ursache sozialer Isolation ist. Das wird nur allzu deutlich sichtbar mit den Restriktionen, die das Corona-Virus mit sich brachte, aber schon vor Covid-19 hatte sich eine Welt entwickelt, in der zahllose Menschen manchmal tagelang keine einzige Seele sahen, ganz zu schweigen davon, dass sie mal umarmt worden wären oder ihnen jemand tröstlich den Rücken getätschelt hätte.

In den 1950er- und 1960er-Jahren trennte der US-amerikanische Psychologe Harry Harlow Rhesus-Affenbabys von ihren Müttern – die Fotos sind herzzerreißend, aber die Studie untermauerte unser Verständnis davon, wie wichtig das Gefühl von Trost ist. In den Käfigen der kleinen Affen befand sich entweder eine »Ersatzmutter« aus Draht mit einer Essensquelle oder eine Ersatzmutter, die mit weichem Frottee eingehüllt war. Was denken Sie, zu welcher »Mutter« sich die hilflosen kleinen Affen stärker hingezogen fühlten? Es war die letztere, auch wenn die Wissenschaftler zu der Zeit der Meinung waren, dass junge Säugetiere vor allem eine Beziehung zu den Betreuern entwickeln, die Essen bereitstellen. Harlow und seine Kollegen stellten jedoch fest, dass die Babys ein biologisch bedingtes Bedürfnis nach »Trost durch Berührung« hatten, um zu überleben. Sie brauchten – genau wie wir Menschen – etwas Tröstliches zum Berühren und Anschmiegen. Und deshalb wird ein Zoom-Anruf niemals ausreichen, um unsere emotionale Gesundheit positiv zu beeinflussen.

Stellvertreter-Trauma und die Dauerkrise

Es gibt eine spezielle Art kleiner Traumata, die daher rührt, dass man zusieht, wie andere große Traumata oder einschneidende Lebensereignisse erleben. Man nennt es Stellvertreter-Trauma oder auch indirekte oder sekundäre Traumatisierung. Man kann sich Tausende Kilometer vom Leiden anderer Menschen entfernt befinden und trotzdem emotionalen Schmerz empfinden – vor allem wenn die auslösenden Ereignisse sich über eine längere Zeitspanne erstrecken wie zum Beispiel die Covid-19-Pandemie. Doomscrolling, das suchtartige Verhalten, wenn man im Internet endlos neue negative Schlagzeilen liest, kann in unserer medienverrückten, rund um die Uhr vernetzten Welt auch zu einem Stellvertreter-Trauma führen. Außerdem scheinen wir uns in einer Zeit der Dauerkrise zu befinden, einem Zustand anhaltender politischer, kultureller und sozioökonomischer Brüche ohne absehbares Ende. Ob das tatsächlich so ist oder wir die Welt nur so wahrnehmen, spielt praktisch kaum eine Rolle, denn sicher haben so viele Menschen das Gefühl, dass wir uns im Moment in einer Dauerkrise befinden, dass es zu einer Form des kollektiven Traumas führt. Bei dem einfachen Rund-um-die-Uhr-Zugang zu allen Ereignissen in der Welt überrascht es nicht, dass viele Menschen berichten, dass sie von ernsthaften Sorgen bezüglich der Zukunft unseres Planeten geplagt werden, wofür in der Psychologie der Begriff Öko-Angst, auch Öko-Stress, Klima-Angst oder Umweltangst geprägt wurde. Wenn jemand die Zukunft grundsätzlich als hoffnungslos, als dystopisch ansieht, kann das zu einer Form der Öko-Depression führen, die die Motivation beeinträchtigt, nicht nur in Bezug auf Umweltaktionen, sondern mit Auswirkungen auf alle Lebensbereiche.[6]

Kleine Traumata und das psychische Immunsystem

Im Folgenden möchte ich Ihnen zeigen, wie sogar einige der sehr starken kleinen Traumata, die Sie erlitten haben, umgedeutet werden können, indem ich sie mit unserem Immunsystem vergleiche. Wenn wir das Erwachsenenalter erreichen, hat sich unser körperliches Immunsystem als Kombination aus der Immunität entwickelt, mit der wir geboren wurden, und derjenigen, die wir im Laufe der Zeit erworben haben. Unser angeborenes Immunsystem ist in unseren Genen verschlüsselt, aber es muss sozusagen eingeschaltet und entwickelt werden, indem es auf all die Mikroben reagiert, die uns in der Welt umgeben. Deswegen sollten wir Kinder ermutigen, draußen zu spielen, mit anderen zusammen zu sein und sich dabei auch ab und zu mit einem Husten oder einer Erkältung anzustecken. Der entsprechende Krankheitserreger löst dann eine Immunantwort aus, die dafür sorgt, dass wir in Zukunft Antikörper haben, die größere Bedrohungen abwehren können. Unser Immunsystem hat sich also angepasst, denn es musste sich wiederholt gegen Angriffe wehren – es wäre weniger robust, wenn jeder einzelne Angriff aus der Umwelt vermieden worden wäre.

In Anlehnung daran benutze ich den Begriff des psychischen Immunsystems. Es arbeitet auf die gleiche Art und Weise – wir alle haben einen angeborenen Überlebensinstinkt, mit dessen Hilfe wir von Geburt an auf Stress reagieren. Aber dieses Werkzeug ist in seiner Wirkung recht begrenzt, und so lernen wir mit der Zeit andere Bewältigungsmechanismen, um mit den Problemen und Widrigkeiten des Lebens fertigzuwerden. Dieser Lernprozess kann aber nur stattfinden, wenn unser psychisches Immunsystem im Kampf gegen eine Bedrohung gefordert wird – sagen wir, wenn wir als kleines Kind ein »Nein« hören. Für das Kind mag sich das schrecklich anhören und Tränen und vielleicht einen Wutanfall zur Folge haben, aber diese Erfahrung stärkt das psychische Immunsystem, solange sie in einer liebevollen und Halt gebenden Umgebung stattfindet. Später im Leben empfinden wir es dann nicht mehr als so harsch, wenn andere Grenzen ziehen. Wir können sie respektieren und sie fühlen sich nicht mehr wie Angriffe an – denn inzwischen haben wir das entwickeln können, was ich **emotionale Antikörper** nenne. In dem oben erwähnten Beispiel von einem Kind, das nicht bekommt, was es will, wird die psychische Verletzung durch das Setzen einer Grenze in einer sicheren Umgebung erfahren. Dies unterscheidet ein kleines Trauma, das größeren Schaden hervorruft, von einem, das uns durchs Leben helfen kann. Es ist auch der

Grund, aus dem manche Menschen so gut in der Lage zu sein scheinen, mit den großen Katastrophen im Leben fertigzuwerden, denen wir uns alle irgendwann gegenübersehen.

Keiner von uns kommt unbeschadet durchs Leben, aber es scheint immer Menschen zu geben, die jeden Sturm überstehen; Menschen, die unweigerlich gefragt werden: »Wie haben Sie das geschafft?«, wenn sie etwas scheinbar Unerträgliches durchgestanden haben. In unzähligen Artikeln in Zeitschriften, Autobiografien und Berichten im Fernsehen geht es um Menschen, die unsägliche Traumata ertragen haben und danach irgendwie wieder ins Leben zurückfanden, ohne völlig zusammenzubrechen. Wenn man sich diese sehr persönlichen Berichte etwas genauer ansieht, sind es nicht nur diejenigen, die zuvor ein schweres Trauma erlebt haben, die daraus mit einer stoischen und geerdeten Perspektive hervorgehen, sondern auch diejenigen, die im Laufe ihres Lebens zahlreiche kleinere, aber nicht unbedeutende psychische Schrammen abbekommen haben. Für diese Menschen wirkten ihre Erfahrungen mit kleinen Traumata als emotionale Antikörper, die sie schützten, als sie schwerwiegenderen Ereignissen im Leben ausgesetzt waren.

Können kleine Traumata eine Art »Impfung« gegen emotionale Traumata sein?

Gegen gefährliche Viren und Krankheitserreger, die zum Beispiel zu Masern, Mumps oder Röteln führen, immunisieren wir Kinder mit einem Impfstoff, der die Virusinfektion imitiert. So wirken Impfstoffe – wir bekommen eine kleine Dosis des Krankheitserregers, damit unser Immunsystem darauf reagiert und spezifische Antikörper entwickelt, also sozusagen einen Immunmuskel aufbaut. Die Antikörper sind unsere winzige innere Armee, die sich jeden Angreifer merkt und eine Strategie gegen ihn entwickelt – und dadurch weiß, wie sie ihn bekämpft, wenn sie später noch einmal mit dieser Bedrohung konfrontiert ist.

Auf die gleiche Art können kleine »Dosen« herausfordernder Erfahrungen oder Nöte im Leben als emotionale Impfstoffe wirken und uns wichtige Bewältigungsstrategien an die Hand geben, die uns in der Zukunft helfen, mit bedeutsameren Schicksalsschlägen umzugehen. Auch deswegen halte ich es für so wichtig, kleine Traumata zu erforschen, denn emotionale Impfstoffe sollten klein oder mittelgroß sein, genau wie eine physiologische Impfung das Virus nur imitiert und keine vollständige Infektion bewirkt.

Oft schelten wir uns selbst für unser »Versagen«, für vermeintliche Fehler und Zurückweisungen, aber wenn wir lernen, dieses Fehlverhalten als notwendig zu betrachten, um psychische Immunität aufzubauen, können wir die negativen Gefühle uns selbst gegenüber loslassen. Wenn wir negative Ereignisse als emotionale Impfstoffe betrachten, können wir aus schwierigen Erfahrungen etwas Positives mitnehmen und unsere emotionalen Antikörper ankurbeln.

Manche nennen dies »wieder auf die Beine kommen« (englisch »bouncing back«), nachdem uns etwas Schlimmes passiert ist, und manchmal bezeichnet man diese Fähigkeit auch als »Resilienz«. Aber bei dem Konzept der Resilienz geht es nicht nur darum, das vorherige Gleichgewicht unbeeinträchtigt wiederherzustellen, sondern um den Aufbau eines starken, widerstandsfähigen psychologischen Immunsystems und die Entwicklung persönlicher Bewältigungsmechanismen, die einem helfen, mit zukünftigen schwierigen Ereignissen fertigzuwerden. Es ist unvermeidlich, dass wir irgendwann in unserem Leben psychische Herausforderungen meistern müssen – wir werden uns von jemandem verabschieden müssen, den wir lieben, vielleicht geht eine Beziehung auseinander oder wir verlieren unsere Arbeit. Um uns jetzt schon auf diese Stürme vorzubereiten, können wir damit beginnen, unsere kleinen Traumata zu erforschen. Diese einzigartigen Krisen und Problemauslöser werden wir in der Phase der Bewusstmachung im Rahmen der

BAA-Methode an die Oberfläche holen und in unsere ganz eigenen emotionalen Antikörper verwandeln.

Eine Anmerkung zur Akzeptanz – sie bedeutet nicht Resignation

Wenn wir im Leben mit der BAA-Methode vorangehen, ist es hilfreich, sich den Unterschied zwischen Akzeptanz und Resignation klarzumachen. Ich hatte viele Patienten, die die zweite Phase meiner Methode kritisierten, weil sie nicht einsahen, sich in eine Art Opferrolle zu begeben, bei der man passiv grinsen und die Herausforderungen des Lebens ertragen muss – oder sie fassten es sogar als eine Art Aufgeben angesichts der Schwierigkeiten des Lebens auf. Aber das bedeutet Akzeptanz überhaupt nicht. Sie bedeutet, unsere Reise auf diesem Planeten mit einer offenen Haltung zu unternehmen, mit der Bereitschaft, alle Höhen und Tiefen, alles Gute und Schlechte als Erlebnis anzunehmen, mit dem Vertrauen, dass man die Talsohlen überwinden kann und auf den Höhen ehrliche Freude empfindet. Daher ist Akzeptanz nicht das Gleiche wie Resignation. Hier sind einige Beispiele für die Unterschiede:

Resignation	Akzeptanz
Psychische Unbeweglichkeit	Psychische Flexibilität
Gefühl von Ohnmacht und Starre	Gefühl der Handlungsfähigkeit
Selbstverurteilung und Selbstbeschuldigung	Bewusst gefördertes Selbstmitgefühl
Eine auf Mangel fokussierte Denkweise	Eine auf Überfluss fokussierte Denkweise
Aufgeben/nachgeben	Den Blick ändern, um positiv zu handeln
Schwierigkeiten erdulden	Aus Schwierigkeiten lernen

Resignation	Akzeptanz
Durchhalten und weitermachen wie bisher	Dazulernen und sich weiterentwickeln
Vermeidung von Veränderung	Offen gegenüber Veränderungen
Widerstand	Anerkennung
Von Urteilen geleitet	Von Werten geleitet

Indem wir uns die mittlere Phase der BAA-Methode zu eigen machen und die vielen verschiedenen Lebenserfahrungen akzeptieren, können wir unsere kleinen Traumata proaktiv nutzen, um für unser künftiges Selbst ein starkes und robustes psychisches Immunsystem aufzubauen.

Und warum genau ist all dies wichtig?

Ich würde behaupten, dass man sehr viel Glück im Leben haben muss, um mit keinem Thema der kleinen Traumata zu tun zu haben, über die wir in den folgenden Kapiteln sprechen werden: Probleme wie Perfektionismus und Prokrastination, Schwierigkeiten, die »eine wahre Liebe« zu finden, Frustration über die Natur des Seins, Schlaflosigkeit, emotionales Essen und depressive Gefühle. Das sind ziemlich universelle Schwierigkeiten im Leben, das es einfach an sich hat, niemals glatt und reibungslos zu verlaufen. Und das ist so wichtig an der Erkundung unserer kleinen Traumata: Nur wenn wir verstehen, wie unsere eigene, einzigartige Konstellation kleiner Traumata sich auf uns auswirkt, können wir Schritte unternehmen, um das Blatt zu wenden und unsere eigene Geschichte zu schreiben. Mit anderen Worten: Wir verwenden die BAA-Methode und bewegen uns vom Bewusstmachen zur Aktion, aber nur über eine tief empfundene Akzeptanz (das ist die Geheimzutat!).

Am Ende des Tages ist es Ihre Entscheidung, die kleinen Traumata in Angriff zu nehmen. Die Beispiele in diesem Kapitel sollen nicht zu Schuldzuweisungen oder zu einer Opferhaltung führen. Doch erst wenn wir uns unserer emotionalen und kognitiven Antriebskräfte bewusst sind, können wir unsere Überzeugungen, Denkmuster und Verhaltensweisen wirklich ändern. Ich versichere Ihnen, dass dies zu einem Leben führen wird, das weniger von Ängsten, Selbstzweifeln und Symptomen leichter Depression kontrolliert wird.

Ein Patient sagte einmal zu mir: »Ich kann mich deprimiert fühlen, aber das bedeutet nicht, dass ich eine Depression habe.« Und das ist es, worum es bei kleinen Traumata geht. Aber es gibt nicht viele Hilfsangebote für diese häufigere Art von schattenhaftem innerem Kampf, der dem Leben die Freude nimmt. Es ist also an uns, uns durch unsere kleinen Traumata zu arbeiten und auf der anderen Seite mit einem robusten psychischen Immunsystem herauszukommen.

Fangen wir an …

Setzen Sie sich und machen Sie es sich bequem (sitzen Sie bequem? Wenn nicht, verändern Sie Ihre Haltung, ziehen Sie warme Socken an oder tun Sie etwas anderes, wodurch Sie sich sicher und geborgen fühlen). Widmen Sie sich nun der Schlüsselaufgabe zum Aufdecken kleiner Traumata:

»Denken Sie an ein Ereignis oder ein Erlebnis, das Sie auf wichtige Art beeinflusst oder verändert hat, von dem Sie aber bisher dachten, dass es nicht ernsthaft genug sei, um es zu erwähnen.«

Beeilen Sie sich nicht mit der Antwort; bleiben Sie bei sich selbst und lassen Sie das Bild in sich auftauchen.

Was ist Ihnen bei dieser Innenschau in den Sinn gekommen? Behalten Sie dieses Erlebnis im Kopf, während Sie weiterlesen, und seine Bedeutung wird sich nach und nach aus dem dichten Nebel Ihrer Erinnerungen lösen.

Es kann sehr hilfreich sein, diese Überlegungen aufzuschreiben – wir wissen aus einer Fülle von Forschungsstudien, dass emotionales Schreiben und das Führen eines Tagebuchs als eine Art Therapie wirken können, daher wird es in jedem Kapitel weitere Anregungen zum Aufschreiben Ihrer Gedanken geben. Vielleicht möchten Sie sich ein Tagebuch kaufen, das Sie auf dieser Reise begleitet – darauf zurückschauen zu können, wie wir uns gefühlt haben und welche Einstellungen wir hatten, bevor wir den therapeutischen Prozess begannen, kann auch hilfreich sein. Wenn Sie es aber vorziehen, über die Tagebuchfragen zu den kleinen Traumata nur nachzudenken, ist das auch in Ordnung. Nehmen Sie sich Zeit.

Dazu eine Anmerkung: Wenn etwas in diesem Buch dazu führt, dass Sie sich irgendwie unwohl fühlen, nehmen Sie sich einen Moment Zeit und spüren Sie diesem Gefühl nach. Es ist wichtig – tatsächlich entscheidend –, denn dieses Gefühl ist Ihr innerer Führer, der Ihnen den Weg weisen will. Allzu oft ignorieren wir diese Botschaften oder übertönen sie mit dem Lärm des Lebens – wir sind chronisch beschäftigt, abgelenkt oder fokussieren uns auf die Bedürfnisse anderer, aber das ist zu unserem eigenen Schaden. Wir würden ja auch nicht das Navi ignorieren, wenn wir ein bestimmtes Ziel erreichen wollen. Genauso verhält es sich mit dieser Reise, also müssen wir auf die Stimme unseres inneren Navis hören und ihr wenn möglich folgen, vor allem, wenn sie sagt: »Route neu berechnen.« Bevor wir uns also auf den Weg machen, denken Sie daran, dass Sie einen Boxenstopp einlegen können, wann immer Sie das brauchen. Und wenn Ihr Geist und Ihr Körper schreien, dass Sie davonlaufen sollen, probieren Sie die folgende Atemübung, die Ihnen helfen kann, wieder zurück in den Fahrersitz zu gelangen.

Sobald Sie bequem am Steuer sitzen, können wir damit beginnen, zum Kern dessen zu gelangen, warum Sie das Gefühl haben, Ihr Leben nicht voll auszuleben. Dazu erforschen wir im Rest des Buches die häufig auftretenden kleinen Traumata. Dabei verwenden wir meine lösungsorientierte **BAA-Methode des Bewusstmachens, der Akzeptanz und der Aktion.** So werden Sie mehr mitnehmen als nur etwas, worüber Sie in der Teeküche plaudern können. Dies wird Ihr Leben und Ihre Sicht auf die Dinge wirklich verändern.

Atemübung, um das Aushalten unangenehmer Gefühle zu erlernen

Dies ist eine der einfachsten und doch stärksten Übungen, die ich verwende. Mit der Zeit gewöhnen wir uns oft eine Stressatmung in die Brust an. Überprüfen Sie sich selbst, indem Sie eine Hand auf Ihre obere Brust und eine auf Ihren Bauch legen. Welche Hand hebt und senkt sich? Wenn es die auf Ihrer Brust ist, befindet sich Ihr Körper in einem Stresszustand, was nicht im Geringsten überrascht, da wir gerade kleine Traumata erforschen wollen. Wir können die Atmung jedoch beeinflussen, indem wir mithilfe der Zwerchfellatmung unseren Parasympathikus aktivieren.

- Legen Sie eine Hand auf Ihren Bauch, sodass Ihr kleiner Finger auf Ihrem Bauchnabel liegt. Jetzt befinden sich Ihre Zwerchfellmuskeln unter Ihrer Handfläche.
- Legen Sie die andere Hand auf Ihre Brust.
- Atmen Sie langsam und gleichmäßig durch die Nase ein und zählen Sie dabei bis drei, wobei Sie den Atem in Richtung Ihres Steißbeins ziehen.

- Als Nächstes atmen Sie langsam und gleichmäßig aus, während Sie bis vier zählen und in Gedanken das Wort »ruhig« wiederholen.
- Bei jedem Atemzug fühlen Sie, wie Ihr Bauch sich weitet.
- Beim Ausatmen fühlen Sie, wie Ihr Bauch wieder nach innen gezogen wird.
- Die Hand auf Ihrer Brust sollte sich jetzt nicht mehr bewegen.

Ein guter Tipp ist, Babys beim Atmen zuzuschauen. Bevor sie mit kleinen Traumata in Berührung kommen, sich in hautenge Jeans quetschen und sich solch höllischer Dinge überhaupt bewusst sind, atmen Babys ganz natürlich mit dem Zwerchfell. Es ist wunderbar anzuschauen, wie ihre rundlichen Bäuche hervortreten und wieder zurückfallen – von Babys können wir eine Menge lernen!

KAPITEL 1 – QUINTESSENZ

Kleine Traumata können in vielen Lebensbereichen entstehen und auf Dauer unsere emotionale Gesundheit gefährden. Wenn wir jedoch verstehen, wie sich diese kleinen seelischen Verletzungen und Kratzer auf uns auswirken und wie sich ihr Einfluss in einem Leben mit ungelösten kleinen Traumata steigert, können wir diese Erfahrungen nutzen, um mithilfe der BAA-Methode ein robustes psychisches Immunsystem aufzubauen. Durch diese Art emotionales Krafttraining entwickeln wir Resilienz, die uns hilft, größere Herausforderungen zu bewältigen, wie zum Beispiel bedeutsame Lebensereignisse, denen wir alle irgendwann im Leben ausgesetzt sein werden.

KAPITEL 2

Kein Glück, nirgends

In diesem Kapitel werden wir uns mit Folgendem beschäftigen:

- Definitionen von Glück
- Medical Gaslighting
- toxische Positivität
- die hedonistische Tretmühle
- wie das Verständnis der Großen Sieben Ihnen zu anhaltender Zufriedenheit verhelfen kann

Wenn wir uns in den sozialen Medien bei Freunden, Bekannten und anderen Menschen umschauen, kann es so wirken, als hätten sie alle die beste Zeit ihres Lebens. Um jede digitale Ecke schauen lächelnde, sorgenfreie Gesichter, die dieses »Glücksding« verstanden zu haben scheinen. Also möchte ich Sie fragen: Sind Sie glücklich? Das scheint eine so einfache Frage zu sein, doch manchmal ist die Antwort alles andere als leicht. Und das hat – natürlich – ganz viel zu tun mit Ihrer einzigartigen Ansammlung kleiner Traumata. Um dieses Gegenstück eines Märchens zu entwirren, beginnen wir mit einer Geschichte …

Anna war klug, sie war zuvorkommend, und die Leute erzählten, dass man innerlich ein wenig lächeln musste, wenn man sie ansah. Sie war lebhaft, hilfsbereit und zu allen freundlich – sie gehörte zu den Menschen, zu denen man sich einfach hingezogen fühlte, ihre rosigen Wangen strahlten etwas Positives aus. Nie redete sie schlecht über jemanden, oberflächlich betrachtet schien Anna also eine glückliche Seele zu sein.

Und doch saß sie jetzt auf den etwas steifen Stühlen in meiner Praxis und verhielt sich so höflich, wie ein Mensch nur sein kann. Anna erklärte mir, sie habe einen »großartigen, tollen, fantastischen« Job in einer vielseitig tätigen Marketing- und PR-Firma mit »der wunderbarsten Gruppe von Menschen«. Und sie habe einen engen Kreis von Schul- und Universitätsfreunden und eine Familie, die sie uneingeschränkt unterstütze. Mindestens einmal im Monat besuchte sie ihre Eltern auf dem Land, rief sie einmal in der Woche aus ihrer Wohngemeinschaft in der Stadt an und fühlte sich geliebt und umsorgt.

Als ich Anna aber die Frage mit den drei scheinbar harmlosen Worten – »Bist du glücklich?« – stellte, verdunkelten sich ihre Augen und eine Spur von Schmerz breitete sich wie ein Ausschlag auf ihrer zarten, sommersprossigen Haut aus.

Anna sah hinunter auf ihre verschränkten Hände und sagte leise: »Ich weiß es nicht.« Sie fuhr fort, dass sie glücklich sein »sollte«, glücklich sein wollte, aber sich einfach nicht glücklich fühlte. Und deshalb war sie zu mir gekommen, weil der tief empfundene Mangel an Glück Anna bis ins Mark quälte und sie einfach nicht begreifen konnte, was eigentlich mit ihr los war.

Oberflächlich betrachtet, schien Annas Fall ziemlich erstaunlich zu sein – es gab keine offensichtlichen traumatischen Ereignisse in ihrer Lebensgeschichte, und selbst bei der Erkundung der kleinen Traumata beharrte Anna darauf, dass es da nicht das Geringste gebe. Sie behauptete entschieden, sie habe eine perfekte Kindheit gehabt, es habe ihr an nichts gefehlt und sie könne ihren Eltern nichts vorwerfen. Doch genau hierin lag der Schlüssel zu Annas kleinen Traumata …

Die Philosophie des Glücks

In der psychologischen Theorie und Forschung beschäftigt man sich erst seit relativ kurzer Zeit mit dem Glücklichsein, doch auf dem Gebiet der Philosophie wird diese Emotion schon seit Langem studiert und in verschiedene Formen guter Stimmung eingeteilt.

In der Philosophie bezeichnet Hedonismus das Streben nach Glück und Vergnügen, wobei das vorrangige Ziel im Leben ist, sich glücklich, freudig und sorglos zu fühlen. Dazu im Gegensatz steht der Eudämonismus, bei dem das Ziel des Lebens Selbstverwirklichung ist und wir danach streben, unsere persönlichen Ziele zu erreichen und unser einzigartiges Potenzial voll auszuschöpfen. Der Hedonismus beruht also auf einem positiven Gefühl wie zum Beispiel Vergnügen im Moment, während es beim Eudämonismus eher um das Finden von Bedeutung und Sinn geht.

Es gibt zwar immer wieder Kommentatoren, die sich für die eine oder die andere Seite aussprechen, aber die meisten Vertreter der positiven Psychologie, mich eingeschlossen, sind sich einig, dass wir beides brauchen, um ein wahrhaft erfülltes Leben zu führen.

BAA-Methode Schritt 1: Bewusstmachung

Als Nächstes fragte ich Anna, was sie dachte, was Glück sei. »Man weiß einfach, wenn man glücklich ist, oder?«, war ihre Antwort. Aber das war definitiv mehr eine Frage, da ihre Stimme dabei leicht zitterte. Daher begannen wir Annas BAA-Reise damit, die Vorstellung von Glück zu erforschen.

Was ist Glück überhaupt?

Lange wurde in der Psychologie überhaupt nicht zum Thema Glück geforscht. Genauso wie die in diesem Buch beschriebenen, weniger schwerwiegenden und trotzdem schädigenden Folgen für die psychische Gesundheit ignoriert wurden, schenkte man positiven Zuständen und Emotionen in der frühen Phase der Psychologie in Forschung und professioneller Praxis nicht viel Aufmerksamkeit. Eigentlich versuchen wir erst seit der Entwicklung der positiven Psychologie in den späten 1990er-Jahren durch Dr. Martin Seligman, Konzepte wie die des Glücks zu verstehen. Martin Seligman selbst begann seine Karriere mit der Untersuchung erlernter Hilflosigkeit, die ein charakteristisches Merkmal der Depression ist. Ich erinnere mich, damals ziemlich überrascht davon gewesen zu sein, dass er so eine Hundertachtziggradwende vollzogen hatte und nun der Hauptverfechter dieser neuen, sogenannten positiven Bewegung in der Psychologie war.

Aber eigentlich ergab es absolut Sinn. Dr. Seligman sagte, dass seine bisherige Arbeit, die sich auf »die wirklich schlimmen Dinge«[7] konzentriert hatte, den perfekten Ausgangspunkt darstellte, um mit der Erforschung des fehlenden Teils im Puzzle der psychischen Gesundheit zu beginnen – nämlich des Positiven. Bei seiner inzwischen berühmt gewordenen Antrittsrede als Präsident der

American Psychological Association erläuterte er den Zuhörern, dass die Psychologie sich zu weit von ihrem ursprünglichen Ziel entfernt habe, das Leben der Menschen zu verbessern. Stattdessen habe sie sich auf das »Schlechte« fixiert, anstatt sich gleichermaßen dem »Guten« zu widmen.

Und das war ein Teil von Annas Verwirrung – sie war der Meinung gewesen, sie verdiene keine Hilfe, weil es in ihrem Leben keine wirklich schlimmen Dinge, wie Seligman sie genannt hatte, gab. Sie glaubte nicht, dass sie an einer bestimmten psychischen Krankheit litt (und ich würde ihr von Herzen zustimmen), aber als sie im Internet recherchierte und bei Gesundheitsdiensten nach Informationen suchte, fand sie nichts als schwere psychische Erkrankungen. Und das ist zweifellos deswegen so, weil – wie Seligman aufgezeigt hat – wir uns zu sehr darauf konzentriert haben, psychische Krankheiten zu behandeln; die eher subtilen Einflüsse, die Teil der menschlichen Erfahrung sind, wurden nicht diskutiert. Bis vor relativ kurzer Zeit haben wir uns einfach nicht mit der Erforschung von Glück beschäftigt.

Ist Glück nicht einfach ein Gefühl?

Für frühe Forscher im Bereich der positiven Psychologie war Glück das Gefühl von »subjektivem Wohlbefinden«, das bloß die Gegenwart, Häufigkeit und Intensität guter Gefühle (also unter anderem Freude, Gelassenheit, Stolz, Ehrfurcht, Liebe, zusammen als »positive Affekte« bezeichnet) zusammen mit der relativen Abwesenheit von unerfreulichen Emotionen oder »negativen Affekten« (zum Beispiel Traurigkeit, Ärger, Frustration, Eifersucht) und einem allgemeinen Gefühl von Zufriedenheit mit dem eigenen Leben bedeutete. Diese Zufriedenheit ist jedoch mehr als ein Gefühl; sie ist eine innere Beurteilung dessen, wie zufrieden jemand mit seinem Leben ist, und wie alle Urteile und Wahrnehmungen kann dieses Urteil beeinflusst sein von unserer momentanen Situation, unserer Umgebung, vergangenen Erfahrungen und mehr. Auch positive und negative Affekte werden von vielen Faktoren beeinflusst, darunter körperliche und auf das Verhalten bezogene Zustände wie zum Beispiel Hunger, Durst oder die Tatsache, ob man nachts gut geschlafen hat – so viele verschiedene Möglichkeiten!

Was macht uns glücklich? Die »Großen Sieben«

Als die positive Psychologie immer bekannter wurde, wurde weiter daran geforscht, zu verstehen, was genau uns glücklich macht. Es wurde klar, dass Glück mehr ist als einfach nur ein Gefühl, und die Frage war nun, warum manche diesen Zustand erreichen und andere nicht – und warum es so wichtig ist.

Eine Theorie besagt, dass es für den Zustand des Glücklichseins sieben hauptsächliche Faktoren gibt: Familie und enge Beziehungen (dies wird als der wichtigste Faktor angesehen), finanzielle Situation, Arbeit (auch abgesehen von den Finanzen, da sie zu Selbstachtung und Selbstwertgefühl beiträgt), Gemeinschaft und Freunde, Gesundheit, persönliche Freiheit und persönliche Werte.[8] Es ist jedoch nicht nur das Vorhandensein dieser sieben Faktoren im Leben, das eine Rolle spielt, sondern es kommt auch darauf an, wie wichtig sie für einen persönlich sind. Diese begriffliche Aufschlüsselung von Glück ist nützlich, denn sie zeigt uns, was zum

Glück beiträgt – und was wir tun können, um uns selbst glücklicher zu machen.

Um den Grund für ein Gefühl der Verwirrung oder Unzufriedenheit im momentanen Leben herauszufinden, beginne ich gern mit dieser einfachen Übung, die das Bewusstsein in dieser Phase der BAA-Methode steigern soll. Sie können es gern selbst probieren, wenn Sie auf der Suche nach Ihrem goldenen Glückstopf am Ende des Regenbogens sind.

Übung: Bewertung des Lebens

Jeder der folgenden Begriffe steht für einen Lebensbereich, den Sie im Moment als besonders oder weniger zufriedenstellend empfinden. Bewerten Sie jeden Bereich auf einer Skala von 0 bis 10, wobei der höchste Wert widerspiegelt, dass Sie einen Bereich als besonders zufriedenstellend empfinden. Bei einem Wert nahe 0 handelt es sich um einen Bereich, den Sie als eher ungenügend empfinden. Denken Sie daran, dass hier nichts und niemand verurteilt wird, und nehmen Sie sich ein wenig Zeit, um über jede Kategorie nachzudenken und zu sehen, wie sie sich für Sie in diesem Moment anfühlt.

- Lebensgefährte/Partnerin
- Persönliche Werte
- Freizeit und Hobbys
- Persönliche Freiheit
- Karriere
- Geld und finanzielle Sicherheit
- Gesundheit
- Freunde und Familie

Und nun sehen Sie sich Ihre Bewertungen an – fällt Ihnen etwas besonders auf? Gibt es Überraschungen?

Welche sind Ihre zwei höchsten und welche Ihre zwei niedrigsten Bewertungen? Schreiben Sie sie auf und fragen Sie sich, warum Sie diese Faktoren so bewertet haben.

Verbringen Sie ein paar Minuten mit diesen Gedanken, beeilen Sie sich nicht mit der Antwort – sie soll auf jeden Fall ehrlich sein.

Anna vergab ihre höchsten Bewertungen in den Bereichen Freunde/Familie und persönliche Werte, und die Gründe dafür spiegelten sich in dem wider, was sie mir in unserer ersten Sitzung erzählt hatte. Das war natürlich wichtig, aber nicht so aussagekräftig wie ihre niedrigsten Bewertungen, nämlich bei Gesundheit und persönliche Freiheit. Das Letztere schien Anna nur widerstrebend, fast beschämt zuzugeben.

Offensichtlich waren die letzten Bewertungen für Anna schmerzhaft, und als wir zuerst der Frage nachgingen, warum sie den Bereich Gesundheit als so ungenügend empfand, kamen nach und nach ihre kleinen Traumata zutage.

Es stellte sich heraus, dass Anna ihr Leben fast völlig auf ihre Arbeit und ihre Familie eingestellt hatte, da dies ihren hauptsächlichen persönlichen Werten entsprach. Aber schnell wurde auch klar, dass sie es herausfordernd fand, beide Bereiche in ihrem Leben auszubalancieren.

Bei der Beschäftigung mit Annas Lebensbewertung, um auf der Suche nach ihren kleinen Traumata etwas tiefer zu graben, kam eine erhellende Erfahrung ans Licht. Als junger Teenager war Anna längere Zeit krank. Jeder Arzt, den sie aufsuchte, wimmelte sie ab, da zahllose Blut- und andere Tests negativ waren – und zwar äußerten sich die Ärzte so deutlich, dass Anna sich fragte, ob sie wirklich krank sei, und schließlich glaubte, dass sie sich das alles nur einbildete (siehe Kasten über »Medical Gaslighting«, Seite 63). Anna verpasste viel Schulunterricht und bekam langsam das Gefühl, dass sie nicht nur bei den Schularbeiten, sondern auch im Leben selbst zurückblieb. Nach und nach verbesserten sich ihre Schulleistungen wieder, aber das Gefühl blieb, den Rückstand nie ganz aufholen zu können, auch wenn sie objektiv gesehen mit ihren Mitschülern gleichauf war.

Hatten Sie schon einmal einen dieser Träume, in dem Sie etwas verpassen, vielleicht einen Bus oder einen Zug, und Sie schreien: »STOPP! Komm zurück, den muss ich nehmen!«? Sie rennen und rennen, voller Verzweiflung, aber eigentlich wissen Sie schon, dass Sie es nicht mehr schaffen. Anna hatte genau dasselbe leichte Gefühl von Übelkeit wie in dem Traum, bei dem der Bus in die Ferne rast. Und dieses Gefühl schien sie zu begleiten, egal was sie tat, wie viele Auszeichnungen und Beförderungen sie auch erhielt oder wie viele Meilensteine sie erreichte (mehr dazu in Kapitel zehn). Ihre Eltern unterstützten sie, obwohl sie sich große Sorgen machten, und sagten Anna immer wieder, alles sei in Ordnung, sie wollten nur, dass sie glücklich sei.

Als Anna in ihren späten Teenagerjahren wieder gesund wurde, widmete sie all ihre Kraft dem Versuch, die Person zu werden, die sie vor ihrer Krankheit gewesen war – das glückliche, sorgenfreie Mädchen –, um endlich die Hoffnungen ihrer liebenden, geduldigen und aufopferungsvollen Eltern zu erfüllen. Das Problem war, dass niemand uns sagt, wie man glücklich ist – man lehrt es nicht in der Schule, es gibt keinen Glücksunterricht, man nimmt an, dass jeder weiß, wie man es anstellt. So schien für die junge Anna die beste Art, dieses Kunststück zu vollbringen, eine Rückkehr zu ihrem Teenagertraum einer kreativen Karriere.

Bei ihren monatlichen Besuchen bei ihren liebenden Eltern schwebte daher ein dunkler Schatten über ihrem Herzen, denn sie wusste, dass sie sie jeden Tag enttäuschte, da sie sich die meiste Zeit einfach nicht glücklich fühlte, und dass sie sie anlog, wenn sie von ihrem tollen Leben schwärmte. Das Einzige, was ihre Eltern ihr immer wieder sagten, war, dass sie wollten, dass sie glücklich sei, und das war genau das, was sie trotz ihrer Bemühungen nicht zustande brachte. Nun hatte Anna das erreicht, wovon sie all die Monate geträumt hatte, als sie krank im Bett lag. Doch sie fühlte sich nicht nur unausgefüllt, sie wusste auch tief in ihrem Innern, dass sie ihre Gesundheit einem Risiko ausgesetzt hatte. Bei ihrem Streben nach andauerndem Glück hatte Anna wichtige Bereiche ihres Lebens vernachlässigt. Und weil dies langsam ihre Gesundheit zu beeinträchtigen begann, sah sie sich wieder zurück an den Anfang versetzt, in die schwierigste Zeit ihres Lebens, als es ihr nicht gut ging und sie keine Antworten finden konnte.

Anna hatte das Gefühl, dass sie gerade diejenigen Menschen enttäuschte, die sie in ihren schwärzesten Tagen unterstützt hatten. Sie enttäuschte sie, was ihr Glück und was ihre Fähigkeit, gesund zu bleiben, anging. In dieser Bewusstmachungsphase war es wichtig, Annas Erfahrungen in Bezug auf ihre gesundheitlichen Probleme nicht zu vernachlässigen – vor allem deshalb, weil die Schwierigkeit, eine Diagnose gestellt zu bekommen, zu ihrem Trauma-Thema »Kein Glück, nirgends« beigetragen haben könnte.

Fokus auf kleine Traumata: Medical Gaslighting

Der Begriff »Gaslighting« bedeutet, dass jemand eine andere Person so stark verunsichert, dass diese beginnt, an dem, was sie glaubt, an ihren Erfahrungen und sogar an ihrer Realitätswahrnehmung zu zweifeln. Von Gaslighting wird am häufigsten in intimen Beziehungen berichtet, es ist eine Art Zwangskontrolle. Es handelt sich um einen psychologischen Missbrauch der schlimmsten Art, aber es gibt auch subtilere Formen des Gaslighting in anderen Situationen, zum Beispiel im Gesundheitswesen. Wenn ein Arzt einer Patientin und der Schilderung ihrer Symptome nicht wirklich zuhört und eine Reihe medizinischer Anzeichen und Symptome allein der Psyche zuschreibt, kann dies eine Art Gaslighting sein und wird auch im Deutschen als Medical Gaslighting bezeichnet. Frauen sind Gaslighting sehr viel häufiger ausgesetzt, und das ist einer der Gründe dafür, dass die Diagnose vieler Krankheiten, die entweder nur oder hauptsächlich Frauen betreffen, untragbar lange dauert und große Mühe und Kämpfe kostet. Zum Beispiel dauert es im Durchschnitt vier bis elf Jahre, bis eine Frau mit Endometriose diagnostiziert wird, und in dieser Zeit können die starken Schmerzen und andere Symptome im Leben der Betroffenen und ihrer Familien großen Schaden anrichten, unter anderem in Form von Problemen mit der Fruchtbarkeit.[9] Sogar wenn Männer und Frauen sich mit den gleichen Symptomen beim Arzt vorstellen, wird Frauen tendenziell weniger geglaubt, und sie müssen länger auf eine Behandlung warten.[10] Medical Gaslighting ist daher besonders heimtückisch, denn es kann dazu führen, dass Menschen still für sich leiden und sich bei behandelbaren Krankheiten keine Hilfe mehr suchen.

An diesem Punkt beginnen wir meist zu verstehen, wie kleine Traumata mit der Zeit anwachsen können und warum es dann so schwer wird, genau zu bestimmen, was eigentlich der Grund ist für unsere Unzufriedenheit mit dem Leben oder für das Gefühl, unglücklich zu sein. In Annas Fall kam eine überraschende Enthüllung zum Vorschein – ihre Erfahrung mit Medical Gaslighting hatte nicht nur ihr Vertrauen in die Kenntnis ihres Körpers erschüttert, sie hatte weite Kreise gezogen und auch ihr Selbstvertrauen in anderen Bereichen ihres Lebens untergraben. Wie immer bei kleinen Traumata hatte Anna das Gefühl, dass ihre Erfahrungen nicht schwerwiegend genug waren, um Aufmerksamkeit zu verdienen, und ihr vergebliches Bemühen um den Erhalt einer Diagnose hatte ihr das Gefühl gegeben, dass sie an ihrer Krankheit selbst schuld war. Anna versuchte mit aller Macht, dieses Gefühl der Scham hinter einer Fassade von Glück zu verbergen, mithilfe einer glänzenden, fantastischen, kreativen Karriere – einer, die langsam an Glanz und Attraktivität verlor, da sie voller toxischer Positivität war.

Fokus auf kleine Traumata: der Fluch der toxischen Positivität

Toxische Positivität ist die Anschauung, dass wir unabhängig von der jeweiligen Situation eine positive und optimistische Einstellung haben sollten. Alltägliche Beispiele dafür sind, wenn uns gesagt wird: »Bleib positiv!«, »Kopf hoch« oder »Sieh das Gute daran«, egal, was wir gerade durchmachen. Aber auch wenn wir wissen, dass Glück und andere positive Zustände, wie zum Beispiel Optimismus, vorteilhaft für unsere Gesundheit sind, ist es doch schädlich für unsere Psyche, wenn wir ein Gefühl der Scham uns selbst oder anderen gegenüber empfinden, weil wir unsere schwierigen Erfahrungen mit ihnen geteilt haben.

Toxische Positivität ist jedoch oft nicht absichtlich böswillig; eher wissen viele einfach nicht, wie sie andere trösten und unterstützen sollen, wenn diese sich mit den Herausforderungen des

Lebens konfrontiert sehen. Vielleicht glauben wir, unseren Lieben mit der Versicherung zu helfen, dass am nächsten Tag alles besser sein wird, aber das kann ihnen stattdessen das Gefühl geben, isoliert zu sein und nicht gesehen zu werden. So wie es unglaublich herausfordernd sein kann, schwierige Gefühle auszuhalten, obwohl es für die betroffene Person absolut notwendig ist, so kann es auch sehr schwierig sein, jemanden, der uns nahesteht, leiden zu sehen.

Doch Schmerz und Kummer beiseitezuschieben, ist nicht die Antwort. Toxische Positivität schadet, weil sie den Menschen nicht erlaubt, ihre Erlebnisse zu verarbeiten und so ihre Gefühle zu regulieren. Im besten Fall kann toxische Positivität dazu führen, dass jemand sich verwirrt fühlt und manchmal gereizt reagiert, ohne zu wissen, woher diese Gereiztheit eigentlich kommt. Im schlimmsten Fall führt sie dazu, dass die Betroffenen vorsichtig werden und Angst haben, offen und ehrlich über ihre Gefühle und Erlebnisse zu sprechen, weil sie fürchten, sich sonst dafür schämen zu müssen. Dies kann mit Ängstlichkeit und einem Gefühl der Isolation einhergehen und so selbst eine Form eines kleinen Traumas darstellen.

Wenn also das nächste Mal jemand ein schwieriges Gefühl oder Erlebnis mit Ihnen teilt, sagen Sie nicht: »Ach, morgen geht es dir bestimmt schon besser.« Hören Sie einfach zu. Wir müssen keinen Ratschlag geben oder überlegen, was wir sagen können, damit der andere sich besser fühlt – wir müssen nur wirklich zuhören, wenn er etwas erzählt. Wir haben die Kunst des Zuhörens heutzutage ein bisschen verlernt, daher braucht es vielleicht etwas Übung. Wenn ein Freund oder jemand, der Ihnen nahesteht, sich Ihnen gegenüber öffnet, eilen Sie im Geiste vielleicht schon voraus und überlegen sich eine

Antwort. Sollten Sie merken, wie Ihnen das passiert, lenken Sie Ihre Gedanken sanft zu dem aktuellen Gespräch zurück und bleiben Sie in der Gegenwart mit Ihrem Gegenüber. Das hilft viel mehr als ein gut gemeinter, aber nicht wirklich durchdachter Hinweis darauf, wie wichtig eine positive Einstellung ist.

BAA-Methode Schritt 2: Akzeptanz

Wenn wir den Punkt erreicht haben, an dem wir die Zusammenhänge zwischen kleinen Traumata und der Tendenz, bestimmte Lebensbereiche auf Kosten anderer in den Vordergrund zu stellen, erkennen, werden die Betroffenen meist viel ruhiger und weniger hektisch – es besteht nicht mehr die Notwendigkeit, die ganze Zeit eine Maske des Glücklichseins aufzusetzen, wenn sich das Verständnis der eigenen emotionalen Welt erweitert. Nun können wir in die nächste Phase unserer BAA-Methode eintreten – Akzeptanz –, um das neu entstandene Bewusstsein zu stärken.

Übung: das Leben zeichnen

Mehr als alles andere bei meiner Arbeit mit der BAA-Methode schätze ich die schlichtesten visuellen Techniken. Sie bieten einen unglaublich einfachen Weg, mit gegensätzlichen Kräften im Leben zurechtzukommen – indem man sie in einer Zeichnung gegenüberstellt. Beginnen Sie mit den am niedrigsten und am höchsten bewerteten Bereichen Ihrer Lebensbewertung – bei Anna waren das Arbeit und Gesundheit – und zeichnen Sie den momentanen Zustand dieser Bereiche als einen Punkt im Koordinatensystem ein, das durch die

X- und Y-Achsen definiert wird. Bei Anna war ihre Arbeitsbelastung hoch und ihre Gesundheit niedrig, dargestellt durch das Dreieck im Diagramm. Benutzen Sie ein leeres Diagramm, sodass Sie zum Beispiel die Beziehung zwischen Gesundheit und Arbeit oder Arbeitsbelastung sehen können. Wie bei allen Übungen in diesem Buch verlangt dies Ehrlichkeit und Offenheit, aber wie Sie unten sehen können, konnte Anna offen dazu stehen, dass ihre Gesundheit sich verschlechterte, wenn ihre Arbeitsbelastung am höchsten war. Als Nächstes versuchen Sie, den Punkt zu verschieben und zu sehen, was mit der Beziehung zwischen diesen Lebensbereichen passiert – hier konnte Anna sehen, dass ihre Gesundheit sich wahrscheinlich verbessern würde, wenn ihre Arbeitsbelastung sich verringerte, sichtbar gemacht durch das Kreuz im Diagramm. Schließlich erinnerte sich Anna an Erfahrungen aus der Vergangenheit; als ihre Arbeitsbelastung viel niedriger war, stand es mit ihrer Gesundheit am besten (der Stern im Diagramm). Versuchen Sie es selbst und zeichnen Sie ein paar Punkte innerhalb der beiden Achsen ein – sehen Sie, wie die Gewichtung des einen Lebensbereichs sich auf den anderen auswirkt? Bei Anna ergab sich eine deutliche, lineare Beziehung zwischen Arbeitsbelastung und Gesundheit, aber bei anderen mag die Beziehung wie eine U-förmige Kurve aussehen, bei der es einen optimalen Punkt zwischen zwei Lebensbereichen gibt – machen Sie sich also keine Gedanken, wenn Ihr Diagramm sich von diesem Beispiel unterscheidet, denn in dieser Phase befinden wir uns auf einer Reise in Richtung Akzeptanz.

Anna begann nun, einige bittere Erkenntnisse zu akzeptieren: (1) sich nur auf ihre Traumkarriere zu konzentrieren, gefährdete ihre Gesundheit, und (2) vielleicht war das Ziel, glücklich zu sein, als solches nicht so erstrebenswert, wie es in der Gesellschaft dargestellt wurde.

Was haben Sie in Ihrer Lebenszeichnung entdeckt? Nimmt ein Bereich eine Vorrangstellung vor einem anderen ein, und das zum

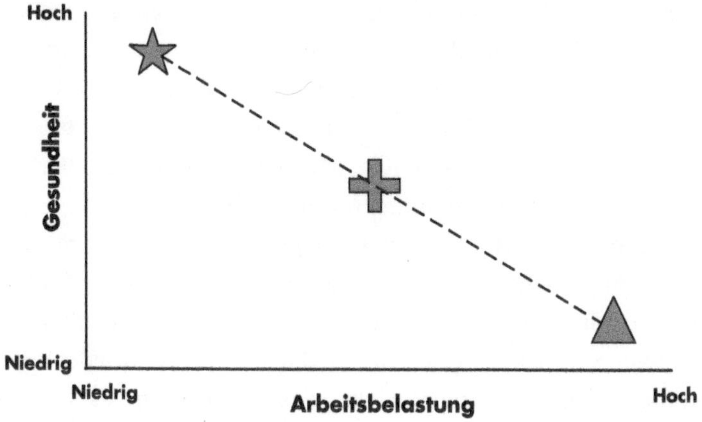

Abbildung 2.1: Lebenszeichnung

Nachteil Ihrer Lebensqualität insgesamt? Cleo, eine meiner Patientinnen, fand diese Übung sehr schwierig, denn diese zeigte ihr, dass sie den größten Teil ihrer Zeit, ihrer Energie und ihrer Ressourcen auf ihre Familie aufgewendet hatte, und nun, da ihre Kinder sie nicht mehr so sehr brauchten, musste sie feststellen, dass sie andere Bereiche in ihrem Leben völlig vernachlässigt hatte. Cleo hätte ihren Erziehungsstil um nichts in der Welt geändert, aber es fiel ihr schwer, zu akzeptieren, dass sie sich im Trubel und in der Hektik der Kindererziehung irgendwie selbst verloren hatte. Diese emotionale und psychologische Arbeit kann hart sein, sogar sehr hart, nehmen Sie sich also einen Moment Zeit für die Atemübung aus Kapitel eins, wenn eine unserer Übungen Sie besonders schwer trifft.

Das Problem damit, einfach glücklich sein zu wollen

Es ist so ein allgemeingültiger Satz – »Ich möchte einfach nur, dass du glücklich bist« –, und er scheint nicht nur harmlos zu sein, sondern warm, liebevoll und positiv. Und doch ist diese Aussage vielleicht einer der schädigendsten Ansprüche unserer Tage. Auch wenn mich vielleicht einige entsetzt anschauen, weil ich so etwas sage – es gibt ein grundlegendes Problem damit, wenn wir von jemand anderem oder uns selbst verlangen, »einfach nur glücklich« zu sein. Es ist so, als würde man Kindern sagen: »Ich möchte, dass du losziehst und einen schönen, ganz besonderen Schmetterling fängst, ihn in ein Glas setzt und für immer behältst.«

Während Schmetterlinge existieren (wir reden hier nicht über seltene Arten, einfach die üblichen Insekten mit Flügeln) und es möglich wäre, einen zu fangen und in einem Behälter aufzubewahren, würde er nicht lange leben – und dann wärst du wieder ohne Schmetterling. Aber deine Lieben sagen dir weiterhin, dass es das Beste in der Welt ist, einen Schmetterling zu haben.

Und so kann der Versuch, die ganze Zeit glücklich zu sein, sich in ein kleines Trauma verwandeln, da er die Menschen sicherlich ein Leben lang dazu bringt, sich nicht gut genug zu fühlen. Wenn alles, was Ihre Eltern sich je für Sie wünschten, etwas ist, das Sie anscheinend nie für lange aufrechterhalten können, dann müssen Sie ein totaler Versager sein – oder?

Nein, natürlich nicht, aber deswegen ist es so hilfreich, genau zu verstehen, wie Glück eigentlich funktioniert.

Die hedonistische Tretmühle

Bei der Theorie der hedonistischen Adaption,[11] auch als hedonistische Tretmühle bezeichnet, geht es um den Versuch, diesen Schmetterling zu fangen. Manche beschreiben es als Jagd nach dem Regenbogen, aber das ist nicht ganz richtig, denn bei der hedonistischen Tretmühle kann man das Glück erleben, also den Schmetterling fangen, während man bei der Jagd nach dem Regenbogen diese farbenfrohe Illusion niemals in den Händen halten kann. Glück ist keine Illusion; es ist eine wirkliche Erfahrung, aber das Prinzip der hedonistischen Adaption besagt, dass wir nach einem kurzen Freudentaumel immer wieder zu unserem normalen Glücksniveau zurückkehren. Außerdem gewöhnen wir uns an das Glücksgefühl, wenn es aus derselben Quelle kommt, sodass es mit der Zeit nachlässt.

Es gibt einige erstaunliche Studien, die sich mit diesem Thema befasst haben, unter anderem damit, was mit dem Glücksniveau der Menschen passiert, wenn sie entweder ein unglaublich glückliches oder im Gegenteil ein erschütterndes Erlebnis hatten. Ein Jahr nach einem Lottogewinn sind die Gewinner im Durchschnitt nur ein wenig zufriedener mit ihrem Leben als vor dem glücklichen Zufall – manchmal sind sie sogar unglücklicher und sagen, sie wünschten, dass sie das Geld nie gewonnen hätten. Auf der anderen Seite berichten Menschen, die lebensverändernde Unfälle hatten und danach komplett oder teilweise querschnittsgelähmt waren, dass ihr Glücksniveau nur geringfügig niedriger war als bei ihren Altersgenossen.[12]

Dies verdeutlicht auch ein anderes Geheimnis des Glücks: Wir haben die Tendenz, den Einfluss vorteilhafter *und* unvorteilhafter Ereignisse oder Lebensveränderungen zu überschätzen. Etwas, von dem wir glauben, es wird uns überglücklich machen, löst zwar ein Glücksgefühl aus, aber nicht so sehr und so lange, wie wir denken. Ähnlich verhält es sich mit den Umständen, die wir fürchten; sie sind vielleicht nicht so verheerend, wie wir uns das vorstellen. In der Psychologie wird das mit dem englischen Begriff »Impact Bias« bezeichnet (etwa: Voreingenommenheit gegenüber dem Einfluss). Aber es gibt noch ein weiteres Geheimnis, das ich mit Ihnen teilen möchte …

Wir sind einfach nicht dazu bestimmt, die ganze Zeit glücklich zu sein

Nehmen Sie sich einen Moment Zeit, um das einsinken zu lassen – wir sind nicht dazu bestimmt, ständig glücklich zu sein.

Aber sicher sollen wir doch glücklich sein, oder? Wenn nicht, was ist dann der Sinn unserer Existenz? So langweilig es auch klingt, wir sollen wirklich nur lange genug leben, um uns fortzupflanzen und die menschliche Art zu erhalten. Dieser Gedanke kann zuerst ziemlich pessimistisch erscheinen, aber ich finde eigentlich, dass er befreiend ist – denn wenn man sich erst einmal von dem Wunsch befreit, die ganze Zeit glücklich zu sein, kann man beginnen, eine authentische und gegenwärtige Existenz zu führen. Und dann ist es möglich, sich ein Leben zu erschaffen, in dem Ruhe und tiefe Zufriedenheit die Normalität sind, anstatt dem ständigen Auf und Ab der hedonistischen Tretmühle ausgesetzt zu sein.

Der Glücks-Goldesel

Die weltweite Wellness-Industrie, die positives und motivierendes Denken, alle Arten von Kursen und Produkten, um einen glücklicher zu machen, und zahllose Mind-Body-Praktiken umfasst, ist heute viele Billionen US-Dollar wert. Eine Billion – das sind eine Million Millionen. Das ist eine ganze Menge an ehrgeizigen Versprechen, mit denen uns das hart verdiente Geld aus der Tasche gezogen werden soll. In gewissem Sinn ist die Wellness-Industrie das neue, politisch korrektere Gesicht der Schönheitsindustrie – und sie bedient sich derselben psychologischen Tricks, um uns immer wieder aufs Neue einzufangen. Die wesentliche Täuschung dabei ist, dass wir glücklich sein müssen – und zwar die ganze Zeit.

Der Grund, aus dem mit Wellness so viel verdient wird, ist, dass wir nicht auf ständiges und durchgehendes Glück programmiert sind, und daher wird die Suche danach immer vergeblich bleiben. Aber auf unserer tapferen Reise durchs Leben wird uns nun andauernd und immer wieder erzählt, dass wir glücklich sein müssen; und sind wir es nicht, muss etwas Grundlegendes mit uns nicht in Ordnung sein, das repariert werden muss.

Wir wollen also glücklich sein – und diese kurzen Momente reiner Glückseligkeit sind absolut schön. Aber sie sind äußerst dünn gesät, und deshalb ist es sehr wichtig, jeden Funken Freude zu genießen.

BAA-Methode Schritt 3: Aktion

Bei den Aktionen hier geht es ganz und gar darum, diese flüchtigen Momente des Glücks und anderer positiver Emotionen zu schätzen, während man an dem längerfristigen Ausbalancieren der Großen Sieben (Familie und enge Beziehungen, finanzielle Situation, Arbeit, soziale Umgebung und Freunde, Gesundheit, persönliche Freiheit, persönliche Werte) arbeitet, um nachhaltige Zufriedenheit zu erreichen.

Schnelle Tipps zum Verschönern Ihres Tages

Ihren Tag mit kleinen Momenten des Glücks zu sprenkeln, fördert Ihr Wohlbefinden bei der gleichzeitigen Akzeptanz, dass wir für ein voll gelebtes Leben die ganze Palette menschlicher Emotionen erleben müssen (mehr darüber im nächsten Kapitel). Hier sind ein paar kurze und konkrete Maßnahmen zum Aufhellen Ihrer Stimmung, ohne dass Sie wieder in die hedonistische Tretmühle hineingezogen werden.

Legen Sie ein Komplimente-Glas an: Nehmen Sie ein leeres Glas, und jedes Mal, wenn Ihnen jemand ein Kompliment macht, schreiben Sie es auf einen Zettel und legen diesen in Ihr Komplimente-Glas. Sie können auch Eigenschaften aufschreiben, die Sie selbst an sich mögen (schwer, ich weiß, aber mit der Zeit wird es einfacher), oder bitten Sie eine Ihnen nahestehende Person, Ihnen die Eigenschaften zu nennen, die sie an Ihnen schätzt, und fügen Sie diese Ihrem Glas hinzu. Denken Sie auch an kleine, alltägliche Leistungen – es müssen keine Heldentaten sein. Manchmal ist es besser, sich auf einfache Dinge zu konzentrieren, zum Beispiel das Beenden eines kleinen Kunstwerks oder die geduldige und freundliche Antwort auf eine unhöfliche E-Mail! Und wenn Sie dann das nächste Mal eine Aufmunterung brauchen, schließen Sie die Augen und ziehen Sie ein Kompliment aus dem Glas, um Ihren Tag zu verschönern und Ihr Selbstvertrauen zu stärken.

Lächeln Sie: Ja, es ist tatsächlich so einfach! Sie müssen gar nicht das Bedürfnis haben, zu lächeln; ein finsteres Gesicht in ein lächelndes zu verwandeln, hat trotzdem eine positive Wirkung. Forscher an der University of Kansas fanden heraus, dass auch ein absichtlich herbeigeführtes Lächeln dazu führen kann, dass man sich besser fühlt.[13] Aber ein echtes Lächeln verbessert die Laune stärker, und ich finde, die beste Art, ein echtes Lächeln herbeizuführen, besteht darin, jemand anders zum Lächeln zu bringen. Der französische Neurologe Guillaume Benjamin Armand Duchenne fand heraus, dass beim echten Lächeln – auch als Duchenne-Lächeln bezeichnet – auch Muskeln um die Augen und den Mund herum benutzt werden, während ein Höflichkeitslächeln nur die Form des Mundes verändert. Nehmen Sie also die Herausforderung an, jemand anders zu einem echten Duchenne-Lächeln zu bringen und dadurch sowohl in Ihrem Tag als auch in dem eines anderen Menschen für einen Glücksmoment zu sorgen.

Aufrechte Haltung: Überlegen Sie einen Moment, wie Menschen sich halten, wenn sie glücklich sind – wie stehen sie, welche Ausrichtung hat ihr Körper? In anderen Worten: Wie ist ihre Haltung? Vielleicht mit Brust raus, geradem Rücken, erhobenem Kopf, die Welt begrüßend? Nun vergleichen Sie dies damit, wie Menschen aussehen, wenn sie eher unangenehme Gefühle haben. Hängen ihre Schultern vielleicht, strahlen sie etwas in sich Geschlossenes und

Unnahbares aus? Man sagt, dass der Körper dahin folgt, wohin der Geist geht, aber das gilt in beide Richtungen – Ihre Haltung und Körpersprache zu verändern, kann sich direkt darauf auswirken, wie Sie sich fühlen. Wenn Sie das nächste Mal das Bedürfnis nach einer Aufmunterung haben, kopieren Sie die Haltung des Glücks.[14]

Rezept für längerfristige Zufriedenheit

Um an nachhaltigerem persönlichem Wohlbefinden zu arbeiten, wozu Zufriedenheit mit dem Leben gehört, gehen wir zu der weiter oben in diesem Kapitel behandelten Lebensbewertung zurück. Indem wir an den Bereichen unseres Lebens arbeiten, die uns nicht zufriedenstellen, können wir von der hedonistischen Erfahrung eines momentanen Glücks zu dem substanzielleren Gefühl einer Selbstverwirklichung im Leben (Eudämonismus) gelangen (siehe Kasten auf Seite 56). Schauen Sie sich noch einmal Ihre Bewertungen an und fragen Sie sich:

- An welchem Bereich möchten Sie im Moment arbeiten?
- Warum haben Sie diesen Bereich gewählt?
- Wie würde dieser Lebensbereich *für Sie* aussehen, wenn Sie ihn mit 10 Punkten bewerten würden?
- Wenn die Bewertung niedrig ist, was müsste geschehen, um sie nur um zwei Punkte zu steigern?

Nach dem Durchlaufen der ersten beiden Phasen der BAA-Methode – Bewusstmachung und Akzeptanz – ist die Motivation am höchsten und deswegen ist es so wichtig, der BAA-Methode in der richtigen Reihenfolge zu folgen. Veränderungen im Leben vorzunehmen, erfordert Arbeit, aber seien Sie sicher, Ihr Wissen und Ihre Selbstfürsorge befähigen Sie, die Bereiche Ihrer Lebensbewertung anzugehen, die Ihre liebevolle Zuwendung brauchen. In dieser letzten Phase war Anna nun so weit, dass ihre kleinen Traumata sie nicht mehr so stark im Griff hatten, und sie entwickelte folgende Aktionspunkte, um die Bewertung ihres vernachlässigten Lebensbereichs, ihrer Gesundheit, von einer 3 auf eine 5 anzuheben:

- Sich ihrer Familie gegenüber ehrlich über ihr Leben äußern – darüber, dass es gute und glückliche Momente gibt, aber dass ihre Arbeit manchmal schwer und herausfordernd ist.
- Ihre Tendenz, allen Leuten gefallen zu wollen, regulieren.
- Fest terminierte Ruhepausen in ihren Tag einbauen, auch wenn es nur ein Spaziergang während der Mittagszeit ist.

In späteren Kapiteln dieses Buchs finden Sie noch ein paar weitere Vorschläge, wie Sie die Großen Sieben ausbalancieren können, damit Ihr Weg Sie zu einem zufriedeneren Leben führt.

Dr. Megs Tagebuchvorschläge für nachhaltige Zufriedenheit

1. Denken Sie an drei alltägliche, einfache Dinge, die Ihnen ein Gefühl der Freude geben, und befassen Sie sich in Ihrem Tagebuch damit.

2. Was tun Sie täglich für Ihre Selbstfürsorge? Wenn die Antwort »gar nichts« lautet, überlegen Sie sich drei kleine Nettigkeiten, die Sie für sich selbst tun könnten, und schreiben Sie sie auf.

3. Was gibt Ihnen das Gefühl, lebendig, inspiriert und motiviert zu sein?

KAPITEL 2 – QUINTESSENZ

Die ganze Zeit glücklich sein zu wollen, ist ungefähr so nützlich wie eine Teekanne aus Schokolade, aber wir können ein tieferes Gefühl des Wohlbefindens entwickeln, das sich nicht auf die nie stillstehende hedonistische Tretmühle stützt. Indem wir ein Gleichgewicht in den Lebensbereichen herstellen, die uns wichtig sind, müssen wir uns nicht auf hedonistische Glücksmomente verlassen – stattdessen können wir ein festes Fundament der Zufriedenheit schaffen, um ein nachhaltiges Gefühlsleben aufzubauen.

KAPITEL 3

Bequem betäubt

In diesem Kapitel werden wir uns mit Folgendem beschäftigen:

- die Unterschiede zwischen Depression und Dahinvegetieren
- die Skala psychischer Gesundheit
- emotionale Blindheit und das Emotobiom
- toxische Männlichkeit
- wie das Erlebnis einer großen Bandbreite an Emotionen das Emotobiom nährt und das psychische Immunsystem stärkt

Mit dem Begriff »Depression« wird um sich geworfen, als wäre mit diesen vier Silben das Problem, die Lösung und alles dazwischen für alle sichtbar gemacht. Aber auch wenn die Anzahl der von Depression Betroffenen leider gestiegen ist und noch immer steigt, erleben die meisten Menschen diese diagnostizierbare psychische Störung zum Glück nicht. Eher leiden wir an einer Art emotionaler Distanziertheit, die meist von kleinen Traumata herrührt. In diesem Kapitel nehmen wir unser bequem gefühlloses Dasein unter die Lupe und untersuchen, wie wir uns aus diesem Zustand der Betäubung befreien können.

Zu mir kam ein neuer Patient, seine Haltung war vornübergebeugt, er schaute zu Boden und sprach mit matter Stimme. Noah sagte, er wolle gar nicht hier sein, aber:

> *Ich trank ein Bier mit einem meiner ältesten Kumpel und er sagte mir, ich müsse etwas tun. Er meinte, er empfinde den Abend mit mir als unangenehm, es sei, als würde er neben einem Fremden sitzen, und er sagte tatsächlich freiheraus, dass er sich Sorgen um mich mache. Also bin ich jetzt hier, aber ich weiß nicht, was ich Ihnen sonst sagen soll.*

Manche Leute kommen in meine Praxis und beginnen zu reden, bevor wir überhaupt die Chance hatten, uns zu begrüßen, und dann hören sie nicht mehr auf, bis eine Stunde um ist. Andere finden es dagegen schwierig, in Worte zu fassen, was sie durchmachen – und Noah gehörte zur letzten Gruppe. Aber in einem Moment der Stille (in dem ein großer Teil der therapeutischen Arbeit erfolgt) sagte Noah: »*Sie denken, ich bin depressiv – ich bin nicht depressiv. Ich bin zu intelligent, um depressiv zu sein.*«

Also begannen wir an diesem Punkt unsere gemeinsame Reise. Abgesehen von der Tatsache, dass psychische Gesundheitsprobleme noch immer stigmatisiert werden – in den letzten fünf bis zehn Jahren sind wir besser darin geworden, über psychische Gesundheit zu sprechen, aber wir müssen noch einen weiten Weg zurücklegen –, war es bedeutsam, dass Noah sagen konnte, was er *nicht* war. Doch es fiel ihm schwer, die Gefühle zu beschreiben, die er tatsächlich erlebte.

Wir ließen das eine Weile sacken und schließlich sagte Noah, er fühle sich irgendwie »betäubt« – und das jetzt schon seit so langer Zeit, dass er nicht wisse, wie er es sonst beschreiben solle.

Was ist eine Depression?

Es ist vollkommen normal und sogar Teil der menschlichen Existenz, sich manchmal etwas bedrückt zu fühlen. Wir sind stärker darauf programmiert, negative Emotionen zu verspüren, als positive. Der Grund liegt in der Evolution des Menschen. In frühen Zeiten war es fürs Überleben am wichtigsten, sich auf die bedrohlichen Situationen zu konzentrieren. Auch wenn unser Leben heute viel sicherer ist als das der frühen Menschen, haben unsere Gehirne diese negative Programmierung noch nicht abgelegt. Wie kann man also wissen, ob ein Gefühl des absoluten Pessimismus ein Zeichen von etwas Ernsthafterem wie zum Beispiel einer klinischen Depression ist und behandelt werden sollte? Hier ist eine Reihe von Anzeichen dafür, dass Ihr Gefühl eher auf einer depressiven Störung als auf kleinen Traumata beruht:

In den letzten zwei Wochen

- fühlten Sie sich die meiste Zeit traurig, leer oder hoffnungslos.
- hatten Sie kein Interesse mehr an täglichen Aktivitäten, die Ihnen früher Freude bereitet haben.
- konnten Sie nicht schlafen oder schliefen Sie anscheinend zu viel, auch während des Tages.
- fühlten Sie sich müder und energieloser als sonst.
- war Ihnen Essen entweder ganz egal, oder Sie aßen mehr als gewöhnlich und nahmen fünf Prozent Ihres Gewichts im Monat zu oder ab.
- hatten Sie das Gefühl, sich selbst oder andere zu enttäuschen und ein Versager zu sein.
- fanden Sie es schwer, sich zu konzentrieren, sogar auf einfache Dinge wie eine gewöhnliche TV-Show.

- fühlten Sie sich zappelig und unruhig oder hatten im Gegenteil das Gefühl, dass Sie sich langsamer bewegen und sprechen als normalerweise.
- hatten Sie Selbstmordgedanken oder dachten wiederholt an den Tod, mit oder ohne offensichtliche Selbstmordversuche.
- fanden Sie es aufgrund der oben genannten Symptome schwierig, Ihren normalen täglichen Aktivitäten nachzugehen und Verantwortung zu übernehmen, zum Beispiel bei der Arbeit oder in der Familie.

Könnte es sich um hochfunktionale Depression handeln?

Vielleicht sind Ihnen einige der oben erwähnten Symptome so vertraut vorgekommen, dass Ihnen unbehaglich wurde, aber die zuletzt genannten normalen Aktivitäten führen Sie weiterhin durch. Dann könnten Ihre Symptome ein Zeichen für eine »hochfunktionale Depression« sein, eine psychische Gesundheitsstörung, die oft nicht oder falsch diagnostiziert wird. Das liegt daran, dass eine Depression häufig identifiziert wird, wenn man es nicht mehr schafft, Familienleben, Freundschaften und Haushalt in Gang zu halten, seine Arbeit zu verrichten und vorher geliebten Hobbys oder Sportarten nachzugehen. Funktioniert man aber weiterhin und scheint äußerlich alles in Ordnung zu sein, kann man trotzdem innerlich furchtbar leiden. Auf keinen Fall bedeutet die Fähigkeit, weiter zu funktionieren, eine weniger ernsthafte Form der Depression, sie ist bloß schwieriger zu erkennen. Sollten Sie also Ihren täglichen Aktivitäten weiterhin nachgehen, aber nur mit großer Mühe, und treffen die anderen oben erwähnten Symptome auf Sie zu, dann suchen Sie sich Hilfe. Nur allzu oft wird die Möglichkeit eines psychischen Gesundheitsproblems erst erkannt, wenn das Kartenhaus schon zusammenzufallen beginnt und uns unser Fundament verloren zu gehen scheint. Frühe Hilfe kann depressive Symptome wirklich verbessern, ob Sie nun unter einer hochfunktionalen Depression leiden oder nicht. Ich weiß, es ist einfacher gesagt als getan, aber öffnen Sie sich anderen gegenüber, es gibt Menschen, die Sie auffangen werden, bevor Sie in die Tiefe stürzen.

Psychische Gesundheitsprobleme wie Depressionen sind unglaublich weitverbreitet, und sollten Sie selbst niemals Schwierigkeiten mit Ihrer psychischen Gesundheit gehabt haben, ist die Wahrscheinlichkeit hoch, dass Sie jemanden kennen, der diese Probleme hat. Und wenn Sie diese Probleme nicht haben, sich aber trotzdem ziemlich mies fühlen, oft, aber nicht immer, müssen wir einen genaueren Blick auf kleine Traumata und das Thema der **emotionalen Blindheit** werfen.

BAA-Methode Schritt 1: Bewusstmachung

Obwohl Noahs Zustand die Kriterien einer Depression nicht erfüllte, kämpfte er offensichtlich mit kleinen Traumata und dem Thema Gefühllosigkeit. Wir mussten also mit dem ersten Schritt der BAA-Methode beginnen, der Bewusstmachung. Wie in der Einleitung erwähnt, gibt es viel Raum zwischen psychischer Gesundheit und psychischer Krankheit, und wir neigen in der Schulmedizin dazu, nur die schwersten Fälle zu behandeln. So bleiben sehr viele Menschen übrig, die sich zwar nicht voll entfalten kön-

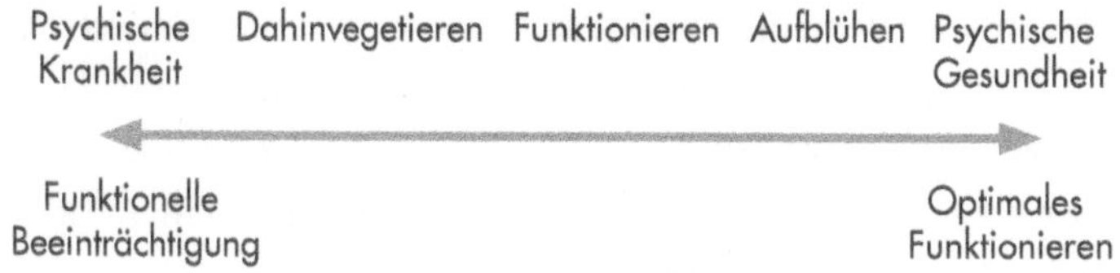

Abbildung 3.1: Skala psychischer Gesundheit

nen, aber nicht depressiv genug sind, um Anspruch auf professionelle Hilfe zu haben. Meiner Meinung nach ist das inakzeptabel, da wir alle ein Leben verdienen, in dem wir aufblühen und nicht nur vor uns hinvegetieren (im Englischen »Languishing« genannt).

Dieses Thema erregte im ersten Jahr der Covid-19-Pandemie Aufmerksamkeit, der Begriff »Languishing« wurde aber schon zuvor im Bereich der Positiven Psychologie benutzt. Die oben stehende Skala unterscheidet zwischen psychischer Gesundheit und Krankheit, zeigt aber auch die verschiedenen Abstufungen dazwischen.[15] Als Noah und ich uns dieses Modell gemeinsam ansahen und ich ihn bat, sein aktuelles Leben darauf einzuordnen, sagte er, dass es irgendwo zwischen Dahinvegetieren und Funktionieren liege. Er funktionierte in dem Sinne, dass er zur Arbeit ging, sich selbst ernährte und so weiter, aber es war ein Weckruf, als sein Kumpel sagte, er verhalte sich wie jemand aus einem schlechten Zombie-Film.

Er gab zu, dass er psychische Gesundheit nie auf diese Art gesehen hatte, und an diesem Punkt stellte ich die Kleines-Trauma-Frage, um mit dem Offenlegen von Noahs kleinen Traumata zu beginnen.

Da Noah es schwierig fand, über seine Gefühle zu sprechen, nahmen wir den Umweg über die praktischen Aspekte seines Lebens, um seinen kleinen Traumata auf den Grund zu gehen. Noah verriet mir, dass er gern eine Partnerin finden würde, es war aber seiner

Meinung nach nicht mehr möglich, jemanden in einer Bar oder bei der Arbeit kennenzulernen – den Orten, an denen man früher in Kontakt gekommen war. Also beschloss er, es mit Online-Dating zu versuchen. Er hatte hohe Erwartungen, weil er meinte, dass er sich auf diese Art die Peinlichkeit ersparen könnte, in der Öffentlichkeit zurückgewiesen zu werden. »Was für ein Irrtum! Anstatt an einem Abend in der Stadt eine einzige Abfuhr zu bekommen, bekam ich jetzt zehn oder mehr an *einem Tag.*« Die Hoffnung, dass dieser riesige Dating-Pool seine Chancen erhöhen würde, jemanden zu finden, mit dem er etwas gemeinsam hätte, verwandelte sich in die böse Erfahrung einer scheinbar unendlichen Anzahl von Zurückweisungen. Während Noah seine Internetsuche anfangs noch aufregend gefunden hatte, weil in seinem näheren Umfeld niemand war, mit dem er sich ein Zusammensein vorstellen konnte, fühlte sie sich nach einer Weile nur noch deprimierend an. Ich fragte, ob er diese Erlebnisse mit seinem Freund geteilt habe – »Natürlich nicht, er würde sich vor Lachen über mich nicht mehr einkriegen!« Dies war zusätzlich zu Noahs Online-Dating-Trauma ein weiterer wichtiger Schlüssel zu seiner Gefühlstaubheit.

Fokus auf kleine Traumata: der Horror des Online-Datings

Dating-Apps haben das menschliche Flirten auf einen Fingerwisch zusammengeschrumpft – und auch wenn das für einige funktionieren mag, fehlen vielen anderen bei dieser rein auf dem Äußeren basierenden Kontaktaufnahme die Feinheit, Komplexität und Vielseitigkeit einer Begegnung von Angesicht zu Angesicht. Zwar schätzen wir auch in einer Bar oder bei einem Arbeitstreffen jemanden innerhalb von Sekunden visuell ein, doch wir haben gleichzeitig noch die Möglichkeit, mit dieser Person zu interagieren. Der andere könnte zum Beispiel witzig sein, er könnte das eigene extreme Interesse an Hintergrundgeschichten zu *Star Wars* teilen, oder man würde in seinen Augen vielleicht etwas sehen, das ein gefiltertes Foto niemals einfangen kann. Online-Dating beraubt das Flirten nicht nur jeglicher Romantik, es tut das auch auf brutale Art. Oft löst es bei den Menschen Unsicherheit, eine ungesunde Obsession mit sozialen Medien oder sogar depressive Symptome aus.

Warum machen es uns kleine Traumata so schwer, unsere Gefühle zu beschreiben?

Noah und sein Kumpel standen sich offensichtlich nahe, warum fiel es Noah dann so schwer, seine Gefühle mit ihm zu teilen? Als wir Kinder waren, hörten viele von uns Sprüche wie »Mach kein Trara«, »Sei bitte einfach brav«, »Was vorbei ist, ist vorbei« oder bei Jungen am schlimmsten: »Benimm dich wie ein Mann.« So eine Reaktion der Erwachsenen mag sinnvoll sein, wenn ein Kind ohne ersichtlichen Grund einen Wutanfall hat, doch wenn ihm so beigebracht wird, sich dafür zu schämen, »negative« Gefühle zu hegen und auszudrücken, kann das zu einem kleinen Trauma führen. Eine andere Patientin namens Lilly erzählte mir, dass ihre Mutter unter starken Depressionen litt und Lilly sich als Kind alle Mühe gegeben hatte, dafür zu sorgen, dass ihre Mutter wieder gesund wurde – was natürlich gar nicht möglich war. In dieser Situation hatte Lilly Angst, ihre dunkleren Gedanken oder Gefühle mit jemandem zu teilen, und diese Angst blieb ihr als Erwachsener erhalten. In beiden Fällen entstanden also die kleinen Traumata in ihrem kindlichen Zuhause, wo alles außer einem positiven Verhalten nicht akzeptiert war oder in Lillys Beispiel von ihr selbst als Gefahr für ihre Mutter eingestuft wurde. Stattdessen galt es: Ruhe bewahren und weitermachen, sein Bestes geben, Kopf hoch und so weiter.

Aber unterbrechen wir hier kurz und nehmen wir einmal an, dass es vielleicht gar keine an sich »guten« oder »schlechten« Gefühle gibt, sondern dass stattdessen alle Gefühle nützliche Informationen für uns bereithalten. Was wäre, wenn unsere Bezugspersonen sich das bewusst gemacht und uns geholfen hätten, es zu verstehen? Wären ihre Erziehungsmethoden und deren Auswirkung auf unser Leben anders gewesen? Jeder wird ab und zu wütend, traurig und frustriert, aber was wäre, wenn wir gelernt hätten, diese Gefühle nicht zu verdrängen, sondern in einer gesunden Weise zu verarbeiten? Das Geheimnis ist, dass der Unterschied zwischen einem erfüllten und einem unbefriedigenden Leben darin liegt, wie wir mit diesen Emotionen zurechtkommen – ohne den Ausschluss »schlechter« Gefühle.

In extremen Fällen wird die Schwierigkeit, unsere eigenen Gefühle zu erkennen, als emotionale Blindheit bezeichnet oder mit dem medizinischen Begriff der Alexithymie. Emotionale Blindheit steht in Zusammenhang mit den oben beschriebenen Arten von emotionaler Taubheit während der Kindheit und Jugend und auch mit einer Verletzung des Frontalhirnlappens (wovon glücklicherweise nur sehr wenige betroffen sind). Manche Menschen mit Alexithymie können positive Gefühle identifizieren, während ihnen negative Gefühle ein Mysterium sind, andere leiden unter universeller emotionaler Blindheit. In den meisten Fällen können Menschen sehr starke Gefühle beschreiben, schwächere aber weniger gut. Ich nenne diese Fähigkeit »emotionale Bildung« und sie ist sehr wichtig, da das Geschick, mit emotionalem Vokabular umzugehen, beim Bearbeiten kleiner Traumata helfen und so zu einem erfüllten Leben beitragen kann.

Das ist jedoch schwierig, wenn man nie gelernt hat, über Gefühle zu reden, oder wenn einem diese Art, sich auszudrücken, wie in Noahs Fall strikt verboten wurde. Tatsächlich sagte Noah, dass er es schwierig finde, über Gefühle zu sprechen – »Männer machen das einfach nicht, wissen Sie« –, was mit einem anderen Teil in seinem Puzzle kleiner Traumata zusammenhängt.

Fokus auf kleine Traumata: Große Jungs weinen nicht – toxische Männlichkeit

Zwar gibt es inzwischen zielgerichtete Unterstützung für Männer mit psychischen Problemen, aber es geschieht relativ selten, dass sie sich Hilfe suchen, um mit jemandem über ihre Schwierigkeiten zu reden. Toxische Männlichkeit, bei der als männlich angesehene Eigenschaften wie Härte, Aggressivität und auf jeden Fall das Unterdrücken von Tränen als positiv gelten, ist in vielen Gesellschaften noch immer sehr stark verbreitet. Tatsächlich würde ich sogar behaupten, dass toxische Männlichkeit sich heute wieder stärker durchsetzt – schauen Sie sich nur an, wie Männer in Medien wie Filmen, Musik und in Internet-Posts dargestellt werden; dort findet man zwar auch eine differenziertere Meinung dazu, was es bedeutet, ein Mann zu sein, aber auch die comichaft überzeichnete Form von »Männlichkeit« ist sehr präsent. Wir wissen, dass gesellschaftliche Normen wie diese einen Einfluss darauf haben, ob jemand sich bei Schwierigkeiten Hilfe sucht.[16] Und so wird toxische Männlichkeit zu einer Ursache für kleine Traumata und erschwert es Männern, über ihre Erfahrungen und Gefühle zu sprechen oder ihre Gefühle überhaupt erst zu erkennen.

BAA-Methode Schritt 2: Akzeptanz

Für viele von uns ist es unglaublich schwierig, unsere Gefühle zu verbalisieren – das heißt, unsere emotionale Bildung ist wenig ausgeprägt –, und daher ist es zu empfehlen, langsam damit zu beginnen, etwa mit der folgenden Übung, in der wir Gefühle nonverbal erkunden. So können wir zu der zweiten Phase der BAA-Methode übergehen: der Akzeptanz. Mit Gefühlen zu arbeiten, kann ziemlich aufwühlend sein, daher eignet sich diese Übung gut für den Anfang, wenn man sich von einem Gefühl überwältigt fühlt, ob es nun eines ist, das üblicherweise als positiv, oder eines, das als negativ angesehen wird.

Übung Gefühlskarikaturen

Haben Sie vielleicht schon einmal im Urlaub von einem Straßenkünstler eine Karikatur von sich zeichnen lassen? Ihre etwas schiefen Zähne übertrieben vorstehend und Ihr zart gekraustes Haar gezeichnet, als hätten Sie gerade den Finger in die Steckdose gesteckt? Ich kann nicht zeichnen, aber die folgende Übung erinnert mich immer an diese unglaublich teuren Vergnügungen im Urlaub und daran, wie die Vergrößerung eines Gefühls es auf eine Art zum Leben erwecken kann, die vielen von uns mit Worten schwerfällt.

Denken Sie zunächst an das letzte intensive »positive« Gefühl, das Sie erlebt haben. Es gibt bei der Übung kein Richtig oder Falsch, da wir alle unsere Gefühle unterschiedlich ausdrücken würden – es geht um das, was Ihnen gerade einfällt.

- Als Nächstes nehmen Sie ein Stück Papier und zeichnen Sie den einfachen Umriss eines Körpers.
- Überlegen Sie nun, wo in Ihrem Körper dieses Gefühl angesiedelt ist, und zeichnen Sie es im Umriss ein.
- Denken Sie nach, wie dieses Gefühl genau aussieht – wie stellen Sie sich seinen Umriss vor? Zum Beispiel stachelig oder weich? Zeichnen Sie es.
- Welche Farbe hat das Gefühl? Zum Beispiel knallrot oder tiefblau? Nehmen Sie auch die Farbe in die Zeichnung auf.
- Wohin richtet sich das Gefühl in Ihrem Körper? Nach innen oder nach außen? Aufwärts oder abwärts? Zeichnen Sie es.
- Welche Temperatur hat dieses Gefühl? Lauwarm oder warm? Brennend heiß oder eiskalt? Zeichnen Sie es.
- Mit welcher Geschwindigkeit bewegt sich dieses Gefühl? Schnell oder langsam? Zeichnen Sie es.
- Und nun tun Sie genau das Gleiche noch einmal, aber diesmal mit einem »negativen« Gefühl.
- Betrachten Sie die Unterschiede zwischen den beiden Zeichnungen.
- Justieren Sie nun bei Farbe, Form und so weiter nach und achten Sie darauf, wie sich das für jede Eigenschaft anfühlt.

Ihre zwei Zeichnungen verdeutlichen (hoffentlich!), dass Gefühle sich in verschiedenen Aspekten unterscheiden. Diese »Unter-Eigenschaften« werden in der Psychologie als Submodalitäten bezeichnet, und wenn man sie definiert hat, können sie angepasst werden – stellen Sie sich das vor wie das Zoomen bei einer Kameralinse. Sie haben die Kontrolle, nehmen Sie sich also noch einmal Ihre Zeichnungen vor und verändern Sie darin die Temperatur, die

Geschwindigkeit, die Farbe und so weiter. Wie fühlt sich das jetzt an? Benutzen Sie hier auch Ihren Hörsinn und stellen Sie sich die mit den Gefühlen verbundenen Geräusche und die Lautstärke vor, dann verändern Sie Lautstärke, Tonhöhe und Tempo.

Noah und Lilly half diese Übung, die ersten zaghaften Schritte auf dem Weg der Entwicklung einer emotionalen Bildung zu machen. Wenn man allmählich eine Verbindung herstellt zwischen dem Gefühl der Taubheit, Annahmen über sich selbst und damit, wie unsere Erlebnisse sowohl unsere Gefühle als auch die Wahrnehmung der Welt beeinflusst haben, sind Geduld und Selbstmitgefühl von größter Wichtigkeit. An dem Punkt schält sich langsam die Erkenntnis heraus, dass im Verlauf eines Lebens die Verstärkung bestimmter Ansichten und Glaubenssätze wie ein Verbrennen auf kleiner Flamme gewirkt hat, bis nichts mehr übrig ist als … nun, eben gar nichts – nur Stumpfheit und Leere.

Das Emotobiom – es geht immer um Vielfalt

Die heute so weitverbreitete geringe emotionale Bildung schadet uns, weil wir als Menschen eine große Bandbreite an Emotionen erleben und ausdrücken müssen – und wir müssen akzeptieren, dass es vollkommen in Ordnung ist, unsere Gefühle zu fühlen.

Ich vergleiche das gern mit dem Mikrobiom in unserem Darm – in den letzten Jahren haben wir uns ja alle ziemlich obsessiv mit unserer Darmflora und -fauna beschäftigt, und wir haben sie mit Probiotika, mit Kimchi und einer Reihe fermentierter Lebensmittel gefüttert (oder vielleicht auch einfach nur über diese Dinge gelesen, während wir stur weiter auf unserem Schokoriegel herumkauten!). Forscher, Wissenschaftler und Ärzte im Fernsehen haben uns erzählt, dass die Ernährung mit selbst gemachtem Kefir und Sauerkraut dem Sitz unseres Immunsystems im Darm hilft, indem das Wachstum einer vielfältigen Population mikroskopisch kleiner und hilfreicher Organismen gefördert wird. Wir brauchen diese kleinen Kerlchen genauso, wie sie uns brauchen. Früher wurde uns vonseiten der Wissenschaft gesagt, dass es »gute« und »schlechte« Darmbakterien gibt, aber heute hat man erkannt, dass es in unseren Gedärmen keine kleinen Dämonen gibt, die es sich dort gut gehen lassen. Stattdessen sind wir alle dort unten mit einem einmaligen Universum ausgestattet, und wenn diese Miniaturwelt aus dem Gleichgewicht gerät, bekommen wir Gesundheitsprobleme.

Mit unserem emotionalen Mikrokosmos, den ich unser **Emotobiom** nenne, verhält es sich ähnlich – indem wir uns gestatten, eine ganze Bandbreite an Gefühlen zu erleben, füttern wir unser Emotobiom, sodass die »guten« und die »schlechten« Gefühle in Harmonie miteinander leben können.

Ihre Emotionen haben die Farben, mit denen Sie selbst sie versehen – eine Textnachricht von Ihrem Ex löst vielleicht feuerrote Frustration aus, und wenn Sie beobachten, wie hell dieses rote Gefühl glüht, gewinnen Sie daraus nützliche Informationen. Wut, Neid, Traurigkeit – all diese Gefühle wurden lange Zeit verteufelt, aber sie sind normale und wichtige emotionale Reaktionen. Sie zu ignorieren oder zu verdrängen, heißt, sich selbst zu schaden – auch unangenehme Gefühle sind hilfreich; sie sagen uns das, was wir hören müssen. Erinnern Sie sich, Gefühle sind Botschaften – wenn wir innehalten und ihnen zuhören, können wir sie vielleicht als Wegweiser für ein zukünftiges, stärker geerdetes Selbst nutzen. Sonst werden wir zu einem schlafenden Vulkan – auf der Oberfläche ruhig, aber brodelnd vor Wut, sobald die Auslöser kleiner Traumata uns treffen. Ich sage es also noch einmal laut und deutlich – es gibt keine »schlechten« Gefühle. Wenn wir stattdessen unser Emotobiom so verstehen, wie wir heute unser Darmmikrobiom in Bezug auf seine Vielfalt verstehen, halten wir den Schlüssel für unsere emotionale Gesundheit und Bildung in der Hand. Wir brauchen emotionale Vielfalt, genauso wie unser Körper die Billionen Organismen in unserem Darm braucht.

Übung: das Emoji-Spiel

Um Ihre emotionale Bildung weiterzuentwickeln und zu verhindern, dass Sie sich in bequemer Taubheit zurücklehnen und so das Leben verpassen, schlage ich die nächste schnelle Übung vor, die Sie überall mithilfe eines Smartphones durchführen können.

Öffnen Sie zuerst die App, die Sie am meisten verwenden, um mit anderen zu kommunizieren – SMS, Whatsapp, Facebook, welche auch immer. Sehen Sie sich nun Ihr am meisten benutztes Emoji an – es ist normalerweise das erste, das erscheint.

Nun fragen Sie sich selbst:

- Was bedeutet Ihnen das Gefühl, das dieses Emoji ausdrückt?
- Wann haben Sie dieses Gefühl das letzte Mal wirklich empfunden?
- Nehmen Sie sich einen Moment Zeit, um auf sich selbst zu achten, denn diese Übung kann emotional herausfordernder sein, als sie anfangs wirkt. Spüren Sie Ihren Gefühlen nach, atmen Sie tief in den Bauch hinein (wie in Kapitel eins beschrieben) und machen Sie sich bewusst, dass alles in Ordnung ist.
- Wenn es sich um ein gutes Gefühl handelt, überlegen Sie jetzt, was Sie tun können, um mehr davon in Ihr Leben zu bringen.
- Wenn es ein weniger angenehmes Gefühl ist, erkunden Sie die Umstände, den Kontext und die Menschen, die Sie umgaben, als Sie sich das letzte Mal so gefühlt haben.

Dieses einfache Spiel kann Ihnen helfen, von der Bewusstmachung zur Akzeptanz zu gelangen, da Sie vielleicht erkennen, dass es im wirklichen Leben eine Diskrepanz zwischen der Aussage des Emojis und Ihrer Gefühlswelt gibt. Es ist entscheidend, dass es in dieser Phase der Akzeptanz keine Verurteilung und keine Vorwürfe gibt. Das neu erworbene Verständnis davon, wie die Gesellschaft und frühe Kindheitserfahrungen Ihnen beigebracht haben, Ihre Gefühle unter Verschluss zu halten, kann nun zur Grundlage ausführlicherer Selbsterforschung werden. Natürlich sind Sie nicht allein mit dieser emotionalen Abgestumpftheit – seien Sie geduldig mit sich selbst, wenn Sie mit diesem Kleines-Trauma-Thema leben. Es kann einige Zeit dauern, Vielfalt in Ihr Emotobiom zu bringen, denn es ist ein Lernprozess. Daher wünschte ich auch, wir könnten emotionale Bildung schon in der Schule von Anfang an und bis zum Schulabschluss unterrichten, denn es ist eine der wichtigsten Fähigkeiten im Leben.

Mehr als Worte ...

Aber wir bekommen in der Schule nur selten emotionale Bildung beigebracht – und in einigen Kulturen gibt es noch nicht einmal eine ausreichend große Bandbreite an Wörtern für den ganzen Umfang des menschlichen Emotobioms. Denjenigen, die mit Englisch als Muttersprache aufgewachsen sind, wurden ziemlich wenige Möglichkeiten zugestanden. Auch wenn das Englische mehr einzelne Wörter besitzt als viele andere Sprachen, ist es doch ein recht stumpfes Werkzeug, was Begriffe für Emotionen und Beziehungen angeht.[17] Es gibt Hunderte Wörter und Formulierungen in anderen Sprachen, die unglaublich lebendig und genau sind, für die es im Englischen jedoch keine Entsprechung gibt. Hier ist eine ganz kurze Liste:

Wort	Sprache	Bedeutung
Kanyininpa	Pintupi (Aborigines)	Eine Beziehung zwischen einem, der hält, und einem, der gehalten wird, ähnlich der tiefen Fürsorge, die ein Elternteil für sein Kind empfindet
Asabiyyah	Arabisch	Ein Gemeinschaftsgefühl
Bazodee	Kreolisch (Trinidad-Kreolisch)	Sich wie in einem Nebel fühlen, euphorisch verwirrt – manchmal im Kontext von romantischer Liebe benutzt
Fjaka	Kroatisch	Ein tiefenentspannter Zustand von Körper und Geist oder die »Süße des Nichtstuns« und ein »Zustand des Tagträumens«
Krasosmutněn	Tschechisch	Schöne Traurigkeit oder ein Zustand der »angenehmen Melancholie«
Arbejdsglæde	Dänisch	Glück, Freude und Befriedigung, die von der Arbeit herrühren
Gezellig	Holländisch	Gefühle von Wärme, Freundlichkeit, Trost, Intimität, alles bezüglich einer mit anderen geteilten Erfahrung
Myotahapea	Finnisch	Stellvertretende Peinlichkeit, Gefühl, sich innerlich zusammenzuziehen (Fremdscham)
Suaimhneas croi	Gälisch	Seelenfrieden, zum Beispiel das Gefühl, die tägliche Arbeit beendet zu haben
Vacilando	Griechisch	Die Idee des Umherstreifens, bei dem die Erfahrung des Reisens wichtiger ist als das Erreichen des Ziels
Firgun	Hebräisch	Ehrliche Freude und offen gezeigter Stolz auf die Leistungen eines anderen oder auf etwas Gutes, das jemand anderem geschehen ist
Jugaad	Hindi	Flexibel sein beim Problemlösen mit begrenzten Ressourcen – irgendwie klarkommen

Wort	Sprache	Bedeutung
Iktsuarpok	Inuit	Die aufregende Vorfreude, wenn man auf jemanden wartet und hochschaut oder hinausgeht, um zu sehen, ob er schon angekommen ist
Sprezzatura	Italienisch	Einstudierte Sorglosigkeit oder verheimlichte, aber erzwungene Gelassenheit
Nakama	Japanisch	Am nächsten stehende Freunde, die sich wie Familie anfühlen
Sarang	Koreanisch	Eine so starke Liebe, dass man mit dem anderen bis zum Tod zusammen sein will
Xīn rú zhǐ shuǐ	Mandarin	Ein Gefühl des Friedens mit sich selbst und ein ruhiger Geist ohne ablenkende Gedanken
Desenrascanco	Portugiesisch	Die Fähigkeit, sich mit Improvisation taktvoll aus einer problematischen Situation herauszuwinden
Mudita	Sanskrit	Stellvertretendes Glück, indem man die Freude von jemand anderem feiert
Vemod	Schwedisch	Eine sanfte und ruhige Traurigkeit darüber, dass etwas für einen Bedeutendes vorbei ist und man es nie wiederbekommen wird
Kilig	Tagalog (Austronesisch)	Die Schmetterlinge im Bauch, wenn man mit jemandem interagiert, den man mag, aber nicht notwendigerweise auf romantische Art

Sprache prägt unser Verständnis und unsere Auffassung von der Welt, daher hilft es bei der Arbeit mit kleinen Traumata sehr, wenn man über die Werkzeuge – das Vokabular – verfügt, die gesamte Bandbreite menschlicher Emotionen auszudrücken. Auch das Erlernen zusätzlicher Wörter und Formulierungen kann helfen, aber wenn Ihre Muttersprache eine mit niedriger emotionaler Vielschichtigkeit ist, können Sie auch kreative Pfade wie die Kunst oder die Musik nutzen, um Ihr Emotobiom zu fördern.

BAA-Methode Schritt 3: Aktion

Ich arbeite mit realitätsnaher Psychologie, daher ist meine Methode patientenzentriert und praxisorientiert. Das Ziel ist nicht, meine Patienten über Nacht zu Experten für Emotionen zu machen, sondern Menschen zu helfen, sich nach und nach und anhaltend aus einem Zustand der Gefühllosigkeit zu befreien. Da wir in einer Welt leben, in der unsere kleinen Traumata uns gelehrt haben, Gefühle für uns zu behalten, finden es viele oft schwierig, diese auszudrücken. Daher kann eine reine Gesprächstherapie für den Anfang eine Herausforderung bedeuten. In dieser Aktionsphase der BAA-Methode werden wir daher einige nonverbale Übungsarten erkunden, um Ihr Emotobiom zu stärken. Selbstverständlich können Sie in der Folge eine Therapie in Angriff nehmen, wenn Sie das wünschen.

Die Playliste der Gefühle

Musik berührt uns, denn sie entfacht Gefühlsreaktionen. Es spielt keine Rolle, um welche Art von Musik es sich handelt, diejenige, die uns ans Herz geht, ruft intensive und mächtige Gefühle hervor. Wenn Musik Ihnen mehr sagt als Worte, stellen Sie eine Playlist der Gefühle zusammen. Anstatt nur Ihre Lieblingssongs aufzunehmen, wählen Sie solche, die bei Ihnen eine Vielfalt der Gefühle hervorrufen. Schauen Sie sich das folgende Rad an und wählen Sie mindestens jeweils eins der übergeordneten Gefühle für je einen Titel. Sie können hier auch die Schritte des Emoji-Spiels benutzen, um Ihre emotionale Bildung zu erweitern. Denn wenn wir erst einmal begin-

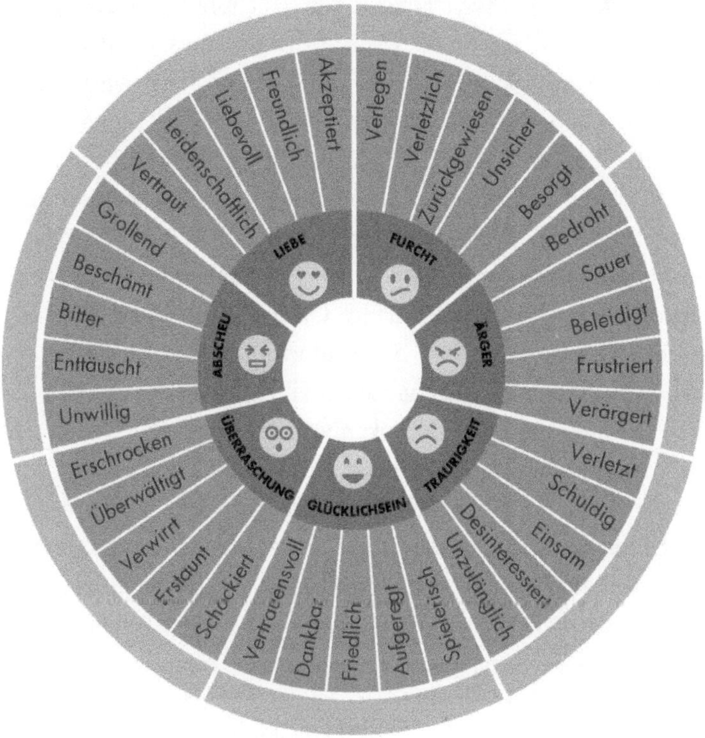

Abbildung 3.2: Rad der Emotionen

nen, uns unseres Emotobioms bewusst zu werden und es zu fördern, können wir die unvermeidlichen Stolperfallen des Lebens besser bewältigen und dadurch unser psychisches Immunsystem stärken.

Zurück in die Zukunft: wie Sie die Kraft der Nostalgie für die Erweiterung Ihres Emotobioms nutzen können

Wenn wir uns stumpf und matt fühlen, können wir unseren Sinn für Raum und Zeit verlieren. Eine der Arten, mit diesen Gefühlen zurechtzukommen und das Emotobiom zu füttern, ist der Blick in den Rückspiegel unseres Lebens. Untersuchungen haben ergeben, dass durch das Hervorrufen von nostalgischen Gefühlen soziale Bindungen gestärkt werden, das Selbstbild positiver wird und ein stärkeres Glücksgefühl entsteht.[18]

Nostalgie kann uns auch vor zukünftigen depressiven Schüben schützen, weil sie Trost spenden kann, vor allem in schwierigen Zeiten. Schöne Erinnerungen führen uns in Zeiten zurück, in denen wir uns sicher gefühlt haben, und Sicherheit ist ein grundlegendes menschliches Bedürfnis. Oft geben sich Menschen ganz automatisch nostalgischen Empfindungen hin, wenn sie schwere Zeiten durchmachen, und vielleicht fallen Ihnen auch in den Medien mehr Bezüge zur Vergangenheit auf, wenn eine Gesellschaft als Ganzes gerade mit Problemen zu kämpfen hat.

Manchmal wird Nostalgie als ein Feststecken in der Vergangenheit angesehen und damit in Verbindung gebracht, dass man sich emotional nicht weiterbewegt. Aber so funktioniert Nostalgie nicht – eher befähigt sie uns, unser gegenwärtiges Leben mit persönlicher Bedeutung und Wertigkeit aufzuladen, was wiederum einen Eckpfeiler psychischer Gesundheit darstellt. Dadurch fühlen wir uns in der Lage, die vor uns liegenden Herausforderungen zu meistern, anstatt in einem statischen Zustand der Gefühllosigkeit zu verharren. Diese Ankurbelung unseres Selbstvertrauens führt zu gesteigertem Optimismus,[19] der ein Schutzfaktor sowohl für unsere körperliche als auch für unsere psychische Gesundheit ist. Also entstauben Sie den in Ihrem Kopf vergrabenen Trödel, begeben Sie sich in die Vergangenheit und probieren Sie einige dieser Tipps aus:

- Schnüffeln Sie sich mit einem Duft in die Vergangenheit zurück. Aromas und Gerüche können sofort nostalgische Gefühle hervorrufen, sollte es also einen Duft geben, der Sie in eine besonders tröstliche Umgebung zurückversetzt – zum Beispiel ins Badezimmer Ihrer Großeltern, in die Küche Ihrer Mutter oder sogar in Ihre alte Schulkantine (!) –, bilden Sie diesen Duft nach, um sich zurück zu dem Gefühl von Wärme, Sicherheit und Behütetsein zu schnüffeln. Tun Sie das nicht nur, wenn Ihr Leben gerade herausfordernd ist, sondern regelmäßig, um ein von der heutigen Hektik angespanntes Gemüt zu beruhigen.

- Schwelgen Sie mit Bildern in der Erinnerung. Es ist egal, ob es sich um altmodische gedruckte Fotos oder die Galerie auf Ihrem Smartphone handelt, denn beides schauen wir uns meist nicht an, wenn wir uns gerade wie betäubt fühlen. Sie können die Memory-Funktion auf Ihrem Smartphone nutzen, die eine kleine Diashow bestimmter Tage und Momente erstellt, oder gehen Sie auf den Dachboden und stauben Sie alte Polaroids ab – wichtig ist es, sich mithilfe der Fotos mit der Vergangenheit zu verbinden. Das ist hilfreich, wenn wir in einem Zustand der Betäubung feststecken, denn es erinnert uns daran, wie weit wir gekommen sind und dass wir die innere Stärke haben, mit den Härten des Lebens fertigzuwerden – jetzt und in Zukunft.
- Musik ist eine weitere wirkungsvolle Methode, nostalgische Gefühle auszulösen, und sie kann Ihren Körper sogar in Bewegung bringen, wenn Sie sich etwas schlapp fühlen – sogar bekennende Nicht-Tänzer lächeln, wenn sie von der richtigen Musik gezwungen werden, ihren Hintern zu bewegen! Durch Musik hervorgerufene Nostalgie fördert die Inspiration, stärkt das Vertrauen ins Leben und schützt gegen den Einfluss chronisch unangenehmer Gefühle.[20] Es gibt sogar Apps, die Ihre digitale Musik wie eine Vinylschallplatte klingen lassen, ohne dass Sie sich einen antiken Plattenspieler kaufen müssen – falls Sie in dem Alter sind, um sich an solche Sachen zu erinnern! Aber in jedem Alter ist Musik ein unglaublich starker Auslöser für nostalgische Gefühle,

daher möchten Sie Ihre Playlist der Gefühle vielleicht auch darum ergänzen.

- Sie können auch fünf Minuten damit zubringen, eine nostalgische Erinnerung aufzuschreiben. Erwecken Sie sie mit so vielen Einzelheiten wie möglich zum Leben – mit den Menschen, dem Ort, den Blicken, Geräuschen und Gerüchen dieses Tages. Sie werden überrascht sein, wie viele kleine Details in Ihrem Speicher geschlummert haben. Wenn diese Übung bei Ihnen zu intensive Gefühle hervorruft, führen Sie die Atemübung auf Seite 51 durch und versuchen Sie, diesen Gefühlen gegenüber neugierig zu sein, anstatt sie zurück in die dunklen Winkel Ihres Gedächtnisses zu verbannen. Der Blick zurück mag sich kontraproduktiv anfühlen, vielleicht sogar unangenehm, und Ihr Instinkt sagt Ihnen vielleicht, dass der Blick in den Rückspiegel Ihres Geistes Sie nur traurig stimmen wird, weil »die glücklicheren Zeiten« hinter Ihnen liegen. Vielleicht fürchten Sie sich auch vor Gefühlen des Versagens oder vor der Erkenntnis, dass Ihr Leben nicht so verlaufen ist wie geplant, aber bitte haben Sie Vertrauen; durch das Heraufbeschwören von Nostalgie werden Sie Resilienz aufbauen, indem Ihr Emotobiom mit einer gesunden Mischung emotionaler Erfahrungen bevölkert wird. Der Zweck dieser Übung ist, Ihr psychisches Immunsystem zu stärken, und vielleicht finden Sie es interessant, zu beobachten, welch weitgefächerte Bandbreite an Gefühlen sie hervorruft – eventuell auch einige, die Sie schon lange nicht mehr gefühlt haben.
- Und schließlich sollten Sie antizipatorische Nostalgie praktizieren;[21] dabei versenkt man sich in ein besonders schönes gegenwärtiges Erlebnis, damit man es zu einem späteren Zeitpunkt wieder zum Leben erwecken kann. Wenn Sie das nächste Mal eine Situation als sehr ange-

nehm empfinden, registrieren Sie möglichst viele Details Ihrer Umgebung und des Erlebnisses und legen Sie diese dann in Ihrem Gehirnordner für »gute Zeiten« ab. Mit der Zeit werden Sie Experte darin werden, diese Momente im Leben zu erkennen – wir nennen sie manchmal »Zauber-« oder »Zen«-Momente –, und indem Sie auch flüchtige positive Momente bewusst wahrnehmen, machen Sie sich ein Geschenk für zukünftige harte Zeiten und feiern gleichzeitig das Leben in der Gegenwart.

Schulter an Schulter

Die »Schulter-an-Schulter«-Methode kann ein großartiges Mittel sein, die Räder für eine offenere emotionale Kommunikation zu ölen. Diese »Laufen-und-reden« (»Walk and talk«) oder »Öko-Psychologie« genannte Methode wende ich oft an, denn die traditionelle therapeutische Umgebung einer Praxis kann eine Barriere dabei sein, sich freimütig und ehrlich zu äußern. Orte unter freiem Himmel wie zum Beispiel Parks sind eine gute Wahl, obwohl ich manchmal auch in Museen und Galerien gehe und die Kunstwerke als Ausgangspunkt für ein Gespräch nutze. Das Entscheidende ist dabei, dass viele Menschen, vor allem Männer, ein Gespräch von Angesicht zu Angesicht eher wie ein Bewerbungsgespräch empfinden und sich entsprechend verhalten. Daher empfiehlt sich vielleicht in dieser letzten, der dritten Phase der BAA-Methode die Schulter-an-Schulter-Methode für Sie, um mit einem Freund, einem Partner oder einem Ihrer Lieben zu sprechen.

Vielleicht stellen Sie fest, dass Sie einige der bis jetzt erworbenen Fähigkeiten nun anwenden können, um Ihre Erlebnisse und Gefühle zu identifizieren und auszudrücken. Noah jedenfalls verabredete sich mit seinem besten Kumpel zu einem Spaziergang und erzählte ihm dabei von seinen Dating-Erfahrungen und anderen Dingen, von denen er gemerkt hatte, dass sie ihn beschäftigten.

Das Gespräch ist etwas scherzhaft verlaufen und tatsächlich zog sein Kumpel ihn auch auf kameradschaftliche Art auf. Aber Noah war das Ganze nicht peinlich, er sagte, dass er sich im Gegenteil wohlgefühlt habe. Beide Männer waren sich allerdings einig, dass Internet-Dating etwas für Trottel sei.

Dr. Megs Tagebuchvorschläge für emotionale Bildung

1. Welche Gefühle sind für Sie schwer zu akzeptieren? Falls Ihnen nichts einfällt, schauen Sie sich das Rad der Gefühle an. Überlegen Sie, wie Sie mit diesen Gefühlen im Moment zurechtkommen.

2. Wie können Sie Ihre Gefühle vom Verhalten anderer trennen?

3. Ich trage das Gefühl XYZ in mir, weil …

KAPITEL 3 – QUINTESSENZ

In diesem Kapitel haben wir uns mit einer emotionalen Betäubung beschäftigt, die in der Psychologie als »Languishing« bezeichnet wird und in unserer modernen Welt häufig vorkommt. Eine ganze Reihe kleiner Traumata tragen zu diesem Phänomen bei, und wie erwähnt, können die Ihrigen sich von denen einer anderen Person unterscheiden. Der Schlüssel ist, Ihre eigene Konstellation kleiner Traumata zu identifizieren, sich dann mit ihnen auseinanderzusetzen und über Akzeptanz zur Aktion zu gelangen, um emotionale Vielseitigkeit und Bildung zu entwickeln. Das wird Ihre innere emotionale Mikrowelt, das Emotobiom, nähren und Ihnen helfen, die Schwierigkeiten des Lebens zu bewältigen.

KAPITEL 4

Geboren, um gestresst zu sein

In diesem Kapitel werden wir uns mit Folgendem beschäftigen:

- die Unterschiede zwischen Stress und Angst
- wie die Stressreaktion zum Problem werden kann
- die hochfunktionale Angststörung
- wie gegenwärtige Bedrohungen und Assoziationen Stress hervorrufen, während Sorgen und Grübeln zu Ängsten führen
- warum die Anwendung eigener, unterschiedlicher Techniken bei Stress und bei Angst der Schlüssel ist, um dieses am weitesten verbreitete Thema zu überwinden

Sind wir geboren, um gestresst zu sein … oder ängstlich? Gibt es einen Unterschied und ist das überhaupt wichtig? Ich würde sagen, ja, das ist sehr wichtig, denn wenn man den Unterschied kennt und eine Vorstellung von den kleinen Traumata hat, die bei beidem eine Rolle spielen, dann ist man in einer sehr guten Position, um dieses weitverbreitete Thema kleiner Traumata zu bewältigen.

Angst und Stress sind die am häufigsten vorkommenden Schwierigkeiten, die ich in meiner Praxis sehe – ich kann gar nicht genug betonen, wie verbreitet sie in unserer modernen Gesellschaft sind, die rund um die Uhr, Tag für Tag etwas von uns einfordert. Viele Menschen, die sowohl unter Stress als auch unter Angst leiden, kommen zu mir, nachdem sie bereits viele psychologische Behandlungen und Selbsthilfegruppen durchlaufen haben, außerdem bei ihrem Arzt und manchmal bei Fachberatern waren. Bei einigen helfen diese Therapien in einem gewissen Maß oder in bestimmten Situationen, andere kommen mit sehr wenig Hoffnung zu mir, dass es überhaupt etwas geben könnte, das sie von den lähmenden Folgen von Angst und Stress befreien kann.

Für ziemlich viele Menschen entstehen diese Schwierigkeiten, weil wir dazu tendieren, die Begriffe Stress und Angst in einen Topf zu werfen und austauschbar zu verwenden. Meine Meinung ist jedoch, dass wir die angeborene, physiologische Stressreaktion von den kognitiven, wahrnehmungsbezogenen Aspekten der Angst trennen sollten, denn dies bringt einen enormen Vorteil bei der Bewältigung dieser quälenden Probleme, die durch kleine Traumata hervorgerufen werden können. Zur Verdeutlichung stelle ich Ihnen Charlie vor:

Als Charlie zum ersten Mal zu mir kam, bemerkte ich ziemlich offensichtliche Anzeichen für Stress oder Angst – oder beides (da Charlie nichtbinär ist, sich also weder als weiblich noch als männlich identifiziert, wird im Folgenden das Pronomen »dey« benutzt, analog zum englischen »they«). Charlie biss die Haut um deren Fingernägel ab und ich sah, dass die Finger schon geblutet hatten. Dey konnte kaum stillsitzen und die Stimme zitterte. Dass Charlie es in diesem Zustand geschafft hatte, zu mir zu kommen, gab mir Hoffnung, weil ich wusste, dass es ein gutes Zeichen war. Denn es verlangt sehr viel Einsatz, in einem solchen Zustand eine Expertin aufzusuchen. Charlie erzählte mir Folgendes:

»Ich habe alles versucht, absolut alles, um das unter Kontrolle zu bekommen. Es fing an, als ich zur Uni ging, sobald ich dort ankam, glaube ich. Na ja, nicht sofort, die Einführungszeit war okay, da kam ich mit allen zurecht, aber sobald die Kurse wirklich losgingen, fühlte ich mich gestresst. Ich meine, wirklich gestresst, ich wäre am liebsten aus dem Hörsaal gerannt. Ich bekam eine Überweisung zum Gesundheitsdienst der Uni und hatte sechs Wochen lang kognitive Verhaltenstherapie. Es schien ein bisschen zu helfen, aber nicht wirklich; wenn ich in eine Vorlesung ging, hatte ich immer noch das Gefühl, gleich einen Herzinfarkt zu bekommen.«

Charlie beschrieb die klassischen Symptome einer Stressreaktion (siehe Kasten auf Seite 115), aber mir stellte sich die Frage, welche kleinen Traumata dafür verantwortlich sein mochten. Also starteten wir mit der Bewusstmachungs-Phase der BAA-Methode und sprachen über die Unterschiede zwischen Stress und Angst und darüber, warum vorherige Behandlungen Charlie vielleicht nicht so sehr geholfen hatten wie gewünscht.

BAA-Methode Schritt 1: Bewusstmachung

Was ist Stress?

Das Wort »Stress« wird heute meist in psychologischem Zusammenhang gebraucht, aber eigentlich kommt es aus der Physik. Es bedeutet, ein Material über sein Toleranzniveau hinaus zu beanspruchen. Wenn wir diese Definition bedenken, ergibt die Übertragung ins Psychologische Sinn. Nehmen wir zum Beispiel eine Büroklammer: Wir können die metallene Rückseite ziemlich weit biegen und sie springt danach in ihre ursprüngliche Form zurück. Biegen wir die Klammer aber über ihr Toleranzniveau hinaus, ist sie überdehnt und kann nicht von allein in ihre ursprüngliche Form zurück. Stress und die mit ihm zusammenhängenden kleinen Traumata sehen wir oft auf diese Art – das Ziehen und Dehnen, dem wir im Leben manchmal unterworfen sind, lässt uns mit einem Gefühl der Überbeanspruchung zurück.

Aber bevor das Material so sehr gebeugt wird, dass die Form ganz verloren geht, gibt es eine Menge Bewegungsspielraum in der Büroklammer – und in uns. Unsere Körper sind sehr gut ausgestattet, um mit schwierigen Situationen klarzukommen – dabei hilft uns unser autonomes Nervensystem. Das autonome Nervensystem hat zwei gegensätzliche, aber gleichzeitig sich ergänzende Zweige: das sympathische und das parasympathische Nervensystem. Das sympathische Nervensystem kontrolliert, wie wir auf Stress reagieren – oft als Stressreaktion bezeichnet oder auch Kampf-Flucht-oder-Erstarren-Reaktion. Aber genau wie die Büroklammer immer in ihre ursprüngliche Form zurückwill, wollen auch unser Körper und unser Geist instinktiv zu einem Zustand des Gleichgewichts zurückkehren – in dem alles seinen normalen Gang geht. Hier kommt das parasympathische Nervensystem ins Spiel. Es verhält sich wie ein Gegengewicht zu der Stressreaktion und bringt uns aus dem Zustand von Kampf, Flucht oder Erstarren zurück in einen, in dem wir regenerieren und wachsen.

Wir sind auf Stress programmiert

Das bedeutet nicht, dass die Stressreaktion Kampf-Flucht-oder-Erstarren ein schlechter oder negativer Zustand ist – wir wären nicht am Leben, wenn wir sie nicht hätten! In diesem Sinn ist »Stress« eine adaptive physiologische Antwort, die in unserem Gehirn fest verankert ist. Adaptiv bedeutet, dass diese Angepasstheit es uns erlaubt hat, zu überleben und uns zu den menschlichen Wesen zu entwickeln, die wir heute sind. Physiologisch ist diese Reaktion, weil durch das Auslösen der Stressantwort eine Reihe körperlicher

Prozesse aktiviert werden – auch wenn sich Stress anfühlen kann, als sei er ein psychisches Problem, ist er seiner Natur nach körperlich.

Das viel zitierte Beispiel ist das eines frühen Menschen, der sich einem Raubtier, zum Beispiel einem Löwen, gegenübersieht. Natürlich hat der Mensch unter normalen Umständen keine Chance gegen den Löwen, aber mit einer solchen Bedrohung konfrontiert, löst unser Gehirn automatisch die Stressreaktion aus, bei der Adrenalin und Cortisol den Körper fluten, was eine ziemlich erstaunliche Superkraft freisetzt! Das Herz schlägt schneller, sodass mehr Blut durch den Körper gepumpt wird und diesem so mehr Sauerstoff zur Verfügung steht; Glucose wird freigesetzt und lädt die Muskeln mit Energie auf; und unsere Pupillen weiten sich, sodass wir in einen Supermenschen verwandelt werden – nun ja, so ähnlich jedenfalls.

An einem frühen Punkt unserer Geschichte halfen uns diese physiologischen Veränderungen, den Löwen zu bekämpfen, wegzurennen oder sich so still zu verhalten, dass das pelzige Biest uns nicht als Beute wahrnahm. Oder sie halfen uns bei der Konfrontation mit Angehörigen feindlicher Stämme: Auch hier kämpften unsere Vorfahren, flohen oder versteckten sich. So oder so, diese Stressreaktion war für uns als Gattung extrem wertvoll, so sehr, dass sie sich in all der Zeit kaum verändert hat, auch wenn unsere Umgebung heute in vielerlei Hinsicht sehr viel sicherer ist. Deswegen können wir, wenn ein Auto vor uns plötzlich auf die Autobahn einbiegt, schnell reagieren und eine Kollision verhindern, bevor wir bewusst daran denken, das Lenkrad zu drehen. Deswegen fühlen wir uns nach einem solchen Erlebnis auch abgekämpft, außer Atem und später ziemlich erschöpft.

Diese Stressreaktion ist für uns so nützlich – und so gut darin, sich anzupassen –, dass sie in unserem Hirn fest verlötet ist und auch ausgelöst werden kann, wenn wir nicht in offensichtlicher physischer Gefahr schweben. Haben Sie schon einmal bei einem Bewerbungsgespräch gefühlt, wie Ihr Herz raste? Die Personalverantwortlichen werden Sie nicht wirklich angreifen, aber das verbale Fertigmachen löst genau die gleichen körperlichen Veränderungen aus, als wenn Sie sich gegen Fäuste wehren müssten.

Dies zu wissen – das ist der Bewusstmachungsteil der BAA-Methode –, ist der erste Schritt, um diese evolutionär vorgegebene und automatische Reaktion zu kontrollieren. In Charlies Fall war es wichtig, herauszufinden, ob dey kleine Traumata hatte, die eine bestimmte Umgebung oder Interaktion an der Universität mit der Stressreaktion assoziierten, die nun dort ausgelöst wurde. Wie immer stellte ich dey die Schlüsselfrage für die Erkundung kleiner Traumata und langsam schälten sich folgende Hinweise heraus:

> *Ich verstehe nicht, wie das, was ich Ihnen jetzt erzähle, einen großen Einfluss auf mich gehabt haben könnte, denn damals war es keine große Sache. Als ich jünger war, ungefähr acht Jahre alt, machte ich bei einer Schulaufführung mit. Ich hatte vorher nie auf einer Bühne vor so vielen Zuschauern gestanden und ich erstarrte einfach komplett. Ich vergaß meinen gesamten Text – ich glaube, man nennt es Blackout –, ich sah nur noch Augenpaare, die mich anstarrten. Schließlich musste die Lehrerin kommen und mich von der Bühne holen, und danach hatte ich eine Zeit lang Probleme, wenn ich mich in einer Menschenmenge befand.*

Ich fragte Charlie, ob dey jemals versucht hätte, wieder auf einer Bühne zu stehen, was dey verneinte. Charlie vermied jede Art von Schauspiel oder Theater und schaffte es immer, sich aus Präsentationen herauszuhalten, sogar in kleinen Gruppen. Aber bemerkenswerterweise hatte Charlie dieses Ereignis nie in einen Zusammenhang gebracht mit dem, was an der Universität mit dey passierte, denn die Panik überfiel dey ja schon zu Beginn des Kurses – schon beim Anblick eines großen Hörsaals mit einer Bühne.

Wie die Stressreaktion »konditioniert« werden kann

Vom späten neunzehnten bis ins frühe zwanzigste Jahrhundert führten als Verhaltensforscher oder Behavioristen bezeichnete Wissenschaftler Experimente durch, um herauszufinden, wie Menschen und Tiere Verhalten erlernen. Behavioristen gingen davon aus, dass wir lernen, indem wir auf Aspekte unserer Umgebung reagieren – dass wir eine passive Blackbox sind, die den Input der Umgebung verarbeitet, was direkt zu unserem Verhalten führt. Darüber hinaus waren die Behavioristen der Meinung, dass wir lernen, indem wir Hinweise aus der Umgebung mit Reaktionen in Zusammenhang bringen – dies wurde als Konditionierung bezeichnet. Zum Beispiel bemerkte der russische Physiologe Iwan Pawlow, dass ein Hund nicht nur Speichel bildete, wenn er Futter sah, sondern auch schon beim Anblick desjenigen, der ihm das Futter brachte. Hunde sind aber natürlich nicht darauf programmiert, Speichel zu bilden, sobald sie einen Menschen sehen, also musste dieser Hund mit der Zeit gelernt haben, dass die Person auch die Ankunft des Futters bedeutete. Pawlow stellte diese Beobachtung im Experiment nach, indem er gleichzeitig mit der Ankunft des Futters eine Glocke erklingen ließ, und tatsächlich begann der Hund schon beim Klang der Glocke Speichel abzusondern. So entstand eine Reaktion aus der Verbindung von zwei Ereignissen, die vorher nichts miteinander zu tun gehabt hatten.

Diese Art Experiment wurde in den 1910er- und 1920er-Jahren von John B. Watson und Rosalie Rayner mit einem Kleinkind wiederholt, das als Little Albert bekannt wurde. Das Ziel war die Erschaffung einer Reaktion (also das Konditionieren einer bestimmten Reaktion, in diesem Fall Angst und Stress), indem man den Anblick einer weißen Ratte mit einem schrecklich lauten Geräusch verband.

Albert hatte die flauschige Ratte zunächst gemocht, aber nach der Assoziation mit dem erschreckenden Geräusch hatte er nicht nur vor der Ratte Angst, sondern auch vor anderen Objekten mit ähnlichen Eigenschaften, zum Beispiel dem Familienhund, einem Pelzmantel und sogar einer Weihnachtsmannmaske mit weißem Bart. Die assoziierte Reaktion wurde also sogar verallgemeinert.

Dieses Experiment würde heute natürlich als völlig unethisch abgelehnt werden und es gibt viele Diskussionen darüber, was mit Little Albert später geschah – einige sagen, er sei mit sechs Jahren an einem erworbenen Wasserkopf gestorben, andere meinen, er hätte ein langes und gutes Leben geführt, aber immer Angst vor Hunden gehabt. Als ich gerade zu studieren begann, stand in meinen Fachbüchern, dass das Kind dekonditioniert wurde, aber das ist unwahrscheinlich, denn ganz sicher hätten die Forscher die Ergebnisse veröffentlicht, wenn sie die konditionierten Reaktionen wieder rückgängig gemacht hätten. Mir tut dieses Kind aufrichtig leid und ich hoffe, dass – wie auch immer sein Leben weiterging – ihm bewusst gewesen ist, wie wichtig er für unser heutiges Verständnis vom Entstehen von Stress war. Little Albert hat uns gezeigt, dass es möglich ist, Assoziationen zwischen vorher nicht verbundenen Aspekten unseres Lebens herzustellen – und dies ist unschätzbar in Bezug auf das Auseinanderhalten von Stress und Angst.[22]

Bei Charlie widmeten wir uns nun der Frage, ob es möglich war, dass die Situation auf der Schulbühne zu einer konditionierten Stressreaktion geführt hatte. Als dey beschrieb, wie dey das erste Mal an der Universität diese akute Stressreaktion gehabt hatte, fielen Charlie Ähnlichkeiten zwischen den beiden Umgebungen auf. Die Sitzanordnung, die Größe und das Geschlossene des Saales erinnerten tatsächlich an die Schulbühne. Doch Charlie verstand nicht, warum deren vorherige psychologische Behandlungen teilweise geholfen hatten, wenn deren kleines Trauma doch mit dieser Schulbühne zusammenhing.

Der Unterschied zwischen Stress und Angst

Stress, oder besser die Stressreaktion, folgt auf eine gegenwärtige, akute Bedrohung durch den Stressauslöser, auch als Stressor bezeichnet. Für Charlie waren all die Augen, die dey aus dem Dunkeln anstarrten, in diesem großen Raum, aus dem man schlecht fliehen konnte, starke Auslöser einer akuten Stressreaktion. Angst ist hingegen viel stärker durch unsere Wahrnehmung begründet und bezieht sich meist auf die Vergangenheit oder auf zukünftige Ereignisse. Weil Charlie nie wieder auf einer Bühne gestanden hatte, ergab sich keine Gelegenheit, bei der sich die Assoziation zwischen den Charakteristika der Umgebung (Sitzreihen, Notausgangszeichen, eingeschlossener Raum) und der Stressreaktion hätte abschwächen können. Als diese Reaktion dann automatisch an der Universität ausgelöst wurde, entstand bei Charlie die Sorge, dass dey Angst vor dem Universitätsleben insgesamt hätte. Dey machte sich daraufhin Gedanken darüber, was das für deren Zukunft bedeuten würde und was andere von Charlie denken mochten. Plötzlich lähmte dey eine ganze Reihe von Ängsten.

Der fundamentale Unterschied zwischen Stress und Angst hat damit zu tun, wie wir in der Zeit verortet sind – bei der Stressreaktion geht es um eine momentane Bedrohung, und/oder sie wird durch eine Assoziation ausgelöst (in Charlies Fall die Umgebung des Hörsaals), während es bei Angst um Gedanken geht, die sich auf die Zukunft (Sorge) oder die Vergangenheit (Grübeln) beziehen.

Die Verwirrung entsteht, weil wir Menschen eine so clevere Spezies sind und uns eine ganze Reihe Szenarien vorstellen können – gefährliche und sichere. Und so passiert es, dass sowohl Sorge als auch Grübelei (Formen ängstlichen Denkens) eine Stressreaktion auslösen können – unser Gehirn und unser Körper kennen den Unterschied zwischen einer gegenwärtigen und einer vermeintlichen Bedrohung nicht, und so kann auch das negative Nachdenken über die Vergangenheit und die Zukunft die Kampf-Flucht-oder-

Erstarren-Stressantwort auslösen. Wobei ich das sofort berichtigen möchte – unser Körper und unser Gehirn kennen den Unterschied nicht, bis wir ihnen beibringen, zu erkennen, was Stress und was Angst ist (siehe unten, Aktionsphase).

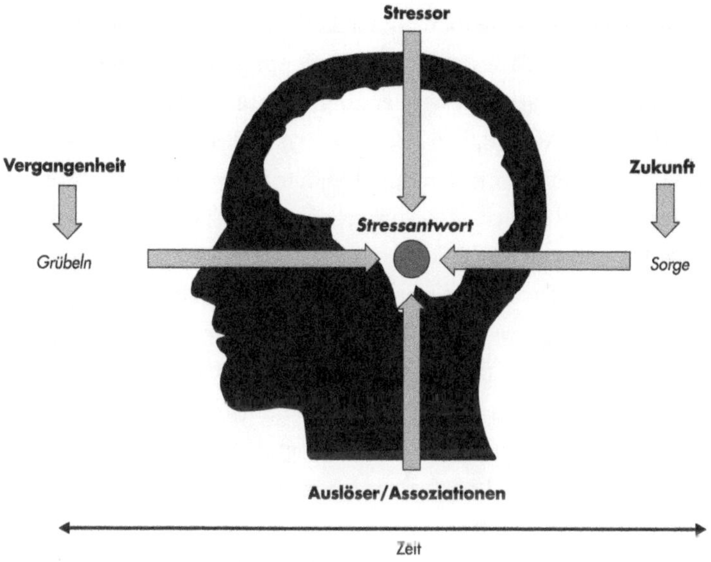

Abbildung 4.1: Stress, Angst und Zeit

Es kann hilfreich sein, sich die folgenden Fragen zu stellen, um herauszufinden, ob man Stress oder Angst erlebt:

Wo befinde ich mich gedanklich größtenteils – in der Vergangenheit, der Gegenwart oder der Zukunft?

Um die kleinen Traumata zu überwinden, die der Grund für dieses Thema sind, muss man die feinen Unterschiede zwischen Stress und Angst verstehen, da sie verschiedene, entgegengesetzte Methoden erfordern. Die Unterscheidung kann sich schwierig gestalten, denn die Symptome ähneln sich – eine gegenwärtige Bedrohung, Assoziationen, Grübeln und Sorge lösen alle in einem tiefen, alten Teil des Gehirns, der Amygdala, die physiologische Stressreaktion aus. Einige nennen diesen Teil des Gehirns Eidechsengehirn, da es instinktiv und eher automatisch anstatt analytisch reagiert.

Bei Angst geht es jedoch um Gedankenmuster auf höherem kognitivem Niveau, daher muss sie von einem weiter entwickelten Teil des Gehirns verarbeitet werden, dem Kortex, bevor diese Gedanken dann zur Amygdala weiterwandern.[23] Deswegen hatte Charlie so viele Probleme mit den anhaltenden Symptomen der Stressreaktion – im Rahmen von vorhergehenden Therapien wurde auf kognitiver Ebene gearbeitet, es wurden deren sorgenvolle Gedanken analysiert, während der Auslöser an der Universität jedoch eine konditionierte Assoziation war. Charlies Eidechsengehirn reagierte sofort auf die Umgebung, die aufs Überleben programmierte Amygdala löste den Fluchtmechanismus aus. Die Techniken der Psychologen waren jedoch kognitive Methoden einer höheren Ordnung und so viel zu langsam, um in diesem Moment angewandt zu werden.

Zusammengefasst können wir sagen, dass kleine Traumata sowohl mit Stress als auch mit Angst zusammenhängen können, da frühere Erlebnisse in bestimmten Situationen eine Stressantwort hervorrufen können – aber kleine Traumata beeinflussen auch unsere Wahrnehmung und können so zu Ängsten und zahlreichen mentalen Irrwegen führen, die dann die Stressantwort mit all ihren körperlichen Symptomen auslösen.

Die Anzeichen und Symptome einer Stressreaktion

Wie sich die Stressreaktion körperlich akut anfühlt:

- Sie könnten kardiovaskulare Phänomene spüren, zum Beispiel lautes Herzklopfen, Herzrasen oder ein Gefühl, als würde Ihr Herz einen Schlag lang aussetzen; Sie könnten sogar spüren, dass Ihr Blut schneller als sonst durch Ihren Körper gepumpt wird.
- Ihre Stimme könnte zittern und in extremen Fällen könnten Sie Probleme haben, ordentlich zu sprechen, weil Ihr Atemrhythmus gestört ist.
- Sie könnten Magen-Darm-Beschwerden haben, zum Beispiel Magenschmerzen oder Durchfall.
- Sie könnten auch das Bedürfnis verspüren, Ihre Blase zu entleeren – beide Mechanismen dienen dazu, Ihnen den Kampf oder die Flucht leichter zu machen.
- Sie könnten sich zappelig und ruhelos fühlen und nur mit Mühe stillsitzen können oder ein übermächtiges Bedürfnis empfinden, der Situation zu entfliehen.
- Ihr Hals und Gesicht könnten erröten und/oder Ihre Ohren könnten heiß und rot werden.
- Ihnen könnte sehr heiß werden und Sie könnten am ganzen Körper schwitzen.

Wie sich die Stressreaktion kognitiv anfühlt, sowohl kurz- als auch längerfristig:

- Die Konzentration kann bei akutem Stress beeinträchtigt sein, weil sich das Gehirn auf die vermeintliche Bedrohung konzentriert.

- Andere kognitive Funktionen wie die Erinnerung können sich verschlechtern, da die kognitiven Ressourcen von der Kampf-oder-Flucht-Reaktion in Anspruch genommen werden.
- Bei längerfristigem, chronischem Stress können höhere kognitive Funktionen wie die Entscheidungsfähigkeit verringert sein.
- Bei chronischem Stress kann auch temporäre Aphasie auftreten, bei der man Wortfindungsschwierigkeiten hat – das berühmte »Es liegt mir auf der Zunge«-Gefühl.

Wie sich die Stressreaktion emotional und sozial anfühlt, wenn man nicht zu einem Zustand der Ruhe zurückkehren kann:

- Sie könnten gereizt und bissig sein und wegen Kleinigkeiten (oder Menschen) verärgert reagieren, die Sie normalerweise nicht stören würden.
- Andererseits könnten Sie sich emotional bedürftig fühlen und den ständigen Wunsch nach Bestätigung haben.
- Sie könnten das Gefühl haben, als wäre Ihnen alles zu viel – sich völlig überfordert zu fühlen, ist ein bekanntes Zeichen für unerträglichen Stress.
- Schlaf ist nur noch ein ferner Traum – Probleme sowohl beim Einschlafen als auch beim Durchschlafen sind typisch bei langfristigem Stress.
- Intimität und Sex können darunter leiden – der Verlust der Libido kann ein Zeichen dafür sein, dass sich in Ihrem Leben etwas ändern muss.

Langfristiger Stress, hervorgerufen durch bedrohliche Assoziationen oder durch Ängste, kann zu ernsthaften Gesundheitsproblemen führen, darunter kardiovaskuläre Beschwerden und eine Störung des Immunsystems. Studien haben gezeigt, dass es dem Körper schwerer fällt, einen Virus zu besiegen, und sogar die Wundheilung länger dauert, wenn man sich im Zustand von chronischem Stress befindet[24] – es lohnt sich also, sich mit der BAA-Methode zu befassen, um die eigene Stressreaktion zu verstehen.

BAA-Methode Schritt 2: Akzeptanz

Charlie verstand jetzt, wie das traumatische Erlebnis auf der Schulbühne in dem Moment solchen Stress verursacht hatte, dass im Gehirn eine Verschaltung entstanden war, die an der Universität eine erneute Stressreaktion ausgelöst hatte. Charlie erkannte auch, dass die Reaktivierung der Stressreaktion in dieser Situation weitere Folgen hatte – sie rief Angst in der Form von Sorgen über die Zukunft hervor: »Wie soll ich das hinbekommen, wenn ich nicht einmal in einem Hörsaal sitzen kann?« Diese Unterscheidung ist sehr wichtig, wird im Allgemeinen aber nicht erkannt.

Ein anderes Beispiel ist Logan, der in gewisser Hinsicht die gegensätzliche Erfahrung von Charlie gemacht hatte. Logan plagten viele der körperlichen Symptome einer Stressreaktion und er schrieb sie dem »Arbeitsstress« zu. Er wandte eine Reihe von Techniken gegen Stress an – tägliche Affirmationen, Atemübungen und Dampf ablassen im Fitnessstudio –, aber all dies half nicht mehr wirklich. In diesem Fall mussten wir zunächst sichergehen, ob Logans Stressreaktion tatsächlich von einem akuten Stressgefühl oder einer Assoziation hervorgerufen wurde und nicht von einem ängstlichen Gedankenmuster wie Sorge oder Grübeln.

Übung: Stress von Angst trennen

Viele erleben die körperlichen, kognitiven und emotionalen Symptome einer Stressreaktion und wissen nicht, warum. Um herauszufinden, ob Ihre Probleme durch Stress (bzw. einen Stressor) oder Angst verursacht werden, muss man herausfinden, ob die Reaktion mit einem akuten Problem oder einer hypothetischen Situation zusammenhängt. Dafür können Sie sich fragen:

»Gibt es etwas, was ich in diesem Moment dagegen tun kann?«

Wenn Sie diese Frage bejaht haben, dann haben Sie es höchstwahrscheinlich mit einem gegenwärtigen Stressor oder einer Assoziation zu tun, zum Beispiel einem anspruchsvollen Kunden. Logan arbeitete im Vertrieb und er wusste, wie er mit stressigen Situationen bei der Arbeit umgehen musste, das war also nicht der Kern seines Problems. Wahrscheinlicher war daher, dass der Grund für Logans schwer zu kontrollierende Stressreaktion mit einer hypothetischen Situation zusammenhing – mit anderen Worten: Er verspürte Angst.

Das kann ziemlich verwirrend sein, wenn ein kleines Trauma tief in unserer Psyche vergraben ist. Ich stellte Logan die Ausgangsfrage zum Ergründen kleiner Traumata und konnte sehen, wie er sorgfältig darüber nachdachte, welches Ereignis oder welche Erfahrung er bisher für nicht erwähnenswert gehalten hatte, welches ihn aber auf bedeutende Weise beeinflusst oder verändert haben könnte. Logan sah mir direkt in die Augen und sagte, dass sein Vater ein Narzisst sei. In den Tiefen seiner Psyche lauerten bei Logan zahlreiche ängstliche Gedanken, begründet durch den Konflikt zwischen dem Wunsch, seinen Vater stolz zu machen, und dem gleichzeitigen Versuch, sich von dessen Kontrolle zu befreien.

Die hypothetischen Situationen am Rande von Logans Bewusstsein waren Sorgen, deren Bekämpfung nicht in seiner Macht lag, da wir andere Menschen nicht ändern können. Kein Gewichtheben im Fitnessstudio, kein Ironman-Triathlon und auch nicht noch so viele

»Du schaffst das!«-Affirmationen konnten das Gefühl beseitigen, dass sein Vater ihn nicht wirklich wahrnahm. Deswegen kann die Akzeptanzphase der BAA-Methode schmerzhaft sein, weil wir uns eingestehen müssen, dass wir bestimmte Aspekte unseres Lebens manchmal nicht ändern können. Aber wir können lernen, angstvolle Gedanken zu erkennen und mit ihnen zurechtzukommen. Zunächst wollen wir uns jedoch mit der Beherrschung der körperlichen Symptome der Stressreaktion befassen – etwas, worin Logan bereits geübt war, was Charlie aber erst noch lernen musste.

Die Kontrolle über körperliche Stressreaktionen erlernen

Mit dieser Methode können Sie sich selbst beibringen, nicht sofort auf die Stressantwort zu reagieren und sie mit der Zeit zu kontrollieren. Hier geht es darum, den körperlichen Symptomen der Stressreaktion mit Neugier zu begegnen, sodass wir bei ihrem Auftreten nicht den überwältigenden Wunsch spüren, ihnen zu entfliehen.

Mit etwas Übung werden Sie mit dieser Technik die ein wenig beängstigenden Symptome kontrollieren können, mit denen Ihr Körper auf Stress reagiert, zum Beispiel Herzrasen, Schwindel und eine zittrige Stimme. Charlie und ich gingen folgende Schritte durch, damit dey der Stressreaktion zuerst mit Akzeptanz begegnen und sie dann als das sehen konnte, was sie ist: ein normaler körperlicher Mechanismus.

Setzen oder legen Sie sich in einer bequemen Haltung hin – es ist keine Eile nötig, nehmen Sie sich also Zeit.

Nun stellen Sie sich die Situation vor, die Ihre Stressreaktion auslöst – bei Charlie konzentrierten wir uns auf einen Hörsaal, da dieser der letzte bedeutendste Stressauslöser war.

Rufen Sie sich Einzelheiten ins Gedächtnis. Wo befinden Sie sich? Was ist Ihre Position an diesem Ort? Schauen Sie in

Gedanken nach oben, nach unten, nach links und nach rechts.

Wenn Sie die Symptome der Stressreaktion zu spüren beginnen, machen Sie sich bewusst, dass das in Ordnung ist und dass Sie das Ganze genau dafür machen. Wenn die Symptome bei Ihnen nicht aufgekommen sind, versuchen Sie, sich an das Gefühl in der auslösenden Situation zu erinnern.

Gehen Sie nun in Gedanken durch Ihren Körper und nehmen Sie wahr, wie sich diese Reaktion in den verschiedenen Regionen anfühlt.

Lassen Sie diese Gefühle einen Moment auf sich wirken, auch wenn Sie sie als unangenehm empfinden.

Wenn ein Gefühl besonders stark ist, wenden Sie sich ihm neugierig zu – beschäftigen Sie sich damit, als wären Sie ein Alien von einem anderen Planeten, das Forschungen betreibt.

Denken Sie in etwa so: »Oh, das ist faszinierend, ich möchte wissen, was als Nächstes passiert!«

Dann beschreiben Sie das Gefühl in Ihren eigenen Worten, zum Beispiel: »Dieses Herz schlägt so schnell wie das eines Kaninchens.«

Seien Sie auch aufgeschlossen gegenüber Gedanken, die Sie haben, zum Beispiel: »Ich möchte jetzt wirklich einfach davonlaufen!«

Anstatt diese körperlichen Empfindungen wegdrücken zu wollen, verweilen Sie bei der Erfahrung – lassen Sie sie unangenehm sein, aber interessieren Sie sich dafür.

Als Nächstes akzeptieren Sie, dass dies Ihr Körper ist, der für Ihre Sicherheit sorgen will – und danken Sie ihm dafür, dass er sich um Sie kümmert.

Sie können jetzt zu einer anderen Empfindung übergehen oder die Übung beenden, indem Sie Ihrem Körper versichern, dass es schon in Ordnung ist, dass Sie verstanden haben, was los ist, und nun selbst eine passendere Reaktion auf diesen Auslöser finden werden.

Wie bei allen Techniken fällt auch diese immer leichter, je häufiger man sie praktiziert, und mit der Zeit werden Sie merken, dass Ihre Stressreaktionen sich verändern und abschwächen. Und tatsächlich, obwohl Charlie die Vorstellung der Übung anfangs an sich schon als Druck empfand, schien die Stressreaktion nach ein paar Sitzungen durch Charlies Neugier ihre Dominanz über dey zu verlieren. Und an diesem Punkt waren wir so weit, zur Aktionsphase der BAA-Methode übergehen zu können.

Der Fluch der zwanghaften Betriebsamkeit: hochfunktionale Angststörung und wie diese Ihr Leben beherrscht

So wie manche Menschen depressive Symptome haben können, aber trotzdem noch auf hohem Niveau zu funktionieren scheinen, kann das Gleiche auf Menschen mit einer Angststörung zutreffen. Menschen mit einer hochfunktionalen Angststörung gehören oft zu denen mit den besten Noten und den meisten Erfolgen, sodass man denkt: »Wie schaffen sie das alles nur?« Die Erklärung könnten kleine Traumata sein, die den »Fluch der zwanghaften Betriebsamkeit«, wie ich es nenne, befeuern. Diese Menschen halten sich selbst ständig auf Trab, um sich von angstvollen Gedanken abzulenken.

Manchmal kann Ablenkung ein nützlicher Bewältigungsmechanismus sein, meist kurzfristig, aber wenn dieser Mechanismus so oft eingesetzt wird, dass uns das kaum bewusst ist (zurück zum ersten Schritt der BAA-Methode), kann er auch ein Zeichen dafür sein, dass die Triebkraft eine zugrunde liegende Angststörung ist. Fühlen Sie sich unwohl, wenn Sie gar nichts tun, wenn Sie einfach nur *da sind*? Vielleicht springen Sie, ohne nachzudenken, von einer Aufgabe zur nächsten und fühlen sich wie ein Voyeur, der sein eigenes Leben betrachtet. Wenn Ihnen das bekannt vorkommt, könnten hochfunktionale Angststörung und zwanghafte Betriebsamkeit eine Rolle spielen – überprüfen Sie sich selbst und fragen Sie sich:

- Finden Sie es schwer, sich zu entspannen?
- Gehen Sie in Gedanken sofort zur nächsten Aufgabe über, sobald Sie eine beendet haben – oder sogar schon vorher?
- Finden Sie es schwer, sich nur auf eine Sache auf einmal zu konzentrieren?
- Würden andere Sie als übermenschlich, als Überflieger und/oder als sehr belastbar unter Druck bezeichnen?
- Haben Sie Angst, sich selbst oder – schlimmer – andere zu enttäuschen, wenn Sie nicht immer alles im Griff haben?
- Sind Sie meist zu früh dran oder die erste Person, die zu einem Geschäftstreffen oder einer Verabredung kommt? Und die letzte, die geht, weil Sie immer noch freiwillig mit aufräumen?
- Wirken Sie von außen immer ruhig, so als hätten Sie alles unter Kontrolle, während Ihre Gedanken eigentlich rasen? Ein wenig wie der metaphorische Schwan, der ruhig übers Wasser gleitet, aber unter der Oberfläche wie verrückt paddelt?

- Würden Sie sagen, dass Sie dazu tendieren, zu viel über etwas nachzudenken, mehr als nötig zu tun und mehr als nötig vorbereitet zu sein?

Diese Angstschleife von Ablenkung – Angstgefühl – Ablenkung kann Ihr Leben beherrschen. Starten Sie also mit der BAA-Methode und machen Sie sich zuerst bewusst, ob dieses Muster Ihnen vertraut vorkommt. Folgen Sie dann den Tipps in diesem Kapitel, um Ihre kleinen Traumata mit den Schritten Akzeptanz und Aktion anzugehen.

BAA-Methode Schritt 3: Aktion gegen Stress und Angst

Wie bei jedem Thema kleiner Traumata sollten diese Methoden auf Ihre besonderen Bedürfnisse zugeschnitten sein; man muss zuerst feststellen, ob aktueller Stress und assoziative Auslöser das Hauptproblem sind oder ob Ängste und Grübeln hinter der Stressreaktion stecken. Viele Menschen erleben natürlich beides, also können Sie die Techniken in dieser Aktionsphase der BAA-Methode nach Ihren Bedürfnissen auswählen und mischen.

Schnelle Tipps und Lösungen zum Bewältigen der Stressreaktion

Dies sind Methoden, um mit akuten Bedrohungen, Assoziationen oder Auslösern der Stressreaktion umzugehen. Wie immer bei schnellen Tipps ist es sinnvoll, diese parallel zur längerfristigen Arbeit an kleinen Traumata anzuwenden.

Stress mit den Sinnen überlisten

Unsere Sinne sind unsere Superkräfte und wir können sie nutzen, um gegen die Stressreaktion vorzugehen. Diese Ablenkungen eignen sich ausgezeichnet als kurzfristige Lösung kurz vor oder nach einer stressigen Situation, um Sie aus der Stressreaktion und ihren unangenehmen Erscheinungsformen herauszureißen. Verwenden Sie das, was am besten zu Ihnen passt – entscheidend ist hier, Ihren Sinnen einen Schock zu verpassen, sodass Ihre Aufmerksamkeit von dem Stressor auf eine der unten genannten Empfindungen gelenkt wird. Sie können sich aber auch Ihre eigenen ausdenken.

- Berührungssinn: Tauchen Sie Ihre Hand in eine Schüssel mit Eiswürfeln und lassen Sie sie ein paar Momente drin.
- Hörsinn: Spielen Sie Musik in voller Lautstärke – am besten mit Kopfhörern, um die Menschen in Ihrer Nähe nicht zu verärgern!
- Geruchssinn: Stecken Sie die Nase in eine Tüte mit sehr stark riechendem Blauschimmelkäse oder mit anderem streng riechendem Essen und atmen Sie schnell den kräftigen Geruch ein.
- Geschmackssinn: Beißen Sie in eine Zitrone und nehmen Sie den extrem sauren Geschmack der Frucht wahr.
- Der Sehsinn erzeugt normalerweise keine so schnelle Wirkung, aber Sie können sich kognitiv ablenken, indem Sie einen Absatz rückwärts lesen, Kopfrechnen betreiben (machen Sie sich bewusst, wie herausfordernd es ist, ohne einen Smartphone-Rechner zu multiplizieren) oder im Kopf eine alphabetische Liste Ihrer liebsten Netflix-Serien oder -Filme aufstellen.

Machen Sie Ihren Blick sanft

Dies ist noch ein Tipp, um Stress in den Griff zu bekommen, und zwar einer, den man auch in der Öffentlichkeit befolgen kann, zum Beispiel in einem Meeting. Wenn wir uns in den Fängen einer akuten Stressreaktion befinden, ist unser Blick oft messerscharf und auf die (vermeintliche) Gefahr gerichtet, um uns beim Überleben zu helfen – man nennt diesen Blick auch Tunnelblick. Ist Ihnen schon einmal aufgefallen, dass es Ihnen nach einer stressigen Situation schwerfällt, sich an das zu erinnern, was nicht unmittelbar mit Ihrem Fokus zu tun hatte? Vielleicht erwähnt ein Kollege nach Ihrer Präsentation, dass außerhalb des Konferenzraumes etwas vor sich gegangen ist, aber Sie haben es gar nicht mitbekommen? Sie waren so von dem akuten Stress Ihres Vortrags in Anspruch genommen, dass Sie nichts anderes registriert haben. Wir können jedoch unser parasympathisches Nervensystem umkehren und aktivieren, indem wir unseren Blick »sanft« machen – schließen Sie Ihre Augen und öffnen Sie sie dann ganz langsam, um die Ränder Ihres Gesichtsfeldes besser wahrzunehmen. Um dies zu unterstützen, können Sie auch die Seitenränder Ihrer Augen sanft massieren, im öffentlichen Raum ist das aber nicht unbedingt nötig.

Kauen Sie es weg

Forscher in Northumbria wiesen nach, dass das Kauen von Kaugummi akuten Stress und den Cortisolspiegel reduziert.[25] Interessanterweise fanden diese Wissenschaftler auch heraus, dass das Kaugummikauen die Leistung steigert. Der Geschmack schien jedoch keine Rolle zu spielen, Sie können also wählen, was Ihnen am besten gefällt. Dies ist eine praktische und schnell umsetzbare Methode, wenn Sie unterwegs sind und die oben genannten Sinnestipps nicht anwenden können – vielleicht haben Sie ja gerade kein Tiefkühlfach voller Eiswürfel zur Hand!

Ahhhh … gähnen Sie kräftig!

Gähnen Sie manchmal nach einem stressigen Tag? Vielleicht ist es nicht nur, weil Sie müde sind, sondern eine Art des Körpers, das Gehirn abzukühlen. Während einer Stressreaktion heizt sich unser Gehirn auf – das Gähnen ist eine Art körperliche Klimaanlage.[26] Abends und nach dem Aufwachen gähnen wir oft, weil die Hirntemperatur abends am höchstens ist und beim Aufwachen ansteigt. Es wird weiter darüber diskutiert, ob Gähnen ansteckend ist, aber viele können selbst ein Gähnen hervorrufen, indem sie es zunächst imitieren – das fördert die Entspannung und kühlt unsere heißen Köpfe ab.

Langfristige Aktionen zum Bewältigen der Stressreaktion

Diese Techniken werden immer wirkungsvoller, je häufiger Sie sie anwenden, und sie ermöglichen Ihnen, sich für immer von diesem Thema kleiner Traumata zu befreien – außerdem befähigen sie Sie, in Zukunft ähnliche kleine Traumata zu überwinden.

Nutzen Sie die Kraft des parasympathischen Nervensystems

Das Regulieren von Atemmustern ist eine der besten Arten, das parasympathische Nervensystem zu aktivieren und die Stressreaktion zu bekämpfen. Statt sich nur auf die oben beschriebenen schnellen Hilfen zu verlassen, stärkt das Training dieses Teils des Nervensystems die Nervenbahnen und macht es so einfacher, mit akutem Stress umzugehen. Ich vergleiche das parasympathische Nervensystem gern mit einem eingebauten Fallschirm, der uns hilft, in schwierigen Zeiten langsamer zu werden und sanft wieder auf der Erde zu landen.

Regelmäßige Übung ist hier der Schlüssel zum Erfolg; wenn Sie regelmäßig üben, Ihren Fallschirm aufzuspannen, werden Sie darin Experte werden! Ihr Gehirn wird sich daran gewöhnen, das parasympathische Nervensystem zu aktivieren, wenn es mit einem Stressauslöser konfrontiert ist. Sie können jede Technik anwenden, die Ihnen gefällt, aber diese ist eine meiner bevorzugten, die überall und zu jeder Zeit durchgeführt werden kann.

Praktische Atemübung

Charlie fand diese Technik hilfreich, da sie dey konkreter vorkam und das Ein- und Ausatmen mit gedanklichen Bildern lenkt.

Spreizen Sie die Finger einer Hand, beginnend mit dem kleinen Finger. Atmen Sie dann tief durch die Nase ein, sodass sich Ihr Bauch weitet, gleichzeitig fahren Sie mit einem Finger der anderen Hand an Ihrem kleinen Finger entlang bis zu seiner Spitze. Nun atmen Sie durch den Mund aus, während Sie an der Innenseite des kleinen Fingers zurückstreichen und Ihr Bauch wieder einfällt.

Gehen Sie weiter zu Ihrem Ringfinger und atmen Sie wieder tief ein, während Sie an seiner Außenseite von der Handfläche weg entlangfahren. Atmen Sie aus, während Sie an seiner Innenseite zur Handfläche hin zurückfahren.

Atmen Sie wieder ein, während Sie die Außenseite Ihres Mittelfingers entlangfahren, und aus, wenn Sie zurück zur Handfläche streichen.

Fahren Sie mit dem gleichen Vorgang bei Ihrem Zeigefinger fort, bevor Sie zum Daumen übergehen und dort genauso verfahren.

Wiederholen Sie nun den Prozess an Ihrer anderen Hand. Wenn irgendwelche aufdringlichen Gedanken Sie dabei stören, akzeptieren Sie sie, bevor Sie Ihre Aufmerksamkeit sanft wieder zur Übung zurücklenken.

Diese Technik wird oft bei Kindern zur Bewältigung von Stress eingesetzt, weil es eine so einfache Methode ist. Sie bezieht auch den Tastsinn mit ein, der wiederum Geist und Körper hilft, zur Ruhe zu kommen.

Stress mit Sport bekämpfen

Erkennen Sie die im Kasten auf Seite **115** beschriebenen Symptome auch aus Zeiten, in denen Sie nicht gestresst sind? Viele der körperlichen Merkmale von Stress sind die gleichen wie beim Sport – schnell schlagendes Herz, Schwitzen, Glukose, die durch den Körper gepumpt wird. So kann man auf schlaue Art das Aufkommen einer Stressreaktion bekämpfen, indem man sich vor einer herausfordernden Situation sportlich betätigt. Es hat sich immer wieder gezeigt, dass Ausdauersportarten, bei denen das Blut schneller durch den Körper gepumpt wird, Stressgefühle reduzieren.[27] Zu diesen Sportarten gehören zum Beispiel Rennen, Joggen, Schwimmen, Radfahren, Spinning, Tanzen und Fitnesstraining. Schon 20 Minuten reichen und die beruhigende Wirkung von Sport kann viele Stunden lang anhalten.[28][29] Wenn Sie also das nächste Mal eine wichtige Präsentation, ein heikles Familientreffen oder ein anderes stressiges Ereignis vor sich haben, planen Sie nicht länger als sechs Stunden vorher eine Ausdauersportart ein, und Sie werden merken, dass sich der Stress bei dem Ereignis nicht ganz so überwältigend anfühlt. Ist das nicht möglich, bauen Sie all das Adrenalin und die Glukose, die Ihr Körper bei der Stressreaktion produziert hat, wieder ab, indem Sie nach dem Ereignis joggen oder walken gehen. Das hilft Körper und Geist, schneller wieder ins normale Gleichgewicht zurückzufinden, und löst auch die Muskelanspannung – ein weiteres Stresssymptom.

Charlie trieb gern Sport und mochte diesen Vorschlag – also plante dey Zeit im Fitnessstudio ein, einige Stunden bevor wir mit der weiter unten beschriebenen Expositionstherapie arbeiteten, um den Prozess einfacher zu machen. Vielleicht möchten Sie das auch tun.

Exposition, Exposition, Expositionstherapie – durchbrechen Sie die Assoziationen

Wenn eine Stressreaktion durch kleine Traumata mit einer bestimmten Umgebung oder Situation verbunden wurde, ist die Expositionstherapie der beste Weg, um diese Assoziation zu überschreiben und mit etwas zu ersetzen, das zu einer neutralen oder positiven Reaktion führt. Zeigen Sie eine sehr starke Reaktion auf Stressauslöser, ist es am besten, einen Therapeuten zu finden, der Sie bei dem Prozess unterstützen kann (wenn Sie zum Beispiel Panikattacken erleben), aber sonst ist die Theorie recht unkompliziert. Indem Sie sich gedanklich in die Situation oder die Umgebung begeben, die die Stressreaktion auslöst, lernt Ihr Gehirn, dass Sie sicher sind und es nicht die Kampf-oder-Flucht-Reaktion im sympathischen Nervensystem aktivieren muss – der Prozess benötigt nur etwas Zeit und Geduld.

Es gibt zwei Arten der Expositionstherapie: *systematische Desensibilisierung* und *Flooding*. Zwar gibt es Forschungsarbeiten, die die Wirksamkeit beider Arten belegen,[30] ich bleibe aber meist vorsichtig und schlage die erstere vor. Wie man sich bei dem Namen Flooding (englisch für »Überflutung«) schon vorstellen kann, stürzt man sich dabei direkt in die reizauslösende Situation – bei manchen zeigt diese Methode schnellere Ergebnisse, aber meiner Erfahrung nach kann sie sich auch negativ auswirken, weil sie sich vielleicht überwältigend anfühlt.

Als Charlie im ersten Semester an der Universität den Hörsaal betrat, war das in gewissem Sinn eine Überflutung – doch da dey nicht klar war, dass der Hörsaal die Stressreaktion auslöste, führte dies in der Folge zu kognitiven Verzerrungen (siehe unten) und rief Angst in der Form von Sorgen über die Zukunft hervor. Die systematische Desensibilisierung ermöglicht es Ihnen, die Fähigkeiten und mentalen Muskeln aufzubauen, um die akute Stressreaktion zu bewältigen und letztendlich zu beseitigen, während Sie gleichzeitig die Bewusstmachung und die Akzeptanz erhöhen – so ist dies im Sinne der BAA-Methode eine Win-win-win-Situation. Achten Sie jedoch darauf, dass Sie die Akzeptanzübung nicht auslassen, da diese Art mentaler Bildsprache ein sehr guter erster Schritt bei der Expositionstherapie ist.

In Charlies Fall bat ich dey, sich alle Umstände zu vergegenwärtigen, die zu Stressgefühlen führten. Dann ordneten wir sie danach, welche am wenigsten schlimm und welche am schlimmsten waren. Als Nächstes erstellten wir einen Plan, wie wir Charlie in diese Situationen hineinversetzen und welche der schnellen Tipps dey einsetzen konnte, um die Stressreaktion genau in dem Moment zu bewältigen. Es wäre zum Beispiel möglich, sich Bilder der Furcht einflößenden Umgebung anzuschauen, aber Charlie begann damit, Esszimmerstühle in einem Halbkreis anzuordnen. Dabei stand ein Stuhl dem Halbkreis wie ein Rednerpult gegenüber, sodass man sich eine Schulbühne oder einen Hörsaal darunter vorstellen konnte. Nach dieser Übung ging Charlie zu einem Gruppengespräch in einem Café und arbeitete sich nach und nach weiter vor, bis dey einer großen Vorlesung beiwohnte. Bei jeder Stufe setzte deren Gehirn die Assoziation zwischen dem kleinen Trauma und dem Stressauslöser außer Kraft und schließlich konnte dey das Studium wieder vollständig aufnehmen.

Umgang mit Angst erzeugenden Gedankenmustern, die Stressreaktionen auslösen

Angst – ob Grübeleien über die Vergangenheit oder auf die Zukunft gerichtete Sorgen – stammt aus unseren Gedanken im mit höheren Funktionen ausgestatteten Kortex, also ist es sinnvoll, mentale Strategien anzuwenden, um die negativen Gedankenmuster zu überwinden, die der Angst zugrunde liegen, anstatt sich nur auf die Bewältigung der akuten Stressreaktion zu verlassen. Für Logan waren diese Gedankenmuster der Schlüssel dabei, seine Schwierigkeiten mit Symptomen im Zusammenhang mit Stress zu überwinden.

Am Anfang ist es hilfreich, herauszufinden, welche Arten negativer Gedankenmuster (in der Psychologie oft als »kognitive Verzerrungen« bezeichnet) man vielleicht im Gehirn abgespeichert hat. Hier sind einige der häufigsten Kategorien:

Kognitive Verzerrung	Beispiel
Katastrophisieren	*Wenn ich in diesem Einstellungsgespräch schlecht abschneide, werde ich den Job nicht bekommen, und meine Freundin wird allen Respekt vor mir verlieren und mich verlassen.*
Gedankenlesen	*Ich sehe schon an ihrem Gesichtsausdruck, dass mein Date mich langweilig findet.*
Vorhersagen	*Ich weiß, dass mein Meeting den Bach runtergehen wird, Ich weiß es einfach.*
Negative Fokussierung	*Auch wenn mein Vorgesetzter mir beim Jahresgespräch sowohl positives als auch negatives Feedback gegeben hat, kann ich nur die Kritikpunkte an meiner Arbeit sehen.*
Das Positive abwerten	*Ja, ich bin durch die Prüfung gekommen und habe meinen Führerschein, aber ich hatte nur Glück, weil der Verkehr heute nicht so schlimm war.*
Maximieren	*Meine Situation ist so furchtbar, viel schlimmer als die aller anderen.*
Minimieren	*Ich habe es also geschafft, ein Haus zu kaufen, aber die meisten schaffen das auch, es ist kein großes Ding.*
Geringe Frustrationstoleranz	*Ich kann dieses Essen einfach nicht mehr ertragen!*
Personalisieren	*Niemand redet auf dieser Party mit mir – es muss daran liegen, wie ich aussehe.*

Kognitive Verzerrung	Beispiel
Labelling	*Meine Kollegin ignoriert mich einfach, also muss sie eine gemeine Ziege sein.*
Schuldzuschreibung	*Meine Eltern sind schuld daran, dass ich noch nicht bei ihnen ausgezogen bin.*
Alles-oder-nichts-Denken	*Wenn ich nicht bei allen Tests mit einer Eins abschneide, bin ich einfach ein Versager.*
Übergeneralisierung	*Meine Partnerin hat mich verlassen, also bin ich wohl einfach nicht liebenswert.*

Als Nächstes wenden Sie meinen dreistufigen WLF-Prozess an, der auf der sokratischen Disputationsmethode beruht, bei der man negative und schlecht angepasste Gedankenmuster in Zweifel zieht. Führen Sie diesen einfachen Prozess durch, um Gedanken wie die oben beschriebenen Beispiele zu hinterfragen, die Angst und andere kognitive Verzerrungen hervorrufen, ängstliche Gefühle bereiten oder aufrechterhalten. Fragen Sie sich selbst:

W für wahr: Ist dieser Gedanke wahr? Wenn ja, was ist der Beweis dafür?

L für logisch: Ist dieser Gedanke logisch? Ergibt er objektiv Sinn?

F für freundlich: Ist dieser Gedanke freundlich? Wenn nicht, was hat diese Art zu denken für eine Funktion?

Nehmen wir ein Beispiel von Logan, der mir von kognitiven Verzerrungen wie Katastrophisieren, Minimieren und Alles-oder-nichts-Denken berichtete:

Gedanke: Mein Vater beachtet mich noch nicht einmal, also muss ich sehr dumm und nutzlos sein – mein Leben wird nie zu irgendetwas gut sein, da ich für ihn unsichtbar bin.

W für wahr: Wir sahen uns an, ob es stimmte, dass Logan »dumm« war – wofür es praktisch keinen Beweis gab. Natürlich haben wir alle Schwierigkeiten im Leben, aber die Tatsache, dass Logan sein kleines Trauma anging, war viel eher ein Beweis dafür, dass er alles andere als nutzlos war, bloß ein Mensch, der ein kleines Trauma erlitten hatte.

L für logisch: Logan gab zu, dass es nicht logisch war, daraus, dass sein Vater ihm nicht das ersehnte Lob gab, auf seine Wertlosigkeit zu schließen. Manchmal bringt schon allein das Verbalisieren die laute Stimme des inneren Kritikers zum Schweigen.

F für freundlich: Logan sah sofort ein, dass dieser Gedanke nicht freundlich war, also untersuchten wir dessen Funktion. Die Schlussfolgerung war, dass diese Art des Katastrophisierens Logan nur in einem Zustand von Stress gefangen hielt – dieses Gedankenmuster unterstützte ihn nicht dabei, Stresssituationen oder Leid zu vermeiden, und brachte ihm auch sonst keine Vorteile.

Schließlich landeten wir bei einer sehr wirkungsvollen psychologischen Coaching-Frage:

Wie würde Ihr Leben ohne diesen Gedanken aussehen?

Schauen Sie sich die Tabelle kognitiver Verzerrungen an und probieren Sie den WLF-Prozess selbst aus – oder noch besser, schreiben Sie Ihre Antworten auf die drei Fragen als Protokoll Ihrer Gedanken auf. Gedankenprotokolle können äußerst hilfreich dabei sein, diese kognitiven Verzerrungen anzuzweifeln, und sie können als Unterlage dienen, um Ihren Fortschritt beim Überwinden Ihrer Ängste zu überprüfen.

Dr. Megs Tagebuchvorschläge zur Bewältigung von Stress und Angst

Wenn Sie mit einem Zauberstab Ihre aus der Stressreaktion resultierenden Gefühle verschwinden lassen könnten …

1. Was würden Sie jeden Tag anders machen?
2. Gibt es etwas, das Sie mehr oder weniger als jetzt tun würden? Beschreiben Sie, wie das in Ihrem Leben aussähe.
3. Würden Sie sich selbst und andere anders behandeln? Wie sähe das aus?

KAPITEL 4 – QUINTESSENZ

Wenn wir verstehen, dass Stress und Angst unterschiedliche, wenn auch verwandte Zustände sind, können wir die richtigen Techniken für jeden Auslöser anwenden. Bei Stress geht es um eine gegenwärtige, akute Bedrohung oder eine Assoziation, die wir durch ein kleines Trauma zwischen einem Auslöser und der Stressreaktion hergestellt haben. Angst ist ein bisschen so, als würde uns unser Verstand einen Streich spielen, denn die Symptome treten auf, obwohl es tatsächlich keine akute Gefahr gibt – das, was uns beschäftigt, ist stattdessen Grübeln über vergangene Ereignisse oder Sorge bezüglich der Zukunft. Indem wir uns bewusst machen, um welchen von beiden Zuständen es sich handelt, die Assoziationen akzeptieren, die wir entwickelt haben, und dann aktiv werden, um die Stressreaktion zu dekonditionieren und die ängstlichen Gedanken zu bewältigen, können wir uns von diesen am häufigsten auftretenden Themen kleiner Traumata befreien.

KAPITEL 5

Das Perfektionismus-Paradox

In diesem Kapitel werden wir uns damit beschäftigen:

- die Beziehung zwischen Perfektionismus und Prokrastination
- Online-Trolling und der Persönlichkeitstyp Dark Triad
- Burn-out und wie man die Zeichen von Erschöpfung erkennt
- die Vorteile strategischer Prokrastination
- warum Perfektionismus für Erfolg nicht nötig ist

In diesem Kapitel geht es um etwas, das ich jeden Tag in meiner Praxis sehe – das doppelschneidige Schwert aus Perfektionismus und Prokrastination. Wir sind nicht zu hundert Prozent dafür geboren, Perfektion anzustreben, dies ist ein Bedürfnis, das sich erst im Laufe unseres Lebens als Reaktion auf unsere Umwelt und auf kleine Traumata entwickelt. Es ist wirklich herzzerreißend, wie viele talentierte, freundliche und intuitive Menschen ich sehe, die sich als Ergebnis eines fehlangepassten Perfektionismus selbst sabotieren. Wir werden hier also die Wurzel des Problems aufspüren und praktische Ratschläge besprechen, was man tun kann, um diesen Teufelskreis zu durchbrechen.

An einem etwas zu heißen Tag kam eine kühl aussehende Frau in meine Praxis. Mein Gesicht glänzte und ich fand es ziemlich schwül. Aber bei dieser Dame saß jedes Haar an seinem Platz und die Hitze schien ihr überhaupt nichts auszumachen. Tatsächlich wirkte sie so adrett, dass ich mich gespannt fragte, warum sie zu mir gekommen war. Hier ist ihr Bericht:

Ich kann einfach nicht dieses Muster des Prokrastinierens durchbrechen. Es ist zu einem solchen Problem geworden, dass ich bei meinem neuesten Geschäftsvorhaben das Gefühl habe, den Fokus zu verlieren … und das Vertrauen meiner Investoren.

Wir beschäftigten uns mit Silvias Kindheit und Jugend und ich stellte die Kleine-Traumata-Frage. Für eine Nanosekunde verwandelte sich ihr so sorgfältig kontrollierter Gesichtsausdruck in einen leicht gequälten.

Ich wurde von dem stärksten Vater großgezogen, den ich kenne – er machte alles selbst und hatte zwei Jobs, um uns über Wasser zu halten. Er hatte kein einziges Date, bis ich von zu Hause ausgezogen war. Ich werde meinem Vater immer dankbar sein – auch für alles, was er für mich aufgegeben hat. Ich war immer brav, weil ich wusste, dass mein Vater zu der Zeit genug zu tun hatte, also kann das nicht das Problem sein. Ich war ein liebes Kind und habe mich niemals in irgendwelche Schwierigkeiten gebracht. Ich würde sagen, dass das Aufwachsen nur mit meinem Vater mir eine Menge darüber beigebracht hat, wie man selbstständig ist.

Weiter erzählte Silvia, dass sie auf viele typische Vergnügungen von Gleichaltrigen, wie spätabendliche Partys mit Alkohol, verzichtet hatte, weil sie ihrem Vater keinen weiteren Grund zur Sorge geben wollte. Sie fühlte sich verpflichtet, »alles richtig zu machen – gleich beim ersten Mal«. Der Gedanke, etwas nicht »perfekt« zu machen, erfüllte Silvia mit so großer Angst, dass sie bei der Arbeit an ihrem neuen Projekt wichtige Aufgaben bis spätnachts liegen ließ und sich dann in schrecklicher Panik darauf stürzte, um die Fristen einzuhalten. Sie war erschöpft, schwach und stand außerdem kurz davor, sich mit ihren Mitarbeitern zu überwerfen, nicht nur, weil ihre Arbeit immer erst kurz vor knapp fertig wurde, sondern auch, weil sie sich weigerte, die Abschnitte anderer ohne tausend Korrekturen freizugeben, die sie auch wieder erst in letzter Minute übergab. Mit Silvias Zustand ging es schnell bergab und sie war dabei, das Vertrauen ihrer Investoren zu verlieren. Daher war es entscheidend, dass wir einigen ihrer kleinen Traumata auf den Grund gingen.

Perfektionismus – angeboren oder anerzogen?

Silvia gab offen zu, dass sie Perfektionistin war – und sie war stolz darauf. Sie hatte das Gefühl, dass diese Eigenschaft ihr half, ihre Ziele zu erreichen, und dass sie für ihren Erfolg absolut nötig war. Beim Blick in die Forschung wirkt es so, als wäre Perfektionismus ein angeborener Teil der Persönlichkeit und ein Mensch wäre eben mehr oder weniger perfektionistisch.[31] Das mag zum Teil stimmen, aber wir wissen heute, dass alle Persönlichkeitstypen offen für Veränderungen sind – durch Erfahrungen, Willenskraft und ja, kleine Traumata.

Während manche Menschen vielleicht mit einer Veranlagung zu unrealistisch hohen persönlichen Standards geboren wurden, haben andere diese belastende Eigenschaft erst im Laufe des Lebens erworben. Die Debatte um »angeboren oder anerzogen« lässt sich hier kaum im Detail schildern, aber Studien mit eineiigen Zwillingen, die getrennt voneinander und in unterschiedlichen Umgebungen groß wurden, haben gezeigt, dass wir oft angeborene Neigungen zu bestimmten Persönlichkeitszügen haben und diese nicht nur durch unsere Umgebung erlernen.

In Kapitel eins haben wir uns mit den Quellen kleiner Traumata beschäftigt, und während Silvia vielleicht eine Veranlagung zu Perfektionismus hatte, kann zu dieser Tendenz auch beigetragen haben, dass sie ihrem Vater niemals Sorgen bereiten wollte. Dabei dürfen wir nicht vergessen, dass kleine Traumata in der Summe wirken, es geht hier also nicht um Kritik oder Schuldzuweisung, sondern einfach um eine unvoreingenommene Neugier gegenüber Silvias Erfahrungen im Leben. Und mit dieser Haltung begannen wir den ersten Schritt der BAA-Methode – Bewusstmachung.

BAA-Methode Schritt 1: Bewusstmachung

Zunächst wollte ich mit Silvia darüber sprechen, wie sie reagierte, wenn sie Fehler machte, woraufhin sie erklärte, das gäbe es nicht: »Ich mache keine Fehler.«

Aber macht nicht jeder »Fehler«? Ich setze dieses Wort in Anführungszeichen, denn seine Definition ist zwar *eine Handlung, eine Entscheidung oder ein Urteil, das ein unerwünschtes oder unbeabsichtigtes Ergebnis zur Folge hat,* in Wahrheit sind Fehler jedoch ein wesentlicher Teil von Lernprozessen. Denken Sie zurück – erinnern Sie sich eher an eine Aufgabe oder eine Fähigkeit, mit der Sie gleich beim ersten Mal Erfolg hatten, oder eine, bei der Sie zuerst scheiterten? Es ist normalerweise Letzteres, denn dabei verarbeitet unser neuronales Netz neue Informationen und stellt aufgrund dessen neue Verbindungen her. Ich würde sogar sagen, dass wir nicht lernen können, ohne uns zu irren, falsche Annahmen zu machen oder etwas versehentlich zu tun.

Als wir uns eingehender mit dieser Idee beschäftigten, erwähnte Silvia eine Begebenheit, die ihr im Internet zugestoßen war und deren Schilderung ihr offensichtlich emotionalen Schmerz bereitete. Als junge Erwachsene hatte sie auf einer Social-Media-Plattform ein politisches Meme weitergeleitet; es war an niemanden Bestimmten gerichtet und es war auch nicht bösartig und Silvia dachte gar nicht über ihr Tun nach, weil es ihr so unbedeutend erschien. Aber das schiere Ausmaß der daraufhin folgenden Beschimpfungen machte ihr Angst und schockierte sie und als Folge zog sich Silvia in sich selbst zurück. Durch diesen Vorfall setzte sich bei ihr der Standpunkt fest, dass sie unbedingt jeden Fehler vermeiden müsste. Und wie bei vielen kleinen Traumata verstärkte dieses Erlebnis eine Verhaltenstendenz (Perfektionismus), die sonst vielleicht gar nicht problematisch geworden wäre.

Fokus auf kleine Traumata: Trolling und die »Dunkle Triade«

Online-Trolling ist eine Form des Mobbings und daher ist seine Wirkung auf das Individuum praktisch die gleiche. Wer Trolling im Netz ausgesetzt war, berichtet von erhöhter Ängstlichkeit, depressiver Stimmung und Isolation, und in den extremsten Fällen wurde auch Selbstmord als Folge erlittenen Trollings bekannt. Studien zeigen, dass solche Menschen, die als Trolle bezeichnet werden, mit höherer Wahrscheinlichkeit die Persönlichkeitsmerkmale der sogenannten *Dunklen Triade* haben, die aus einer Kombination von Psychopathie, Machiavellismus und Narzissmus besteht.[32] Diese Charakterzüge haben einige Eigenschaften gemeinsam, zum Beispiel Gefühlskälte und das Fehlen von Empathie. Zum narzisstischen Charakterzug gehört außerdem ein Gefühl von Grandiosität, Machiavellismus wird mit sozialer Manipulation und Nötigung in Verbindung gebracht, und das Verhalten von Psychopathen trägt starke antisoziale Züge – man kann sich also gut vorstellen, wie zerstörerisch diese Triade sein kann. Auch wenn Trolle dazu neigen, in der Öffentlichkeit stehende Personen wie Prominente und Influencer anzugreifen, wenden sie sich auch gegen ihre Freunde und völlig Fremde. Interessanterweise lassen sich Trolle manchmal auch auf eine Art »Troll-Kampf« ein, in dem sie einander online mobben. Eine Studie mit Menschen zwischen 16 und 55 Jahren in Großbritannien und den USA ergab, dass beinahe zwei Drittel der 16- bis 24-Jährigen (64 Prozent) Trolling betrieben.[33] Die Anzahl von Menschen mit den Charakterzügen der Dunklen Triade ist jedoch relativ niedrig, was also ist der Antrieb eines solchen Verhaltens bei so vielen Menschen, besonders bei jungen Erwachsenen? Wichtige Faktoren dafür scheinen Stimmung und Kontext zu sein – negative Stimmungslagen wie Wut und Frustration zusammen mit einer Online-Umgebung, in der antisoziales Verhalten vorherrscht (zum Beispiel unverblümtes Fluchen, persönliche Angriffe, verhüllte Beleidigungen, Sarkasmus und themenfremde Äußerungen), bieten eine bessere Erklärung dafür, warum Menschen trollen, als dass das Trollen eine angeborene Persönlichkeitsstruktur widerspiegelt.[34] Außerdem spielt der sogenannte Online-Enthemmungseffekt eine Rolle, bei dem Menschen sich von ihrer Identität im realen Leben losgelöst fühlen und sich anders als sonst verhalten – ein bisschen, als wäre man sehr betrunken und täte auf einer Party etwas, das einem überhaupt nicht ähnlichsieht.[35] Das bedeutet eine Herausforderung für unsere Existenz im Internet, denn es legt nahe, dass jeder unter diesen Umständen andere trollen könnte.

Die Auswirkungen von Trolling und Onlinebeleidigungen sehe ich in meiner Praxis immer häufiger. Das Gefühl öffentlicher Demütigung kann einen Menschen stark treffen, dazu kommt die Überzeugung, dass diese digitale Spur niemals wieder verschwinden wird. Öffentliche Erniedrigung gab es schon immer – denken Sie nur an das Steinigen, das Auspeitschen und das Zurschaustellen von Menschen an einem Pranger. Doch nach einer solchen Erniedrigung konnten die Betroffenen den Ort verlassen und anderswo ein neues Leben beginnen. Heutzutage, in der Zeit der Cancel-Culture, kann man schwer glauben, dass dieses Gefühl der Beschämung jemals wieder verschwindet, man ist überzeugt, dass man ihm nicht mehr entkommen kann. Cancel-Culture folgt dem gleichen Mechanismus wie frühere Formen öffentlicher Erniedrigung, da sie zu einem gewissen Grad benutzt wird, um soziale Normen aufrechtzuerhalten; sie ist eine Form der Justiz durch den Mob. Es gibt dabei kein Ausbalancieren, keine Diskussion der Feinheiten einer Situation. Bei Silvia trug diese Erfahrung daher entscheidend zu ihrer Überzeugung bei, sich keinen Fehler erlauben zu dürfen, und sie verstärkte ihren Perfektionismus in erheblichem Maß.

Das Aufdecken dieses Mechanismus war ein entscheidender erster Schritt im Rahmen der BAA-Methode (Bewusstmachung); nun konnten wir damit beginnen, konkrete und hilfreiche Korrekturen vorzunehmen, damit Silvia das Muster von Perfektionismus und Prokrastination angehen konnte, das sie entwickelt hatte. So begannen wir unsere Reise mit der Erkenntnis, dass eine bestimmte Umgebung eine tiefe Angst auslösen kann, etwas falsch zu machen, was wiederum seine Spuren in unserem Denken und Verhalten hinterlässt.

Fehlangepasster und angepasster Perfektionismus

Es ist wichtig, angepassten und fehlangepassten Perfektionismus zu unterscheiden, weil viele Menschen der Meinung sind, dass ihre Neigung, alles genau richtig machen zu wollen, ihnen im Leben geholfen hat, zum Beispiel dabei, einen Arbeitsplatz oder einen Partner zu finden, oder einfach dabei, von anderen gebraucht zu werden. Das sind Formen eines angepassten Perfektionismus, da das Verhalten einem im Leben nützt und einem Zweck dient. In meiner Praxis sehe ich als eins der häufigsten Themen jedoch fehlangepassten Perfektionismus, bei dem die Angst, etwas schlecht oder falsch zu machen, zu geistiger Anspannung und oft einem Aufschieben dessen führt, was getan werden muss. Deswegen ist Perfektionismus so schwer in den Griff zu bekommen, denn viele Menschen halten an ihm fest, weil sie sich an die Zeiten erinnern, in denen er zu ihren Gunsten funktioniert hat. Gleichzeitig bagatellisieren sie den schmerzhaften Prozess, der zu diesem Ergebnis geführt hat. Perfektionismus ist im Wesentlichen die Überzeugung, dass Fehler inakzeptabel sind. In der Folge wird große Mühe darauf verwendet, Irrtümer zu vermeiden, auch wenn es die Person sehr viel kostet. Die Stimme des inneren Perfektionisten kann uns weismachen, dass Fehler bedeuten, dass wir wertlos, erfolglos und letztendlich nicht liebenswert sind. Es steht also viel auf dem Spiel. Und deswegen ist Perfektionismus bei vielen Menschen eine unterschwellige Triebkraft für Prokrastination.

Prokrastination – was sie nicht ist

Prokrastination zu erklären, ist fast einfacher, wenn man beschreibt, was sie nicht ist – sie bedeutet nicht, dass man faul, unnütz, inkompetent oder gefühllos ist. Tatsächlich bedeutet sie normalerweise das genaue Gegenteil. Die Prokrastinatoren unter uns sind im Allgemeinen ziemlich gewissenhaft und pflichtbewusst – weil sie befürchten, etwas falsch zu machen. Auch wenn es uns nicht bewusst sein mag, ist Abwaschen, Aufräumen oder Scrollen durch die sozialen Medien eine Art, uns von dem nagenden Gefühl abzulenken, dass wir vielleicht nicht gut genug sind – und von der Angst, dass alle es bald herausfinden werden. So lassen wir Aufgaben liegen, bis unsere Stressschwelle erreicht ist, und in den letzten Stunden des Tages klatschen wir dann unter totaler Anspannung etwas hin. Dann reden wir uns ein, dass das Endprodukt wirklich schrecklich ist, dass wir furchtbar dumm sind und diesen Job eigentlich gar nicht haben sollten. Kommt Ihnen das bekannt vor?

Aber vor diesem Punkt hat unser lieber Prokrastinator eine übergroße Menge mentaler Energie dafür genutzt, die Aufgabe im Kopf wegzuschieben oder Ablenkungstechniken anzuwenden, um an alles Mögliche zu denken, nur eben nicht an diese Aufgabe. So ein Verhalten verbraucht eine große Menge unserer Ressourcen – körperliche, geistige, emotionale –, sodass ein Burn-out manchmal der einzige Weg ist, wie unser Körper uns dazu bringen kann, dieses fehlangepasste Muster wahrzunehmen.

»Warum kann ich mich nicht einfach daranmachen!«, »Das werde ich nächstes Mal nicht wieder tun, ich werde früh anfangen und nicht wieder in diesen Zustand geraten.«

Wenn Sie ein Prokrastinator sind, ist es wahrscheinlich, dass Ihnen das, was Sie tun, eher sehr am Herzen liegt, als dass es ihnen gleichgültig ist. Und das heißt, dass Sie auf dem Weg ins Fegefeuer namens Perfektionismus sein könnten.

Kann Prokrastination auch etwas Gutes sein?

Was meinen Sie? Kann es jemals gut sein, heute etwas aufzuschieben, was man auch morgen tun kann? Für einige wird es körperlich unangenehm sein, darüber nachzudenken, aber … es gibt bestimmte Situationen, in denen Prokrastinieren tatsächlich etwas Gutes hat. »Geplantes Prokrastinieren« oder das Verschieben von Aufgaben ist oft eine sehr vorteilhafte Strategie – denken Sie zum Beispiel daran, wie viele E-Mails oder Messages Sie an einem Tag bekommen, vor allem, wenn Sie zu einer Eltern- oder Arbeitsgruppe gehören. Ich wette, es sind Unmengen! Haben Sie jemals versucht, nicht auf Gruppen-Messages zu reagieren, um zu sehen, was dann passiert? Wahrscheinlich ist es doch so, dass die große Mehrheit der »dringenden« Themen sich erledigen, ohne dass Sie antworten. Diese Zurückhaltung kann zuerst schwerfallen, da Sie vielleicht eine Form eines kleinen Traumas haben, die Sie dazu treibt, immer die Person innerhalb einer Gruppe zu sein, die alles in Ordnung bringt. Vielleicht hatten Sie als Kind das Gefühl, Verantwortung übernehmen zu müssen, ein bisschen wie Mo aus Kapitel eins, der immer in Aktion trat, bevor irgendjemand seinen Bruder verspotten oder ärgern konnte. Sie könnten auch ein starkes Gefühl der Zugehörigkeit daraus ziehen, diejenige Person zu sein, an die man sich wendet. Und das ist völlig in Ordnung, solange es Ihnen keine Probleme wie Burn-out oder Erschöpfung verursacht (siehe Kasten auf den Seiten 147).

Ich sehe aber jede Woche in meiner Praxis, dass dieses Verhaltensmuster, ausgelöst durch die angesammelten kleinen Traumata im Laufe eines Lebens, zu einigen sehr unangenehmen Symptomen führt. In solchen Fällen können Sie geplante Prokrastination zu Ihren Gunsten anwenden und das würde ich von ganzem Herzen jedem raten, der das Gefühl hat, nicht genug Zeit am Tag zu haben. Bei einigen Aufgaben gibt es vielleicht logische Gründe, eine Weile zu warten, bevor man in Aktion tritt; zum Beispiel sollte man vor bestimmten Entscheidungen erst einmal genügend Informationen sammeln. Bei vielen anderen Dingen ist die Aufgabe jedoch einfach nicht so wichtig, wie es auf den ersten Blick scheint. Ich rede von E-Mails. Und von SMS-Nachrichten. Und von Messages. Hauptsächlich. Aber es gibt auch viele andere Tätigkeiten, die nicht den größten Teil Ihres Tages in Anspruch nehmen sollten, zum Beispiel die Wäsche, das Abwaschen, zahllose andere Haushaltsaufgaben.

Mit dieser Art Aufgaben beschäftigen wir uns, weil wir uns gut fühlen, wenn etwas erledigt ist, wenn wir etwas geschafft haben, egal wie banal es ist. Wir bekommen einen winzigen Dopaminschub, wenn die Wäschestapel sortiert, weggeräumt und außer Sichtweite sind (ehrlich, wieso vermehren sie sich immer wie nass gewordene Mogwais/Gremlins?). Das ist ungleich schwerer bei einem wichtigen Bericht mit 10 000 Wörtern, Verkaufszielen, Leistungsindikatoren und so weiter. Dieses Bedürfnis, etwas erledigt zu bekommen, wird durch solche Ablenkungsbeschäftigungen aber nur für kurze Zeit befriedigt, dann kehrt es schnell wieder zurück, da wir bei den wesentlicheren Aufgaben nicht wirklich vorankommen. Man kann leicht unterscheiden, ob bestimmte Muster angepasst sind, zum Beispiel ein geplantes Aufschieben, oder fehlangepasst, indem man sich selbst diese Frage mit nur fünf Wörtern stellt:

»Wie nützt mir das?«

Wenn das Zögern vorm Erledigen einer Aufgabe (ich rede vom Beantworten jeder E-Mail, sobald es in Ihrer Mailbox pingt!) bedeutet, dass wahrscheinlich schon jemand anders antworten wird, dann lassen Sie dieses Abwarten zu. Wir alle beschweren uns, wie sehr die Technik unser Leben bestimmt, aber wenn wir uns intensiver mit unserem Umgang damit befassen, können wir erkennen, ob unser Bedürfnis, sofort zu antworten, uns nützt oder uns einfach nur auf Trab hält, um von kleinen Traumata und den Gründen hinter diesem Verhalten abzulenken.

Diese Fünf-Wörter-Frage kann in unserer zielgetriebenen Gesellschaft unglaublich hilfreich dabei sein zu akzeptieren, dass ein Perfektionismus-Prokrastinations-Muster uns vielleicht nicht in der vorteilhaftesten Weise gedient hat. Tatsächlich kann dieses Thema kleiner Traumata leicht zu einem Burn-out führen.

Wie man die Zeichen eines Burn-out erkennt

2019 wurde der Begriff »Burn-out« zum ersten Mal in das grundsätzliche Nachschlagewerk zu Gesundheit und Krankheiten – das *International Classification of Diseases and Related Health Problems Handbook* der World Health Organization (WHO) – eingetragen. Es mag seltsam erscheinen, dass das Burn-out-Syndrom erst vor kurzer Zeit offiziell anerkannt wurde, aber das ist bei unsichtbaren Krankheiten oft der Fall – Medizinwissenschaft und medizinische Praxis halten nur langsam mit der Erfahrung des Menschen Schritt.

Ein Burn-out wird in der Kategorie »Faktoren, die den Gesundheitszustand beeinflussen« geführt und das ist kein Witz – ich habe mit Menschen gearbeitet, die Jahre brauchten, um sich von einem Burn-out zu erholen; sie litten unter einer ganzen Reihe damit zusammenhängender Gesundheitsprobleme, hatten ihre Arbeit, ihre Beziehungen und das Leben, wie sie es kannten, verloren. Zwar sieht die WHO Burn-out in Verbindung mit Stress am Arbeitsplatz, aber es gibt zahlreiche andere Zusammenhänge, die ihn auch auslösen können; dazu gehören der Versuch, alle zufriedenzustellen und die empfundenen Erwartungen anderer zu erfüllen, und das Gefühl, einfach nicht gut genug zu unserer Umgebung zu passen. Daher ist es wichtig, die Anzeichen dieses Syndroms zu kennen, um es auszubremsen, bevor ernsthafte Gesundheitsprobleme entstehen.

Wenn Ihnen die folgenden Anzeichen bekannt vorkommen, befinden Sie sich möglicherweise auf dem Weg zu einem Burnout-Syndrom:

- Sie machen Pläne in letzter Minute rückgängig – immer häufiger.
- Sie haben niemals das Gefühl, irgendeine Aufgabe ihrem Anspruch gemäß zu erledigen, und Sie schelten sich dafür, diesen Standard nicht eingehalten zu haben.
- Sie haben das Gefühl, dass Sie nicht mehr genug Zeit für Freunde, Hobbys und/oder erfreuliche Aktivitäten haben.
- Sie haben ständig das Bedürfnis, mehrere Dinge auf einmal zu erledigen: »Wer macht schließlich nur eine Sache auf einmal?!«
- Sie verbringen wenig oder gar keine Zeit mit Selbstfürsorge: »Selbstfürsorge … was soll das sein?«

Anzeichen, dass Sie bereits an einem Burn-out leiden, sind zum Beispiel:

- Gesteigerte Gereiztheit, zeigt sich oft beim Anblaffen von Freunden, Familienangehörigen oder dem Hund.
- Übermäßige Gefühle bei Themen, die Sie früher nicht berührt haben – zum Beispiel Weinen bei einer Werbung.
- Sie fühlen sich überfordert und nicht in der Lage, mit Situationen klarzukommen, die Sie früher gut im Griff hatten.
- Kognitive Probleme – zum Beispiel vergessen Sie, warum Sie einen Raum betreten haben, oder können sich nicht länger konzentrieren, noch nicht einmal auf die Handlung einer anspruchslosen Fernsehsendung.

- Die Arbeitsleistung leidet.
- Schlechter Schlaf – entweder Probleme einzuschlafen oder Aufwachen in der Nacht und nicht wieder einschlafen können oder eine Kombination aus beidem.
- Sie fühlen sich an den meisten Tagen aufgedreht, aber gleichzeitig müde.
- Sie fühlen sich einfach fertig, erschöpft, können aber nicht abschalten.
- Emotionales, Stress- oder gedankenloses Essen und Trinken, vor allem süße und kohlenhydratreiche Sachen wie Kekse, Pasta und Schokolade; und bei denen, die Alkohol trinken, ist aus einem Glas Wein am Abend eine Flasche geworden.
- Gewichtsschwankungen (entweder Zu- oder Abnahme, aber für Sie merkbar).

BAA-Methode Schritt 2: Akzeptanz

Nun haben wir ein gutes Verständnis für bestimmte Verhaltensmuster entwickelt, die nicht gut für uns sind, zum Beispiel Perfektionismus. Wenden wir uns also der Akzeptanzphase der BAA-Methode zu.

Perfektionismus und Erfolg

Zu den verbreitetsten Fehlern, die wir Menschen machen (vor allem in modernen Gesellschaften), gehört die Gleichsetzung von Perfektion und Erfolg: »Wenn ich nur diese Sache/jene Sache richtig machen kann, dann wird alles gut.« Wie wir in Kapitel eins gesehen haben, machen uns diese auf Wettbewerb beruhenden sozialen Normen zu Ratten, die in einem niemals stillstehenden Rad laufen. Auch wenn es in der Gesellschaft einen Wandel gegeben hat und viele Prominente inzwischen zugeben, dass auch sie mal die Tür aufzudrücken versucht haben, auf der »Bitte ziehen« stand, sind wir doch immer noch darauf programmiert zu denken, dass einzig Fehlerfreiheit zur inneren Ganzheit führt.

Was hier nicht beachtet wird, und das lässt mich unweigerlich an kleine Traumata denken, ist, dass die Lebensgeschichten dieser Berühmtheiten den universellen Geschichten-Archetypen folgen (das Monster besiegen, vom Tellerwäscher zum Millionär, die Suche, Reise und Rückkehr, Komödie, Tragödie und Wiedergeburt), bei denen der Protagonist am Ende meist als der Beste dasteht. Mit anderen Worten: Auch wenn wir uns gern mit diesen Narrativen identifizieren, hören wir sie nur von Menschen, die es am Ende »geschafft« haben – und wenn auch *wir* so perfekt scheitern könnten, wären wir letztendlich erfolgreich.

Wow, das ist eine schreckliche Menge Druck! Sogar scheitern muss man perfekt …

Um uns durch die Akzeptanzphase zu arbeiten und diese unangenehme Folge des Perfektionismus aufgrund eines kleinen Traumas zu überwinden, hilft es, die Vorstellung zu übernehmen, dass *Sie genug sind*. Überlegen Sie sich zunächst mehrere Möglichkeiten, sich selbst jeden Tag daran zu erinnern – einer meiner Patienten druckte sich den Slogan auf ein T-Shirt, Sie können ihn aber auch als Passwort verwenden, ihn auf die Tapete kleben, alles, um diesen Satz jeden Tag vor Augen zu haben. Unser trickreiches menschliches Gehirn will sich nämlich immer dem Negativen zuwenden.

Denn ich habe immer wieder gesehen, dass Ängste, Depressionen, Krankheit und Burn-out echte Risiken sind, wenn wir nicht versuchen, das Perfektionismusmonster in uns zu zähmen. Wie man so schön sagt: Vorsorge ist besser als Nachsorge.

Hören Sie einfach auf …

… mit Perfektionismus. Müssen Sie wirklich die ganze Zeit perfekt sein? Nein, er tut uns oft nicht gut, und ganz ehrlich, Perfektionismus macht das Leben ganz schön häufig verdammt qualvoll.

Auch verbraucht das Streben nach Perfektion sehr viel kognitive Energie und macht es so nahezu unmöglich, aus Fehlern zu lernen und psychologische Immunität aufzubauen. Kennen Sie den Kollegen im Büro oder den Vetter/nervigen Freund/Politiker, der sich keine Sorgen zu machen scheint, wenn er stolpert, sondern sich einfach den Staub abklopft? Ja, der, er ist der Nicht-Perfektionist. Halten seine Fehler ihn zurück? Nein! Eher scheinen seine Fehler die Menschen dazu zu bringen, ihn noch mehr zu lieben! Interessant, nicht? Während das Ziel nicht ist, so jemand zu werden, wollen wir doch dem wiederholten geistigen Abspielen eines Ereignisses Einhalt gebieten, damit Sie (1) Ihre Freizeit tatsächlich genießen können und (2) viel einfacher herausfinden können, was für Sie im Leben funktioniert (und was nicht), und weitermachen können, ohne sich dauernd mit Selbstbeschuldigungen niederzumachen.

Oft haben die Menschen jedoch Vorbehalte: »Aber wenn ich mit Perfektionismus aufhöre, werde ich niemals erfolgreich sein!« Daher ist die nächste Übung in dieser Akzeptanzphase zu empfehlen.

Das sind Sie, der Perfektionist (im Moment)	**Das könnten Sie als erfolgsorientierter Nicht-Perfektionist sein (bald)**
Setzt sich sehr hohe Ziele/Standards	Setzt sich realistische Ziele/Standards
Gibt sehr wenig Lob, wenn das Ziel erreicht wird	Feiert das Erreichte
Setzt die Messlatte sogar noch höher an	Setzt sich ein weiteres überschaubares, realistisches Ziel

Das sind Sie, der Perfektionist (im Moment)	Das könnten Sie als erfolgsorientierter Nicht-Perfektionist sein (bald)
Verfehlt das Ziel gerade so (oder denkt das)	Sieht jeden Fehltritt als Gelegenheit zum Lernen
Kommt sich wie ein Versager vor/ schimpft mit sich	Fühlt sich wie eine gute, wenn auch fehlbare Person

Der Unterschied besteht im Wesentlichen darin, dass Perfektionismus genau das erreicht, was man befürchtet – er macht einen selbst zum Versager. Es ist jedoch absolut möglich, diese Geisteshaltung zu verändern, egal welche Art von kleinem Trauma dazu geführt hat – aber Sie müssen unbedingt den Willen haben, sich aufzuraffen und diesen Mist loszulassen.

BAA-Methode Schritt 3: Aktion

Ich hoffe, dass Sie inzwischen voller Energie und Kraft sind und bereit, zur Aktionsphase der BAA-Methode überzugehen. Als Nächstes folgen einige Strategien, die Sie ausprobieren können, um sich aus dem Paradox Perfektionismus/Prokrastination zu befreien.

Umsetzbare Tipps zum Besiegen von Prokrastination

Finden Sie heraus, was bei Ihnen funktioniert, und seien Sie während dieses Prozesses so freundlich zu sich selbst, wie Sie zu einem guten Freund wären. Sie können nicht perfekt darin sein, ein Ex-Perfektionist-Prokrastinator zu werden!

Die Pomodoro-Technik

Diese bekannte Zeitmanagement- und Produktivitätstechnik (benannt nach dem italienischen Wort für Tomate, deren Form der

Küchenwecker des Entwicklers hatte) ist eine bewährte Methode, um große Aufgaben in übersichtliche Abschnitte aufzuteilen. Viele Coaches werden Ihnen dazu raten, den jeweiligen Zeitblock abzuarbeiten und sich dafür zu belohnen, aber wenn ich ehrlich bin, habe ich persönlich diese Methode niemals als nützlich empfunden, und viele meiner Patienten berichten das Gleiche. Das liegt meist daran, dass wir beim Aufteilen von Arbeitsaufgaben an Ergebnisse denken, zum Beispiel an das Beenden eines Berichts, und nicht an Zeitblöcke. Perfektionisten können jedoch tatsächlich Stunden damit verbringen, auf einen einzelnen Abschnitt zu starren, daher verstärkt eine ergebnisorientierte Haltung oft genau das Perfektionismus-Prokrastinations-Paradox. Die Pomodoro-Technik funktioniert anders, denn sie liefert positive, auf Minuten basierende Beschränkungen, die definiert und objektiv gemessen werden, nicht Zwischenziele, die subjektiv festgelegt werden können. Die Technik funktioniert so:

- Schaffen Sie sich einen Timer an – ich rate von Ihrem Smartphone ab, das hängt mit dem nächsten Punkt zusammen.
- Entfernen Sie alle Ablenkungen – stellen Sie Ihr Handy auf stumm und legen Sie es in ein Schubfach, schalten Sie alle Benachrichtigungen auf Ihrem Computer aus, falls Sie damit arbeiten, oder halten Sie Menschen, die Ihre Konzentration stören könnten, mit einem »Bitte nicht stören«-Schild oder einer anderen Barriere fern. Wenn Sie nicht gerade ein Arzt im Notdienst sind, lassen Sie alle Ausreden sein, mit denen Sie gerade rechtfertigen wollen, das Benachrichtigungsgeräusch Ihrer Messages eingeschaltet zu lassen, denn ich verspreche Ihnen, alles kann ein paar Minuten warten.
- Stellen Sie Ihren Timer auf 15 Minuten. Studien belegen, dass die durchschnittliche Konzentrationsspanne 20 Minuten beträgt, seien Sie also freundlich zu sich selbst und stel-

len Sie den Timer auf eine Zeitspanne innerhalb dieses Konzentrationsfensters.

- Wenn das Klingeln des Timers ertönt, machen Sie eine fünfminütige Pause und markieren Sie den abgeschlossenen Zeitblock mit einem Strich auf einer Liste. Ich empfehle, aufzustehen, wenn Sie im Sitzen arbeiten, etwas herumzugehen oder sich zu strecken, um den Körper daran zu erinnern, dass er noch existiert!
- Wiederholen Sie den Prozess: 15 Minuten Arbeit, fünf Minuten Pause, bis auf Ihrer Strichliste vier Markierungen stehen, dann machen Sie eine längere Pause – sie darf auch nur 15 Minuten dauern, muss aber lang genug sein, damit Sie sich danach erfrischt fühlen.

Damit diese Technik funktioniert, müssen Sie in den Pausen wirklich etwas tun, das Ihre kognitive Aufmerksamkeit verlagert – Ihre E-Mails zu lesen, gehört nicht dazu! Verwenden Sie kleine Rituale wie das Zubereiten einer Tasse Tee für einen Achtsamkeitsmoment. Auch jede Art körperlicher Bewegung ist gut.

Als ich damit begann, diese Technik anzuwenden, war ich erstaunt, wie lang sich 15 Minuten anfühlten! Was mich daran erinnerte, wie viel ich immer schaffte, kurz bevor ich ein Meeting hatte, irgendwohin musste und so weiter – dies sind positive Beschränkungen.

Weitere Tipps für den Umgang mit Prokrastination

Planen Sie Prekrastinations-Zeit ein

Prekrastination ist die lästige Schwester der Prokrastination. Der Begriff bezeichnet das Erledigen jeder kleinen Aufgabe, die man finden kann, nur um das zu vermeiden, was man wirklich tun müsste. Abwaschen, die Wäsche machen, den E-Mail-Posteingang leeren – das alles sind Beispiele für Prekrastination und ich bin sicher, Sie kennen noch Hunderte andere![36] Oft denkt man, dass es Platz im Kopf schafft, wenn man diese kleinen Aufgaben aus dem Weg räumt; aber auch wenn dieses Argument etwas für sich hat, ist das Problem, dass verlängerte geistige Anstrengung einen ermüdet, auch wenn es sich nur um scheinbar einfache Aufgaben handelt. Das bedeutet, dass Sie schon erschöpft sind, wenn Sie sich endlich an die wichtige Arbeit setzen, die es Ihnen ermöglicht, die Rechnungen zu bezahlen und Ihre Familie zu ernähren. Und nun überkommt Sie das vertraute Schuldbewusstsein, dass Sie nicht als Erstes Ihre eigentliche Arbeit in Angriff genommen haben.

Einige sehr interessante Forschungsergebnisse zeigen, dass unser Gehirn bei Anstrengung genau wie ein Muskel im Körper reagiert. Wenn es ohne Pause benutzt wird, sammeln sich im präfrontalen Kortex potenziell toxische Neurotransmitter an, genauso wie sich nach einem besonders langen und intensiven Lauf in den Beinmuskeln Milchsäure einlagert.[37] Dies verlangsamt die kognitiven Fähigkeiten und verursacht Müdigkeit, ähnlich wie schmerzende und müde Waden Ihre persönliche Bestzeit ruinieren.

Eine Möglichkeit, dagegen anzukämpfen und Ihre Neigung zur Prekrastination unter Kontrolle zu bekommen, ist die Aufnahme dieser Arbeiten in Ihren Terminkalender. Denn genau wie äußerst restriktive Diäten zu übermäßigem Essen führen, führt der Versuch, sich jegliche Art von Prekrastination zu verbieten, zu Frustration und Sorgen um diese alltäglichen Arbeiten. Haben Sie schon einmal von dem Phänomen des rosa Elefanten gehört? Woran denken Sie jetzt? Ja, es ist unmöglich, nach seiner Erwähnung *nicht* dieses süße rosafarbene Säugetier vor dem inneren Auge zu sehen, und darum funktioniert es nie wirklich, ein Verhalten extrem einzuschränken – unser Gehirn weiß, dass es immer noch da ist. Sollten Sie sich also sagen, dass Sie die ganze Zeit, während

Sie an einem Projekt arbeiten, nicht auf sozialen Medien unterwegs sein wollen, wird Ihre Willenskraft wie ein Zweig brechen, sobald Sie etwas müde, gereizt, hungrig, ärgerlich oder etwas Ähnliches sind. Strukturierte Prekrastination ist dagegen eine sehr viel realistischere Strategie, um Ihren Anfall von »Leistungshunger« in Schach zu halten.

Kurzfristiges Opfer für langfristigen Gewinn: Machen Sie es sich etwas leichter, indem Sie den Frosch gleich am Morgen schlucken

Nein, ich hatte keinen verdächtigen Snack, aber offenbar sagte Mark Twain so etwas wie: »Wenn du morgens als Allererstes einen lebendigen Frosch isst, kann dir für den Rest des Tages nichts Schlimmeres mehr passieren.« Oder: »Wenn es deine Aufgabe ist, einen Frosch zu essen, dann ist es am besten, es gleich morgens zu tun. Und wenn es deine Aufgabe ist, zwei Frösche zu essen, ist es am besten, zuerst den größeren zu essen.« Man kann schwerlich wissen, was er ganz genau gesagt oder ob er es überhaupt gesagt hat, da der Spruch auch vielen anderen zugeschrieben wird, aber die Sache ist die, dass niemand einen lebendigen Frosch essen möchte (höchstens Froschschenkel, manche mögen das ja …). Wenn man es aber tun müsste, dann sollte man diese Aufgabe am besten möglichst früh aus dem Weg schaffen. Das ist ein wichtiger Hinweis auf die Psychologie hinter Prokrastination. Da uns nur ein bestimmtes Ausmaß an kognitiver Fähigkeit (also Platz im Kopf) zu einer gegebenen Zeit oder an einem gegebenen Tag zur Verfügung steht, haben wir, wenn unser Kopf im Hintergrund mit Sorgen oder unangenehmen Aufgaben beschäftigt ist, weniger Zeit und Raum für andere (vergnüglichere!) Dinge. Aber wenn wir dieses Unangenehme einfach aus dem Weg schaffen, ist unser Geist frei und kann sich auf die erfüllenden und angenehmeren Aufgaben konzentrieren, die mehr Kreativität und anspruchsvolleres Denken erfordern. Also erledigen Sie die unerfreulichen Dinge zuerst, gleich am Morgen, wenn der Stand Ihrer Energie und Ihrer kurzfristigen Motivation nach einem erholsamen Schlaf am höchsten ist – vorausgesetzt, Sie haben geschlafen. Wenn nicht, lesen Sie Kapitel neun.

Schrauben Sie Ihre Erwartungen herunter

Wenn uns unsere Performance oder ein bestimmtes Ergebnis sehr wichtig ist, setzen wir unsere Erwartungen fast immer himmelhoch an. Wir sind eher vom Ergebnis als vom Prozess angetrieben und vergessen, dass auch bei einem großen Meisterwerk am Anfang wahrscheinlich eine Reihe Skizzen standen oder ein paar Ideen, die auf der Rückseite eines Briefumschlags notiert wurden. Was auch immer Sie tun, wird normalerweise genug sein, um Sie zumindest in Gedanken voranzubringen, auch wenn es von Tag zu Tag betrachtet nicht den Eindruck macht, als würden Sie viel schaffen. Sie wissen ja: Rom wurde auch nicht an einem Tag erbaut.

Langfristige Methoden, um mit Perfektionismus klarzukommen

Eine Gewohnheit, die sich im Laufe eines Lebens etabliert hat, braucht einige Zeit, um sich zu verändern. Silvia und ich nutzten also auch die unten stehende, auf Techniken der kognitiven Verhaltenstherapie beruhende Übung, um eine grundlegende Veränderung weg vom Perfektionismus hin zu einem Gefühl des Gut-genug-Seins zu implementieren. Das gibt uns den Raum, den wir alle brauchen, um unser Leben zu führen.

Übung: Machen Sie den Realitätscheck bei sich selbst

Perfektionismus ist wie ein Vergrößerungsglas, dessen Bild so groß und verzerrt ist, dass man in dem Moment, in dem man hineinspäht, schon nicht mehr herausfindet. Daher brauchen Perfektionisten regelmäßige und ehrliche Realitätschecks, um gegen diese verzerrte Wahrnehmung der Welt vorzugehen. Stellen Sie sich das Schlimmste vor – die äußerste, allerschlimmste und unerträgliche Konsequenz –, was passieren könnte, wenn Sie kein Perfektionist mehr wären.

Das Schlimmste, das passieren könnte …	**Die Wahrscheinlichkeit, dass das wirklich passiert …**
Wenn ich nicht jeden Abend bis Mitternacht an dieser Präsentation arbeite, werden alle bei der Arbeit sehen, dass ich eine absolute Niete in diesem Job bin, und ich werde entlassen werden.	Hmm … na ja, ich hatte nie ein schlechtes Jahresgespräch und ich bekomme gutes Feedback, also ist das wohl etwas unwahrscheinlich. Und wenn ich es recht bedenke, kann ich gar nicht einfach so entlassen werden, weil mein Arbeitsvertrag das verhindert. Wenn meine Chefin also meint, dass ich nicht gut genug war, muss sie mir immerhin die Gelegenheit geben, mich zu verbessern.
Wenn ich nicht sofort auf die Nachrichten meiner Kumpel antworte, werden sie denken, dass es mir egal ist und ich sie nicht mag – und schließlich werde ich alle meine Freunde verlieren.	Es sind wohl alle ziemlich beschäftigt … Die meisten meiner Freunde antworten nicht sofort und ich denke nicht gleich, dass sie deswegen schlechte Kumpel sind, sondern dass sie eine Menge zu tun haben. Also glaube ich nicht, dass ich einen meiner besten Freunde verlieren würde, wenn ich mir ein bisschen mehr Zeit für mich selbst nähme.
Wenn ich nicht in jedem Bereich meines Lebens perfekt erscheine, wird niemand mich mögen, geschweige denn lieben.	Ich liebe die Menschen in meinem Leben und sie machen Unmengen von Fehlern! Manchmal hat es mich ihnen sogar nähergebracht, wenn ich ihre verletzliche, imperfekte und etwas chaotische Seite gesehen habe. Und vielleicht ist es ja umgekehrt genauso …

Das Geheimnis besteht darin, dass man sich von dem Gefühl seiner selbst befreien muss, das auf Leistung beruht, und stattdessen zu einer Person wird, deren Selbstwert auf ihren inneren Eigenschaften basiert. **Wir können anstreben, unser Bestes zu geben, ohne *der* oder *die* Beste sein zu müssen.** Denn egal wie wohlhabend, körperlich makellos und erfolgreich wir sind, tief drinnen sind wir alle im Grunde fehlbare menschliche Wesen. Was großartig ist! Wie langweilig wäre doch das Leben, wenn wir alle perfekt wären?

Misserfolge in Feedback verwandeln

Wir können den Perfektionismus-Spieß umdrehen und alle Fehler, Ausrutscher, Schnitzer und Versehen als unerlässliche Chancen sehen, die Situation neu zu betrachten, mit interessierten statt kritischen Augen. Nehmen Sie sich ein Beispiel an Katzen (schauen Sie auf den sozialen Netzwerken gern beim Hashtag #bemorecat vorbei) und reagieren Sie genauso neugierig auf das, was passiert ist oder sich gerade ergibt. Fragen Sie sich:

- Was habe ich bis jetzt geschafft? Ein einziger Windstoß bringt selten ein ganzes Schiff zum Kentern, konzentrieren Sie sich also auf das, was Sie bisher richtig gemacht haben, um die Stimme Ihres inneren Kritikers leiser zu stellen.
- Was habe ich aus diesem Fehler gelernt? Ein Irrtum, sogar ein bedeutender, kann Ihnen etwas Wichtiges darüber verraten, was zu berücksichtigen gewesen wäre und/oder welches Muster eines kleinen Traumas hier wieder auftaucht.
- Was kann ich aus der Situation lernen, das mir hilft weiterzukommen? Vielleicht brauchen Sie etwas mehr Unterstützung/Information/Selbstwahrnehmung in diesem Bereich, um auf ein höheres Niveau zu gelangen, und wenn Sie nicht sehen können, worum es sich dabei genau handelt, fragen Sie jemanden.

Niemand, wirklich niemand ist perfekt. Das Leben wäre ungeheuer langweilig, wenn wir alle vollkommen fehlerlos und makellos wären – tatsächlich sind die interessantesten und fesselndsten Geschichten immer die, in denen ein Rocksaum in der Unterhose festhängt oder etwas sehr Grünes einem genau zwischen den Vorderzähnen stecken geblieben ist. Wenn es in Ihrem Leben jemanden gibt, der fast perfekt wirkt, unterhalten Sie sich mit ihm und fragen Sie ihn nach seinen peinlichsten Anekdoten – Sie könnten erstaunt sein über die vielen Ausrutscher, die ihm passiert sind! Auch Biografien respektierter Berühmtheiten können diese Wirkung haben – jedenfalls solange diese Berühmtheiten Selbstironie besitzen! Das offene Geheimnis ist, dass jeder sich schon mal Herausforderungen gegenübersah, und wir können diese kleinen Traumata nutzen, um unsere psychischen Muskeln zu kräftigen – jedenfalls so lange, wie wir mitfühlend mit uns selbst sind, so wie wir es mit anderen wären. Und in diesem Sinne …

Geloben Sie sich selbst, gut genug darin zu sein, gut genug zu sein!

Dr. Megs Tagebuchvorschläge, um Ihren inneren Kritiker zu verbannen

1. Was befürchte ich, wird passieren, wenn ich meinen Perfektionismus aufgebe?
2. Wovor schützt mich das Prokrastinieren?
3. Wenn Sie diesen Perfektionismus-Schild wegwerfen und die Leute Ihr wirkliches Ich erkennen lassen, wie könnte sich Ihr Leben verbessern?

KAPITEL 5 – QUINTESSENZ

Hinter Prokrastination stecken oft Versagensängste und ein hohes Maß an Perfektionismus, der häufig durch ein kleines Trauma ausgelöst wurde. Deswegen können Sie durch das Erforschen Ihres kleinen Traumas das Bedürfnis, immer oder zumindest meistens perfekt zu sein, in den Griff bekommen und eine größere Bandbreite an Lebenserfahrungen zulassen – darunter kleine Probleme, Missgeschicke und Fehler, da diese meist die Situationen sind, in denen wir lachen und lernen. Perfektionismus hält uns in Erwartungen gefangen und setzt uns großem Druck aus. Mit einer kräftigen Dosis Selbstmitgefühl können Sie sich jedoch von diesem Thema kleiner Traumata befreien und wählen, welchen Aktivitäten Sie Ihre Zeit und Energie widmen wollen, anstatt das Gefühl zu haben, alles richtig machen zu müssen.

KAPITEL 6

Menschlicher Schein, nicht menschliches Sein

In diesem Kapitel werden wir uns damit beschäftigen:

- warum das Hochstaplersyndrom einige Menschen stärker betrifft als andere
- die evolutionären Antriebe impliziter Vorurteile
- der Einfluss von Mikroaggressionen
- warum wir bei Vergleichen meist nach oben statt nach unten schauen
- Empowering-Strategien zum Umgang mit Mikroaggressionen

Ich hatte die Ehre, in meiner Praxis mit wundervoll unterschiedlichen Menschen zusammenzuarbeiten und davor an Hochschulen zu lehren und Forschungsstudien durchzuführen. Ich kann ehrlich sagen, dass ich von jedem, den ich getroffen habe, etwas gelernt habe – das ist der absolute Zauber unserer Mitmenschen. Und auch wenn sich diese Menschen in ihrem Hintergrund, ihrem individuellen Charakter und ihrer Persönlichkeit unterschieden, würde ich sagen, dass es einige auffallende Gemeinsamkeiten gab – viele hatten das Gefühl, in einigen Bereichen ihres Lebens »nur so zu tun, als ob«, normalerweise in den Bereichen, die ihnen am wichtigsten waren.

Ich möchte Ihnen Kellie vorstellen. Kellie trat ruhig, gesammelt und kontrolliert auf. Sie arbeitete als Chemieingenieurin und schien aus jeder Pore gelassenes Selbstvertrauen auszustrahlen – außer aus ihren Augen, was für mich sehr interessant war. Als wir uns mit ihrem Lebenslauf und damit, wie es ihr gerade ging, beschäftigten, vertraute sie mir Folgendes an:

Ich weiß, dass ich erfolgreich bin, und ich habe hart dafür gearbeitet. Aber es scheint keine Rolle zu spielen – ich fühle mich einfach nicht erfolgreich. Die Leute sagen mir immer, wie weit ich es gebracht habe, vor allem als Frau und Person of Color in einem MINT-Bereich[38]. Aber ich frage mich ständig, ob ich da überhaupt sein sollte (an meiner Arbeitsstelle), und meine Liebe für diesen Beruf, für den ich so viel geopfert habe, schwindet.

Aber es ist nicht nur das – und es ist mir etwas peinlich, das zu sagen –, ich bin mir außerdem nie sicher, ob die Leute mich mögen, ganz zu schweigen davon, ob sie mich respektieren oder wertschätzen. Ich habe wirklich nicht die geringste Ahnung. Ich merke, wie ich in den Gesichtern der Leute nach irgendwelchen Spuren suche – Lachfältchen um die Augen oder ein Mund, der leicht nach unten gezogen ist –, aber trotzdem habe ich absolut keine Ahnung mehr, was die Leute von mir denken, und es macht mich verrückt, dass ich so viel Zeit damit verbringe, mich damit zu beschäftigen und daran zu denken. Vielleicht sollte es mir egal sein … ich weiß nicht, aber ich merke, dass ich mich bei der Arbeit frage, ob ein Kollege eher ein »Ah« oder ein »Ugh« von sich gegeben hat – war es gut oder schlecht? War ich gut oder schlecht? Ich kann die ganze Nacht wach liegen und dar-

über nachdenken. Ich verstehe mich selbst nicht mehr, ich stelle jetzt alles infrage, was ich tue, und ich weiß, dass mich das davon abhält, bei der Arbeit voranzukommen – ich will mich einfach nicht mehr so fühlen.

Ich fragte Kellie, ob sie vom Hochstaplersyndrom gehört hätte, und sie nickte – also begannen wir unsere Reise mit der Bewusstmachungsphase der BAA-Methode.

BAA-Methode Schritt 1: Bewusstmachung

Es gibt einen Hochstapler in unserer Mitte!

Der Begriff Hochstaplersyndrom oder Hochstaplerphänomen wurde erstmals 1978 von den Psychologinnen Pauline Clance und Suzanne Imes geprägt, die bei Menschen, die hohe Erwartungen an sich selbst stellten, ein bestimmtes Muster beobachteten – und auch bei denjenigen, die sich ständig das Leben schwer machten, wenn sie diese Erwartungen nicht erfüllten.

Auch wenn dieses Etikett heutzutage häufig in den Medien, auf sozialen Plattformen und in Gesprächen auftaucht, kann es hilfreich sein, sich die ursprüngliche Definition näher anzuschauen. Sie umfasst folgende Merkmale:

- Man fühlt sich mindestens in einem wichtigen Bereich seines Lebens (Arbeit, Elternschaft, Beziehungen und so weiter), als würde man nur so tun, als ob, und hat schreckliche Angst davor, dass die anderen »es herausfinden«.
- Man glaubt wirklich, dass man eine Aufgabe komplett vermasseln wird, und ist dann ziemlich schockiert, und natürlich auch erleichtert, wenn alles gut geht.

- Man hat Angst vor Leistungsbeurteilungen, Evaluationen in der Gruppe oder dem zufälligen Mithören eines Gesprächs über einen selbst, weil man sicher ist, dass die Einschätzung anderer Leute negativ ist.
- Wenn man positives Feedback, Komplimente oder Lob bekommt, wehrt man es ab und fühlt sich etwas verlegen.
- Wenn etwas gut läuft, schreibt man es eher Glück oder äußeren Kräften zu, anstatt die Anerkennung für gute Arbeit anzunehmen.
- Man kann sich sogar schuldig oder etwas ängstlich fühlen, wenn man Erfolg hat oder Privilegien bekommt – und manchmal sabotiert man sich bewusst oder unbewusst selbst.
- Aber Versagen selbst macht einem Angst – daher neigt man dazu, alles bis zur letzten Minute aufzuschieben, und fühlt sich dann von der anstehenden Aufgabe übermäßig gestresst.
- Man hat das Gefühl, dass alle anderen von Natur aus besser als man selbst sind, und strebt danach, in der jeweiligen Situation genauso gut zu sein wie sie (hat aber nicht das Gefühl, überhaupt gut zu sein).
- Vielleicht haben andere mal gesagt, dass man »übermenschlich« ist, aber man fühlt sich ganz sicher nicht so.

Für diejenigen, die sich nicht mit diesem inneren Dämon herumschlagen müssen, mag es seltsam erscheinen, dass einige der leistungsstärksten Personen so sehr an sich selbst zweifeln. Aber ich würde die (begründete) Vermutung äußern, dass ein guter Teil der als »erfolgreich« geltenden Menschen unter dem Hochstaplersyndrom leidet – zumindest bevor sie sich ihrer kleinen Traumata bewusst werden.

Ein Problem mit dem Hochstaplersyndrom ist, dass es einem im besten Fall die Freude am Leben verleidet. Im schlimmsten Fall führt diese Denkweise zu erheblichen psychischen Gesundheitsproblemen.[39] Lange Zeit dachten die Experten, dass dieses Syndrom nur Frauen betrifft, aber die Forschung hat bewiesen, dass das nicht stimmt – das Hochstaplersyndrom betrifft sowohl Frauen als auch Männer aller Gesellschaftsschichten, Klassen, Kulturen, Ethnien und sexuellen Identitäten. Doch muss man zugeben, dass marginalisierte Gruppen Selbstzweifeln stärker ausgesetzt sind (mehr dazu weiter unten). Geschichte, gesellschaftliche Normen und kulturelle Strukturen spielen alle eine Rolle dabei und können Ursachen für kleine Traumata sein. Tatsächlich leiden 70 Prozent der Menschen in einer Phase ihres Lebens unter diesem Phänomen[40] – und daraus folgt zweifellos ein eingeschränktes Leben, in dem die Menschen es schwer oder sogar unmöglich finden, sich ihrer Leistungen wirklich würdig zu fühlen.

Warum fühlen sich manche Menschen stärker wie Hochstapler als andere?

Auch wenn das Hochstaplersyndrom jeden betreffen kann, scheint es in bestimmten Gruppen stärker verbreitet zu sein. Damit ist keineswegs gesagt, dass bestimmte Personengruppen schwächer sind, eher Selbstzweifeln zuneigen oder irgendwie weniger widerstandsfähig dem Leben gegenüber sind – es liegt nur an den kleinen Traumata, denen einige Gruppen in der Gesellschaft vermehrt ausgesetzt sind.

Ich beobachte diese Art von Unterstellung schon in meinem gesamten Berufsleben – dass etwas mit einem Individuum »nicht in Ordnung« sein muss, dass es dessen Problem oder Versagen ist, das zu diesen Zweifeln und Unsicherheiten führt. Es ist jedoch viel zu einfach, dem Einzelnen die Schuld zuzuschieben, und hilft nicht dabei, die Mechanismen dieses Phänomens zu verstehen. Aber glücklicherweise gibt es inzwischen mehr Studien, die uns zeigen, wie von der Gesellschaft verursachte kleine Traumata zum Hochstaplersyndrom führen können.

In einer von afroamerikanischen College-Studenten durchgeführten Studie fand man heraus, dass diejenigen, die mehr rassistische Diskriminierung erlebt hatten, sich eher wie Hochstapler fühlten.[41] Sogar schon die Sorge, aufgrund von demografischen Eigenschaften wie Geschlecht und Rasse stigmatisiert zu werden, kann beeinflussen, ob sich jemand wie ein Hochstapler fühlt[42] – mit anderen Worten: Wer befürchtet, aufgrund seines Geschlechts, seiner ethnischen Zugehörigkeit, seiner Sexualität, seines Gesundheitszustands oder einer anderen Gruppenzugehörigkeit unfair behandelt zu werden, entwickelt eher ein Hochstaplersyndrom. Das ist sehr wichtig, denn das Hochstaplersyndrom wird in Zusammenhang gebracht mit Depressionen, Angstzuständen, verminderter Arbeitsleistung, weniger Zufriedenheit mit der Arbeit und Burn-out.[43]

Mikroaggressionen als kleine Traumata

Die folgende Definition von Dr. Derald Wing Sue, Professor für Psychologie und Pädagogik am Teachers College der Columbia University, bringt Mikroaggressionen auf den Punkt: »Mikroaggressionen sind die alltäglichen Kränkungen, Erniedrigungen, Beleidigungen, Herabsetzungen und Abwertungen, die Zielgruppen in ihren täglichen Interaktionen mit wohlmeinenden Personen erfahren, die sich nicht bewusst sind, dass sie eine beleidigende oder erniedrigende Form des Verhaltens zeigen.«[44] Und wie bei allen kleinen Traumata ist es die kumulative Wirkung, die Schaden anrichtet. Kommen Ihnen irgendwelche dieser mikroaggressiven Aussagen bekannt vor?

- »Aber Sie sehen so gesund aus!«
- »Sie sind aber weit gekommen, wenn man Ihren Hintergrund bedenkt.«

- »Ja, aber woher kommen Sie ursprünglich?«
- »Oh, das ist wunderbar, dass Sie trotz Ihrer Verfassung XYZ tun können.«
- »Ist Ihr Ehemann zu Hause?«
- »Ich sehe einfach keine Hautfarbe.«

Mikroaggressionen sind also eine Art implizites Vorurteil, das meist unbeabsichtigt schadet, aber eine versteckte Beleidigung oder Herabsetzung vermittelt. Es kann hier hilfreich sein, Mikroaggressionen von offenen Formen der Unterdrückung zu unterscheiden. Diese werden oft als »Ismen« beschrieben, zum Beispiel Rassismus, Sexismus, Klassismus, Ableismus (Behindertenfeindlichkeit), Antisemitismus. Dazu kommen Altersdiskriminierung, Homophobie und das Aufzwingen der binären Geschlechterordnung. Bei diesen Verhaltensweisen ist der Zweck, andere zu dominieren und Ungleichheiten aufrechtzuerhalten. Mit anderen Worten, dieses Verhalten hat sowohl eine negative Absicht als auch eine negative Wirkung, während bei einer Mikroaggression keine ausdrückliche Absicht vorliegen muss, den anderen zu verletzen – die Wirkung kann allerdings genauso schädlich sein.

Mikroaggressionen sind also eine subtilere Form der Diskriminierung; ihre Folgen können jedoch schwerwiegend sein und zu Selbstzweifeln und dem Hochstaplersyndrom führen, außerdem zu psychischer Erschöpfung, wenn die Betroffenen darüber nachgrübeln, warum sie sich wegen solcher Bemerkungen so schlecht fühlen. Mikroaggressionen können darüber hinaus die Motivation und die berufliche Laufbahn beeinträchtigen. Aber die Auswirkungen können sogar noch schwerwiegender sein, da Mikroangriffe, Mikrobeleidigungen und Mikroherabsetzungen zu körperlichen Gesundheitsproblemen führen, die Lebensspanne verkürzen und die Ungleichheit beim Zugang zu Ausbildung, Erwerbstätigkeit und Gesundheitsdiensten vergrößern können.

Warum haben wir implizite Vorurteile?

Wir bekommen aus unserer Umwelt viel zu viele Informationen, als dass wir sie zu einem gegebenen Zeitpunkt alle verarbeiten könnten – tatsächlich erreicht in der Regel nur ein winziger Bruchteil der elf Millionen Bits an Informationen, die wir in jeder Sekunde des Tages aufnehmen, unser Bewusstsein. So wie die Stressreaktion unseres Körpers automatisch abläuft, verfügen wir über andere kognitive Schnellverfahren, die es uns erlauben, uns in einer komplexen und sich ständig verändernden Umgebung zurechtzufinden. Tatsächlich läuft der größte Teil der Prozesse unseres Gehirns außerhalb unserer bewussten Wahrnehmung, sozusagen auf Autopilot ab. Dies erlaubt uns, hochrangigere Funktionen auszuführen, zum Beispiel das Treffen von Entscheidungen und das Nachdenken – im Grunde ist das so eingerichtet, damit wir die täglichen Aufgaben des Lebens erledigen können, ohne uns die Zeit nehmen zu müssen, jedes Stückchen Information, mit dem die Welt uns bombardiert, zu analysieren. Das ist großartig, denn es hat uns in die Lage versetzt, uns anzupassen und weiterzuentwickeln, aber es hat einen Nachteil – wir, und zwar wir alle, sind anfällig für Irrtümer und Vorurteile, weil wir nur eine begrenzte mentale Verarbeitungsfähigkeit besitzen. Implizite Vorurteile beruhen auf einem solchen Schnellverfahren, bei dem in unserem Kopf sofortige Annahmen über eine Person oder eine Gruppe aufgerufen werden, die auf den Eigenschaften beruhen, von denen wir glauben, dass sie für diese charakteristisch sind. Das führt nicht immer zu einer negativen oder nachteiligen Überzeugung, aber wenn wir keine ausreichenden konkreten Erfahrungen mit einer Gruppe haben, sind diese Annahmen häufig stereotyp und verzerrt und spiegeln Vorurteile wider – was wiederum zu unbeabsichtigten Mikroaggressionen führen kann.

Das zweifelhafte Kompliment

Als wir über Mikroaggressionen als einen Grund dafür sprachen, dass das Hochstaplersyndrom in einigen Gruppen stärker verbreitet zu sein scheint als in anderen, berichtete Kellie, dass sie einen Platz in einem Enrichment-Programm und ein Stipendium für ihr Studium erhalten hatte, dessen Zuteilung nicht nur auf ihren Zensuren, sondern auch auf ihrem Hintergrund beruhte. Sie hatte sich deswegen immer unwohl gefühlt und gedacht, dass sie ihren Erfolg vielleicht nicht wirklich verdient hätte. Kellie erinnerte sich an all die Zeiten, in denen jemand zu ihr gesagt hatte: »Hast du aber Glück gehabt, dass du dieses Stipendium bekommen hast!« und »Du bist aber weit gekommen, wenn man bedenkt ...« – mit dem Unterton, dass Kellies Erfolg weniger mit ihren akademischen Leistungen, harter Arbeit oder Befähigung zu tun hätte, sondern ungerecht erlangt worden wäre – als hätte sie nicht viele Stunden Arbeit hineingesteckt oder im Laufe ihres Lebens Opfer für ihre Karriere erbracht.

Kellie sagte auch, dass sie sich bei ihrem Erfolg unwohl fühlte, das bisher aber mit niemandem hatte teilen können – ganz sicher nicht zu Hause oder bei der Arbeit, da sie nicht wollte, dass die anderen merkten, dass sie ihnen die ganze Zeit nur etwas »vortäuschte«. Und so hatte sie nie die Gelegenheit gehabt, eine andere Meinung zu hören oder jemanden zu treffen, der ihr half, diese von dem kleinen Trauma der Mikroaggressionen ausgelösten Gedanken zu hinterfragen. Jedes Mal, wenn Kellie unter den schlimmsten

Symptomen des Hochstaplersyndroms litt, hörte sie in Gedanken diese zweifelhaften Komplimente.

Das war eine tiefgehende Einsicht und über die kommenden Wochen erlebte Kellie eine Reihe von Gefühlen, darunter Wut über die Mikroaggressionen, Erleichterung darüber, dass es offensichtlich einen identifizierbaren Grund (oder Gründe) für ihr Hochstaplersyndrom gab, und auch Melancholie darüber, dass ihre Selbstzweifel sie so viel Zeit gekostet hatten.

Kellie erklärte: *»Ich habe immer gedacht, dass es etwas mit meinem Inneren zu tun hätte, als wäre etwas mit mir nicht in Ordnung, nicht, dass es mit meinen Erlebnissen zusammenhing.«* Dies zeigt wieder, wie es dazu kommen kann, dass kleine Traumata praktisch nicht zu erkennen und gerade deswegen so heimtückisch sind. Kommentare und Interaktionen, die auf der Oberfläche positiv erscheinen, hinterlassen einen schlechten Geschmack im Mund und verursachen schließlich diese inneren Spannungen.

Mikroaggressionen können auch Verhalten umfassen; zum Beispiel erlebte mein Patient Kai ständige Unterbrechungen, wenn er in Meetings sprach, wobei das niemand anderem auf diese Art widerfuhr, und so begann tief in ihm der Selbstzweifel seine Wurzeln zu schlagen. Die fortgesetzte Natur dieser kleinen Traumata zermürbt die Menschen und führt zu Problemen wie zum Beispiel dem Hochstaplersyndrom, da etwa diese dauernd unterbrochene Person sich nicht nur fragt, ob jemand zuhört, sondern ob sie überhaupt irgendetwas Wichtiges zu sagen hat. Es handelt sich also um eine Form der Mikroaggression, die sich mit der Zeit in ein subtiles Mobbing verwandeln kann, wenn sie nicht hinterfragt wird.

Um das Bewusstsein dafür weiter auszubauen und zur Akzeptanzphase weitergehen zu können, halte ich es für hilfreich zu untersuchen, wie implizite Vorurteile Menschen dazu bringen, sich auf schädigende Aktivitäten wie Mikroaggressionen einzulassen, die zum Hochstaplersyndrom und der Zerstörung des Selbstwertgefühls beitragen können.

Andere Gründe, sich niemals gut genug zu fühlen

Da kleine Traumata sich im Laufe eines Lebens anhäufen, führt die Aufdeckung eines einzigen davon selten zur Akzeptanz. Daher untersuchte ich bei der Arbeit mit Kellie wie bei allen Patienten auch einige Verhaltensmuster, die zur Aufrechterhaltung des Hochstaplersyndroms beigetragen haben könnten. Wieder gab Kellie zu, dass es ihr schwerfiel, mir einige ihrer Gewohnheiten zu schildern, vor allem ihre Nutzung der sozialen Medien.

Ihr war selbst klar, dass die viele Zeit, die sie mit dem Scrollen auf LinkedIn verbrachte (*»jede freie Minute, die ich habe, scheint mir«*), ihren Selbstzweifel sogar noch steigerte, aber sie konnte nicht damit aufhören. Als wir uns die Chronologie genauer anschauten, ergab sich ein Zusammenhang zwischen dem Zeitpunkt, als sie sich schmerzlich wie eine Hochstaplerin zu fühlen begann, und dem Beginn ihres fast süchtigen Durchwühlens von LinkedIn. Das macht deutlich, wie ein kleines Trauma zur Entstehung eines anderen führen kann und wie wir selbst – oder eher unsere angeborenen und programmierten kognitiven Mechanismen – die Themen kleiner Traumata aufrechterhalten, die uns die Lebensfreude entziehen.

Wir haben zu viele Vergleichsmöglichkeiten

Außer den impliziten Vorurteilen, mit denen uns andere begegnen und die unsere kleinen Traumata erzeugen, haben wir auch eingebaute Mechanismen, um uns selbst schlechtzumachen – ein heute sehr verbreiteter ist unsere Neigung, uns mit anderen zu vergleichen. Und auch das hatte evolutionär betrachtet einen Vorteil, da unsere Vorfahren diesen Mechanismus zum Überleben brauchten. Er ermöglichte einem Menschen, sich ohne langes bewusstes Abwägen mit einem Gegner zu vergleichen und zu erkennen, dass man selbst größer oder stärker war und einen Kampf wahrscheinlich gewinnen würde – oder sich als den Schwächeren auszumachen und der Gefahr zu entfliehen. Das war für unsere Vorfahren hilfreich, da schon sekundenlanges Zögern Verletzung oder Tod zur Folge haben konnte.

Natürlich ist das eine sehr verkürzte Darstellung und heute gibt es zahllose Merkmale, bei denen wir uns mit anderen vergleichen können. Aber wenn wir nur ein paar Generationen zurückdenken, würde man im Alltag typischerweise die eigene Familie sehen, die Menschen in der lokalen Gemeinde und bei der Arbeit, aber nicht viele andere. Dagegen können wir uns heute in kürzester Zeit ohne Probleme mit Millionen anderer Menschen vergleichen.

Und weil es evolutionär gesehen sehr viel gefährlicher gewesen wäre, einen überlegenen Rivalen zu unterschätzen, neigen wir durch unsere Programmierung dazu, den anderen im Vergleich höher einzuschätzen und uns niedriger. Wir haben also eine angeborene Tendenz, sich auf diejenigen zu konzentrieren, von denen wir glauben, dass sie auf irgendeiner Ebene besser sind als wir – ein lebenssichernder Mechanismus für unsere Vorfahren, aber in der Onlinewelt ziemlich nachteilig, da hier die Profile und Bilder verbessert, gefiltert und perfektioniert sind.

In der Psychologie werden diese Gegenüberstellungen mit endlosen Bezugspunkten als soziale Vergleiche bezeichnet – und sie sind wirklich endlos, da die Algorithmen der sozialen Medien genau darauf abzielen. Kellie meinte – zumindest anfangs –, dass eine berufliche Plattform wie LinkedIn etwas ganz anderes sei als Portale, auf denen Menschen ihre Fotos retuschierten. Schließlich war der Zweck von LinkedIn das Errichten von Netzwerken, und hören wir nicht alle, dass man das tun soll, um seine Karrierechancen zu verbessern? Es war zum Verzweifeln und so arbeiteten wir weiter an der Akzeptanzphase der BAA-Methode und gruben tiefer, um zu ergründen, ob Kellies kleine Traumata ihre Nutzung der sozialen Medien und ihre ständigen Vergleiche antrieben.

Hätte, hätte, Fahrradkette

Ich war nie ein großer Fan von *Sex and the City* und kann nicht behaupten, jemals eine ganze Staffel gesehen zu haben, aber ich fand die Figur der Samantha ein großartiges Beispiel dafür, wie man mit dem »Hätte ich doch mal …« umgehen kann – indem man sich einfach nicht darum schert! Nur ist das sehr viel leichter gesagt als getan; wie oben beschrieben, sind wir darauf programmiert, Vergleiche anzustellen – nicht nur zwischen uns und anderen Menschen, sondern auch mit unserem Selbst in einem Paralleluniversum. Wir können uns selbst wirklich am schlimmsten niedermachen!

In einer Reihe von Forschungsstudien der University of Navarra fand man heraus, dass wir dazu neigen, die Wege, die wir nicht gegangen sind, und die Entscheidungen, die wir nicht getroffen haben, zu idealisieren.[45] Dies kann so harmlose Dinge betreffen wie das Essen, das andere am Restauranttisch bestellt haben, oder so bedeutende wie Entscheidungen für oder gegen einen Berufsweg, Lebenspartner oder ein Kind. Nach diesen entscheidenden Momenten ohne Wiederkehr romantisieren wir gern die alternativen Wege, denn weil wir sie nicht gegangen sind, ignorieren wir, dass auch diese Wahl mit Schwierigkeiten, Lernprozessen und Enttäuschungen einhergegangen wäre. Wir überschätzen immer wieder, wie gut etwas *hätte sein können* – und die sozialen Medien tragen einen großen Teil dazu bei.

Kellie sagte, dass sie es nach Einsetzen ihres Hochstaplersyndroms fast unmöglich fand, sich nicht Tagträumen darüber hinzugeben, wie ihr Leben hätte verlaufen können, wenn sie dieses Stipendium nicht angenommen *hätte* – vielleicht *hätte* sie etwas anderes tun können, das sie mit mehr Zufriedenheit erfüllt *hätte.* Alle auf LinkedIn schienen tolle Karrieren zu haben, mit denen sie glücklich waren – »*Wieso kann ich nicht wie sie sein?*«, fragte Kellie.

BAA-Methode Schritt 2: Akzeptanz

Damit Kellie dies herausfinden konnte, benutzten wir die »Na und?«-Übung. Diese mag sich zuerst etwas hart anhören, aber haben Sie Geduld, denn sie kann eine erstaunlich direkte und schnelle Art sein, dem Problem auf den Grund zu gehen – und noch wichtiger, das tief verwurzelte Gefühl zu finden, das zu dem psychischen Unwohlsein beiträgt.

Zuerst benennen Sie das betreffende Problem.

Das Problem: Ich weiß nicht, ob ich das Stipendium *hätte* annehmen und diesen Berufsweg einschlagen sollen.

Na und?	Antwort
Na und?	Es erscheint mir nicht richtig, dass ich ein Stipendium bekommen habe und nun trotzdem meine Berufslaufbahn infrage stelle.
Ja, aber na und?	Jemand anders hätte es bekommen und besser als ich nutzen können.
Okay, aber na und?	Vielleicht habe ich es jemandem weggenommen, der es mehr verdient hätte.
Na und?	Ich habe es nicht verdient, weil ich mit meinem Beruf anscheinend nicht zufrieden sein kann.

Die Antwort: Ich habe nicht das Gefühl, dass ich meinen Erfolg verdiene.

Die Gefühle, die diese Schlussfolgerung auslöst: Schuld, Scham, Selbstverachtung.

Wie gesagt, diese Technik kann hart und unsensibel wirken, also können Sie vielleicht etwas Humor reinbringen, indem Sie sich dabei die Stimme eines guten Freundes vorstellen. Die Übung ist wirklich nützlich, um unterschwellige Gefühle zu identifizieren, die Themen kleiner Traumata wie das Hochstaplersyndrom aufrechterhalten. Und wenn diese Gefühle erst einmal ans Tageslicht gezerrt wurden, kann die Akzeptanzarbeit mit einem Mal schnell voranschreiten.

Schuld – benennen, nicht dafür schämen

Jetzt kamen wir der entscheidenden Phase der BAA-Methode, der Akzeptanz, näher. Es stellte sich heraus, dass die Mikroaggressionen, die Kellie im Laufe der Jahre erfahren hatte, auf ein tief sitzendes Gefühl der Schuld trafen, das sich um ihren Erfolg drehte – oder genauer, um die Hilfe, die sie in Form des Stipendiums erhalten hatte, um zu diesem Erfolg zu gelangen. Indem wir das Gefühl der Schuld schließlich benannten, konnten wir es direkt angehen. Kellie fühlte sich wegen des Stipendiums schuldig und glaubte, dass sie ihren Erfolg nicht wirklich verdiente, da sie diesen Vorteil gehabt hatte. Wir besprachen, ob dieses Schuldgefühl seine Berechtigung hatte oder nicht und ob Kellie aktiv etwas falsch gemacht hatte oder nicht. Es war wichtig, dass sie sich mit dieser Frage wirklich beschäftigte und nicht ihren inneren Hochstapler ans Steuer ließ. Hier half es, das Emotobiom ins Spiel zu bringen, um unterschiedliche Emotionen gleichzeitig zuzulassen, auch wenn das zunächst unangenehm war.

Sich nicht von anderen unterkriegen lassen – die Kunstgalerie-Übung

In dieser Akzeptanzphase bat ich Kellie, einen Ort zu wählen, an den sie gern ging, an dem sich aber auch andere Menschen aufhielten – zum Beispiel ein Museum, ein Kino, eine Kunstgalerie oder ein anderer öffentlicher Raum. Kellie entschied sich für die Kunstgalerie, also sagte ich, sie solle sich vorstellen, wie sie dort herumging und Kunstwerke anschaute, die nur für einen begrenzten Zeitraum dort hingen. Es wäre ihre einzige Chance, die Werke zu sehen, sie könnte nicht ein anderes Mal wiederkommen, da die Ausstellung bald enden würde. Nun bat ich sie, sich vorzustellen, dass sich sehr viele rücksichtslose Menschen in der Galerie aufhielten, die laut miteinander sprachen und nicht das übliche höfliche Verhalten an einem solchen Ort an den Tag legten. Ich fragte Kellie, welche Gefühle das bei ihr auslöste – »verärgert«, »wütend« und »frustriert« waren die Worte, die ihr einfielen. Dann wollte ich wissen, ob sie diese für sie einmalige Chance aufgeben und die Ausstellung verlassen würde, weil die anderen sich schlecht benahmen – denken auch Sie darüber nach, in dem Kontext, der für Sie passt.

Kellie überlegte eine Weile, dann sagte sie: »Nein, wenn dies meine einzige Chance wäre, würde ich bleiben und mir die Bilder anschauen, egal was die anderen Leute täten.«

Die Menschen in dieser Übung können genau als solche gesehen werden, aber auch in einem metaphorischen Sinn für kleine Traumata und die Gefühle, die diese hervorrufen, stehen, zum Beispiel Schuldgefühle. Wir können nicht ändern, was uns passiert ist, aber wir können uns entscheiden, diese Erfahrungen anzunehmen und die damit einhergehenden Gefühle zu verarbeiten. Bei Kellie waren die rücksichtslosen Menschen in der Galerie ihre Schuldgefühle und in einem gewissen Ausmaß auch ihre Scham, aber sie erkannte, dass diese Emotionen sie nicht daran hindern mussten, sich über ihre Leistungen zu freuen. Es ist diese Akzeptanz, die es uns ermöglicht, im Leben wirklich vorwärtszugehen. Denn wir bekommen nur eine Chance, unser Leben zu leben.

BAA-Methode Schritt 3: Aktion

Beim Hochstaplersyndrom ist es nützlich, eine Mischung aus lösungsorientierten Techniken anzuwenden; solchen, die sofort eingesetzt werden können, um die Stimme des inneren Hochstaplers zu dämpfen, und längerfristigen Methoden, um wieder Selbstvertrauen und ein starkes Selbstwertgefühl aufzubauen.

Schnelle Tipps und Lösungen, um mit dem inneren Hochstapler fertigzuwerden

Die Mini-Umfrage

Wir sind nicht immer gut darin, uns selbst und unsere Qualitäten zu beurteilen, was den inneren Hochstapler stärken kann. Nehmen Sie also Ihr Smartphone zur Hand, bestimmen Sie mindestens drei Personen, die Sie respektieren und denen Sie vertrauen, und bitten Sie sie, Ihre drei besten Qualitäten aufzulisten und dazuzuschreiben, warum sie denken, dass Sie über diese Eigenschaften verfügen. Wenn Sie die Antworten haben, versuchen Sie, Gemeinsamkeiten darin zu finden – aber noch wichtiger ist, das positive Feedback tief in sich aufzunehmen!

Eine Pose als Starkmacher

Das Video der Sozialpsychologin und Forscherin Amy Cuddy, in dem sie eine Power-Pose einnimmt, ging viral, weil diese Technik so einfach ist und praktisch überall durchgeführt werden kann. Die Theorie besagt, dass wir durch unsere Körpersprache unser Selbstvertrauen stärken können, und Amy Cuddys Forschung zeigte, dass die untersuchten Personen sich nicht nur besser darauf vorbereitet fühlten, es mit der Welt aufzunehmen, sondern dass sich auch ihr Testosteronspiegel erhöhte, ihr Cortisolspiegel sank und sie risikobereiter wurden.[46] Wenn Sie also das nächste Mal in einer Situation sind, in der Sie eine psychische Stärkung brauchen, stehen Sie mit Ihren Füßen fest auf dem Boden, stemmen Sie die Hände in die Hüften und schauen Sie direkt geradeaus. Das können Sie zwei Minuten lang privat tun (falls nötig, im Badezimmer) oder ähnliche Posen in wichtigen Meetings einnehmen, um Selbstsicherheit zu gewinnen. Nehmen Sie Raum mit Ihrem Körper ein und verstecken Sie Ihre Gliedmaßen nicht. Vielleicht fällt Ihnen diese Körpersprache nun auch bei Menschen auf, die Sie als einflussreich und souverän einschätzen, und es schadet nichts, diese zu imitieren.

Sich selbst coachen statt kritisieren

Auch eine kritische innere Stimme kann ein Zeichen für das Hochstaplersyndrom sein, oftmals verursacht von kleinen Traumata. Wir können diese selbstkritische Stimme jedoch durch eine ersetzen, die uns selbst coacht. Wenn wir an einen Coach denken, ist das niemand, der uns beschwichtigt, sondern jemand, der uns aufgrund unserer Stärken ermutigt. Wenn also das nächste Mal in Ihrem Kopf der Satz auftaucht: »Du hast doch keine Ahnung, was du hier tust – du bist dem einfach nicht gewachsen!«, bringen Sie die Stimme mit einem resoluten Kontra Ihres inneren Coaches zum Schweigen und sagen Sie sich so etwas wie: »Du hast so viel zu bieten und du verdienst es, hier zu sein!« Zum Schluss bestätigen Sie sich selbst: »Du schaffst das!«

Mit Mikroaggressionen umgehen

Auch wenn wir uns nach einer Welt sehnen mögen, in der es keine Mikroaggressionen gibt, haben wir doch alle implizite Vorurteile und sind damit von einer solchen utopischen Existenz ziemlich weit entfernt. Obwohl es sich bei Mikroaggressionen um gesellschaftlich bedingte kleine Traumata handelt, kann man bei ihrem Auftreten etwas tun, um ihre Wirkung zu begrenzen. Experten schlagen vor, das Unsichtbare sichtbar zu machen. Wenn es zu Mikroaggressionen kommt, sind sich die Verantwortlichen ihres Verhaltens meist gar nicht vollständig bewusst – nur selten steckt dahinter eine diskriminierende Absicht. Doch wirken Mikroaggressionen wie jede andere Form von Vorurteil oder Diskriminierung und sollten am besten offengelegt werden. Solange sich andere ihres eigenen Verhaltens nicht bewusst sind, werden sie es wahrscheinlich auch nicht ändern, daher kann es allen nützen, eine Mikroaggression zu »entwaffnen«. Man bezeichnet dies oft als eine Mikrointervention, und hier sind einige Beispiele, beruhend auf den vorher genannten Aussagen:

Als Reaktion auf »Aber Sie sehen so gesund aus!« **trennen Sie die Absicht von der Aussage**, indem Sie so etwas sagen wie: »Ich weiß, Sie wollten nur nett sein und mir ein Kompliment machen, aber dadurch fühle ich mich nicht ernst genommen, weil ich chronisch krank bin. Fragen Sie mich doch in Zukunft stattdessen einfach, wie es mir geht.«

Als Reaktion auf »Sie sind aber weit gekommen, wenn man Ihren Hintergrund bedenkt« **bitten Sie um eine Erklärung**, zum Beispiel: »Was meinen Sie, wenn Sie das sagen?«

Als Reaktion auf »Ja, aber woher kommen Sie ursprünglich?« **reden Sie über sich selbst, indem Sie Ihre Beobachtungen und Überlegungen mitteilen**, zum Beispiel: »Ich merke, dass Sie eine Annahme über meinen Hintergrund machen – das habe ich früher auch bei anderen gemacht, aber ich habe gelernt, dass das beleidigend sein kann und auf impliziten Vorurteilen beruht.«

Als Reaktion auf »Oh, das ist wunderbar, dass Sie trotz Ihrer Verfassung XYZ tun können« zielen Sie auf die Werte dieser Person, zum Beispiel mit: »Ich verstehe, dass Ihnen Inklusion wichtig ist, aber das untergraben Sie, wenn Sie die Einschränkung ***trotz Ihrer Verfassung*** hinzufügen.«

Als Reaktion auf »Ist Ihr Ehemann zu Hause?« ist eine **direkte Zurückweisung** berechtigt, zum Beispiel: »Diese Frage ist unangemessen.«
Als Reaktion auf »Ich sehe einfach keine Hautfarbe« kann man mit einer **Umschreibung** reagieren, zum Beispiel: »Ich vermute, Sie wollten sagen, dass Sie ethnische Zugehörigkeit nicht erkennen; ist das korrekt?«

Wenn Sie jedoch in einer bestimmten Umgebung, zum Beispiel an Ihrem Arbeitsplatz, regelmäßig Mikroaggressionen ausgesetzt sind, suchen Sie sich Hilfe und teilen Sie dies der zuständigen Person mit, eventuell Ihrem Vorgesetzten.

Langfristige Lösungen zur Bewältigung des Hochstaplersyndroms

Holen Sie sich Feedback

Menschen mit Hochstaplersyndrom erledigen ihre Arbeit meist sehr gut, da sie sich ständig selbst beweisen möchten, dass sie ihre Position verdienen. Doch eben weil sie hochqualifiziert und in ihrem Fach Experten sind, bekommen sie selten Feedback, weil ihre Kollegen und Vorgesetzten der Meinung sind, sie bräuchten es gar nicht. Deswegen sucht man weiterhin nach Signalen, wie es am Anfang dieses Kapitels beschrieben wurde, und versucht, aus den Gesichtsausdrücken und anderer nonverbaler Kommunikation Schlüsse zu ziehen.

Um dieses Verhalten zu überwinden, braucht es einen Vertrauensvorschuss, denn Ihr innerer Hochstapler wird Sie von diesem Realitätscheck abbringen wollen, etwa mit Gedanken wie: »Du kannst nicht XY fragen, was sie denkt, weil sie dann wissen wird, dass du es die ganze Zeit nur vorgetäuscht hast!« Wenn Sie solche Gedanken haben, gehen Sie zurück zu Kapitel vier und hinterfragen

Sie sie mit dem WLF-Prozess. Dann vereinbaren Sie einen Termin, um entweder mit jemandem an Ihrer Arbeitsstelle oder mit einem externen Mentor über Ihre Performance zu sprechen. Ein Mentor wäre hier eine sehr gute Lösung, da dessen Rolle auch darin besteht, konstruktives Feedback und Ermutigung zu geben, während Sie ungehemmt über das Hochstaplersyndrom und Ihren Selbstzweifel reden können. Auch wenn Sie sich an der Spitze der Karriereleiter befinden, können parallele Mentoren oder Coaches diese Rolle erfüllen. Meiner Erfahrung als psychologische Beraterin nach sind es oft diejenigen an der Spitze, die am stärksten unter dem Hochstaplersyndrom leiden und von einer solchen Unterstützung sehr profitieren. Ein objektives Feedback kann jedem helfen, die Realität von den eigenen Unsicherheiten zu trennen – wir alle brauchen von Zeit zu Zeit einen Realitätscheck!

Formulieren Sie Ziele

Ein charakteristisches Symptom des Hochstaplersyndroms sind unrealistisch hohe Erwartungen an sich selbst, dagegen hilft es, realistische, konkrete und umsetzbare Erwartungen zu formulieren – Ziele, wenn man so will. Wenn unsere Ziele vage und ungenau sind, gibt es keine Möglichkeit, den Fortschritt zu überprüfen und zu wissen, ob oder wann wir einen Meilenstein erreicht haben. Orientieren Sie sich daher an den folgenden Kriterien, um den inneren Hochstapler ruhigzustellen, wenn es um Ihre Karriere oder andere Bereiche im Leben geht:

Formulieren Sie **konkrete** Ziele. Anstatt der oder die Beste sein zu wollen, was ziemlich vage ist, wählen Sie ein Ziel, das klar definiert ist. Dies könnte eine kontinuierliche fachliche Weiterbildungsmaßnahme sein oder etwas, das Abhilfe bei Ihrer Arbeitsbelastung schafft, zum Beispiel die Suche nach einem Mentor, der Ihnen bei dem oben beschriebenen Tipp hilft.

- Ihre Ziele müssen **messbar** sein. Da Ihr Ziel konkret ist, wird es auch leicht zu messen sein. Der Abschluss eines Weiterbildungskurses oder die Zusammenarbeit mit einem Mentor sind sehr viel objektiver messbar, als sich kaputtzuarbeiten, um die oder der Beste der Besten zu werden.
- Ihr Ziel muss **erreichbar** sein. Haben Sie sich erst einmal ein konkretes und messbares Ziel gesetzt, ist es viel einfacher zu entscheiden, ob es wirklich erreichbar ist. Haben Sie überhaupt die Zeit für diesen Weiterbildungskurs? Wissen Sie, wo man Mentoren finden kann? Indem Sie sicherstellen, dass Ihr Ziel erreichbar ist, können Sie Selbstvertrauen aufbauen, das beim Abbau des Hochstaplersyndroms hilft.
- Fragen Sie sich, ob Ihr Ziel **relevant** ist. Vielleicht klingt es großartig, aber Sie brauchen diese Art Weiterbildung gar nicht? Wählen Sie ein Ziel, das Ihnen dabei hilft, zu wachsen und sich weiterzuentwickeln.
- Und schließlich definieren Sie einen **Zeitrahmen**. Wann wollen Sie dieses Ziel erreicht haben? Setzen Sie sich eine Deadline, die in Bezug auf Ihren Terminkalender vernünftig und realistisch ist.

Da es zum Hochstaplersyndrom gehört, seine Leistungen kleinzureden und beinahe gemachte Fehler hochzuspielen, ist es hilfreich, Ihre Fortschritte und Leistungen zu dokumentieren. Legen Sie einen Ordner an und geben Sie ihm einen Namen, der ermutigend und voller Energie klingt – meiner heißt »Du packst das!«. Und am wichtigsten: Feiern Sie jeden Triumph, wenn möglich mit jemandem, der Ihnen nahesteht, und üben Sie, Komplimente freundlich zu akzeptieren – was anfangs schwierig sein kann, aber wenn der innere Hochstapler erst einmal zu schwächeln beginnt, macht es immer mehr Freude.

Wer es kann, gibt es weiter

Das Hochstaplersyndrom führt dazu, dass wir uns dessen unwürdig fühlen, was wir erreicht haben, aber es spielt auch herunter, wie weit wir gekommen sind und welche Herausforderungen wir bewältigt haben, um es dorthin zu schaffen, wo wir nun sind. Indem wir unsere Reise mit anderen teilen, können wir uns selbst daran erinnern, dass wir unsere Erfolge ehrlich verdient haben, und gleichzeitig mehr Menschen inspirieren. Denken Sie daher darüber nach, Ihre Reise mit denjenigen zu teilen, die vielleicht auf einem ähnlichen Weg sind, und nehmen Sie dabei die Perspektive eines Lernenden ein.

Dies ist ein sehr guter Trick, um ihn bei der Arbeit anzuwenden, wenn Sie nervös sind, weil Sie zum Beispiel ein Meeting leiten oder eine Präsentation halten; denn dadurch verlagert sich der Fokus weg von Ihnen auf andere. Menschen berichten oft von überwältigendem Feedback, wenn sie offener und ehrlicher über ihre Erfahrungen sprechen. Und häufig erzählen sie auch, dass es sie überrascht hat, wie viele Menschen ihnen dann gesagt haben, dass auch sie sich wie Hochstapler fühlten. Das heißt nicht, dass Sie jeden Aspekt Ihres kleinen Traumas mit anderen teilen sollen, nur die relevanten Teile Ihrer Geschichte, die dem jeweiligen Umfeld angemessen sind.

Dr. Megs Vorschläge für Selbstvertrauen

1. Welche Komplimente sind für Sie am schwierigsten zu akzeptieren?
2. Wie sähe es aus, wenn Sie sich selbst bedingungslos vertrauen würden?
3. Wie möchten Sie sich morgen gern fühlen?

KAPITEL 6 – QUINTESSENZ

Obwohl das Hochstaplersyndrom weitverbreitet ist, wird es oft durch aufeinanderfolgende kleine Traumata ausgelöst. Es kann jedoch jeder die Angst erleben, »ertappt« zu werden, da wir von zahllosen Vergleichsmöglichkeiten umgeben sind und eine angeborene Tendenz haben, uns mit denen zu vergleichen, die uns in irgendeiner Form überlegen sind. Um die Schwierigkeiten durch dieses Thema kleiner Traumata zu überwinden, kann es helfen, konstruktiv mit Mikroaggressionen umzugehen und sich wieder auf den eigenen Fortschritt zu konzentrieren, anstatt sich mit anderen zu vergleichen.

KAPITEL 7

Kleines-Trauma-Essen

In diesem Kapitel werden wir uns damit beschäftigen:

- wie man emotionales Essen erkennt
- dass Essen so viel mehr ist als ein Energiespender – Belohnung, Strafe und Fegefeuer
- dass es nicht darum geht, was Sie essen, sondern *warum* Sie essen
- wie man achtsames Mitgefühl einübt, um Überessen zu überwinden
- wie wir mit unseren Verhaltensweisen experimentieren können, um unsere Identität zu verändern

Sich zu überessen oder nicht genug zu essen, ist ein anderes Thema kleiner Traumata, das ich oft sehe, und häufig wird es missverstanden. Wir nennen es oft »emotionales Essen« – da kommt einem der kummervolle Anblick der liebeskranken Bridget Jones in den Sinn, die ihren Herzschmerz in einem Becher Ben & Jerry's begräbt. Aber dies ist nur ein Charakteristikum dessen, was ich als »Kleines-Trauma-Essen« bezeichne, das Thema dieses Kapitels. Exzessives Essen kann tatsächlich auftreten, wenn wir Trost brauchen, daher der Begriff Trostessen, aber wir überessen uns auch, wenn wir uns gestresst, gelangweilt oder sogar aufgeregt fühlen! Das Überessen tritt aus einer Vielzahl von Gründen so häufig auf, es kann durch ein kleines Trauma verursacht sein, aber auch einfach auf unserer angeborenen Physiologie beruhen, die uns energiereiches Essen besonders schmackhaft macht, auf unserer Umgebung, in der unser Appetit ständig angeregt wird, und auf einer Gesellschaft, in der noch immer viel Wert aufs Aussehen gelegt wird. Aber ich schweife ab … Kehren wir zurück zu Mos Geschichte aus Kapitel eins. Er war in seiner Kindheit zum Beschützer für seinen Bruder Val geworden und suchte mich auf, nachdem sein Arzt ihn gewarnt hatte, dass er auf eine Reihe von Gesundheitsproblemen zusteuerte, wenn sich sein Essverhalten nicht änderte. Der Druck, auf seinen Bruder Val aufpassen zu müssen, war jedoch nicht der einzige Grund, aus dem Mo sich dem Essen zuwandte, um mit Stress klarzukommen. Hier erklärt er den familiären und sozialen Kontext ausführlicher:

»Ich war das älteste von drei Kindern, Val war in der Mitte, dann kam Meera, das Baby der Familie. Mama wollte uns immer päppeln (lacht) und häufte zweite und dritte Portionen für uns Jungen auf die Teller – aber nicht für Meera. Damals tat Meera mir leid, denn Mama war wie ein Falke, wenn es um sie und Essen ging. Sie sagte ihr oft: ›Du wirst nie einen Mann finden, wenn du fett wirst!‹ Heute hört sich das so altmodisch an, aber damals war es normal – und normal war es auch, dass Jungen und Männer die ganze Zeit so viel essen konnten, wie sie wollten. Für meine Mutter war es die schlimmste Beleidigung, wenn man Essen ablehnte.

Also ja, ich finde Essen tröstlich, das ist jetzt aber keine riesige Entdeckung (lacht). Ich wäre ja nicht krankhaft fettleibig, wenn ich nur Grünzeug essen würde (lacht). Aber ich weiß einfach nicht, was ich jetzt tun soll. Ich habe alles versucht, was ich mir vorstellen kann – heimlich, Sie wissen schon, ich bin ja ein Mann, und meine Freunde würden mich auslachen, wenn sie es wüssten –, die Low-Carb- und Keto-Diäten, die alles sogar noch schlimmer machten, weil ich zum Himmel stank, nicht gerade gut, um ein zweites Date zu bekommen, das kann ich Ihnen versichern (lacht). Ich hab die ganzen Fastensachen gemacht, 5:2, 16:8, alles das, aber die Pfunde kommen immer wieder zurück. Ich denke, ich muss einfach akzeptieren, dass ich jetzt ein fetter Kerl bin, aber ich habe Kinder und möchte nicht mit einem Herzinfarkt umkippen, bevor ich 50 bin.«

Tatsächlich stand an diesem Punkt für Mo viel auf dem Spiel. Es fehlte ihm nicht an der Absicht, etwas zu verändern, aber er hatte dafür bisher noch kein Werkzeug gefunden.

Was genau ist Kleines-Trauma-Essen?

Von kleinen Traumata geprägtes Essverhalten oder Kleines-Trauma-Essen bedeutet nicht nur, nach einer Trennung einen Becher Eiscreme zu verschlingen, sondern kann mit einer großen Bandbreite unterschiedlicher kleiner Traumata zusammenhängen. Und wie bei jedem Thema kleiner Traumata kann es leichter aufgrund von Verhaltensmustern identifiziert werden, und das bedeutet in diesem Fall, zu essen, wenn man keinen Hunger verspürt. Überlegen Sie, ob Ihnen von den folgenden Essensmustern einige vertraut vorkommen – wenn viele davon einen Nerv treffen, ist Ihr Essverhalten wahrscheinlich im Moment in einigen Aspekten durch kleine Traumata beeinflusst.

- So viel essen, dass man sich danach unwohl fühlt oder Schmerzen hat.
- Oder alternativ mit dem Essen warten, bis man denkt, man wird ohnmächtig, weil man viele Stunden/den ganzen Tag lang nichts gegessen hat.
- Essen wie ein Zombie, sodass man auf einen leeren Teller schaut und überrascht ist – als wenn das Essen sich in Luft aufgelöst hätte.
- Superschnell essen – man kann eine ganze Mahlzeit in weniger Zeit aufessen, als man braucht, um eine Tasse Tee zu machen.
- Essen, während man mit anderem beschäftigt ist, zum Beispiel telefonieren, laufen, Auto fahren, am Computer arbeiten etc.
- Es schwierig finden, angebotenes Essen abzulehnen, obwohl man es eigentlich nicht essen will.
- Essen, wenn andere essen, auch wenn man keinen Hunger hat.
- Es schwierig finden, eine Fernsehsendung oder einen Film ohne einen Snack anzuschauen.
- Nicht wirklich wissen, ob man satt ist, bevor man seinen Teller leer gegessen hat.
- Das Gefühl haben, dass man an bestimmten Zeiten am Tag essen *muss*, unabhängig vom Hunger.
- Die Tendenz, nach dem zu greifen, was gerade da ist, oft Fertigsachen, weil man sich nicht viele Gedanken über seinen Energiebedarf gemacht hat.

- Essen, wenn die Stressreaktion ausgelöst ist, entweder von einem akuten Stressor oder von Sorgen um die Zukunft und Grübeln über die Vergangenheit (siehe Kapitel vier).
- Essen als Zeitvertreib oder gegen Langeweile.
- Essen, um unangenehmen Gefühlen wie Traurigkeit, Schuldbewusstsein, Einsamkeit und so weiter zu entfliehen (siehe Kapitel drei).
- Essen bei Gefühlen in Zusammenhang mit einem Kontrollverlust, zum Beispiel Frustration, Wut, Eifersucht, Gereiztheit und so weiter.

Wir alle essen von Zeit zu Zeit aus anderen Gründen als physischem Hunger, aber wenn diese Muster zu deutlicher Gewichtszunahme oder starkem Gewichtsverlust wegen Kleines-Trauma-Essens führen, lohnt es sich, die BAA-Methode zu versuchen, um eine bessere Beziehung zum Essen zu entwickeln.

BAA-Methode Schritt 1: Bewusstmachung

Beim Betrachten von durch kleine Traumata geprägtem Essverhalten ist es wichtig, den Kontext zu berücksichtigen, in dem sich das Trauma entwickelt hat. Weit davon entfernt, nur ein Mittel zum Überleben zu sein, kann Essen, oder eher das Konsumieren von Essen, mit Liebe, Trost und Sicherheit verbunden sein, vor allem wenn diese Gefühle von der hauptsächlichen Bezugsperson ausgehen. Bei unserem Gespräch über dieses Thema wollte Mo verständlicherweise seine Familie schützen und verhielt sich etwas defensiv, also haben wir thematisiert, dass es nicht ungewöhnlich ist, dass Essen von Gefühlen wie Trost und Liebe kaum zu unterscheiden ist. So konnten wir von einer Perspektive der Schuldzuweisung zu einer des Verständnisses wechseln. Das Ziel der Aufdeckung eines kleinen Traumas ist ja nicht, jemandem einen Fehler vorzuwerfen, sondern die Zusammenhänge zwischen akuten Problemen und unseren Lebenserfahrungen herzustellen. In Mos Fall verband er Essen und die Aktion des Essens mit dem Trost, der Geduld und der Wärme seiner Mutter am Küchentisch, wo er sich nach einem Schultag extremer Wachsamkeit entspannen konnte. Immer ein Auge auf seinen Bruder zu haben, war belastend, vor allem, da Mo noch so jung war.

Essen als Liebe

Wenn wir aufwachsen, verbinden wir als Kinder die Fürsorge unserer Bezugspersonen auch mit Essen, und in der Folge kann das Essverhalten mit Gefühlen von Sicherheit assoziiert sein. Ich berichtete Mo, dass die Forschung zeigt, dass Frauen bei Familienmahlzeiten oft weniger zu sich nehmen, was die relative Machtdynamik in einer Familie widerspiegelt, in der Männer mehr Nahrung erhalten als Frauen.[47] Daher kann das Bereitstellen und Aufteilen von Essen für eine Familie nicht nur als Ausdruck von Liebe, sondern auch als Spiegelbild sozialer Rollen betrachtet werden. Mo war darüber ziemlich überrascht – er fühlte sich immer sehr unwohl und schämte sich dafür, dass seine Schwester anders als die Jungen in der Familie behandelt worden war. Später erzählte er mir, dass das Wissen darüber, dass dieses Muster auch in anderen Familien vorkommt – tatsächlich sogar in vielen Familien –, ihm eine enorme Last von den Schultern genommen hatte. Mo fing an, einige seiner aufgestauten Gefühle zu entwirren, und aus der Forschung wissen wir, dass die Fähigkeit, unsere Gefühle zu erkennen, zu regulieren und auszudrücken, die Tendenz verringert, sie »wegzuessen«.[48]

Informationen entfalten in der Bewusstmachungsphase große Wirkung

Um Mo verstehen zu helfen, wie seine Gefühle sich auf sein Essverhalten auswirkten, bat ich ihn, ein Essens- und Stimmungstagebuch zu führen. Das ist eine einfache Übung, die ich bei all meinen Patienten mit kleinem Trauma durchführe. Sie schreiben nicht nur alles auf, was sie essen, sondern auch, was sie tun, mit wem sie zusammen sind und wie sie sich sowohl vor als auch nach dem Essen fühlen. Sie können den unten stehenden Auszug aus Mos Tagebuch als Vorlage verwenden, um sich daran zu erinnern, diese wichtigen Informationen zu notieren, die das Bewusstsein schärfen. Bitte seien Sie so ehrlich wie möglich – niemand anders muss dieses Tagebuch sehen. Viele Menschen mit einem von kleinen Traumata geprägtem Essensproblem haben ein achtloses, fast zombiemäßiges Essverhalten entwickelt und können ziemlich schockiert sein, wenn ihr Verzehr auf diese Art dokumentiert wird. Seien Sie also freundlich und mitfühlend mit sich selbst; dies ist ein mutiger Schritt in ein befreiteres Leben, aber der Prozess kann tief vergrabene Gefühle freilegen. Führen Sie das Tagebuch mindestens eine Woche lang einschließlich der Wochenenden, da Ihr Essverhalten an verschiedenen Tagen variieren kann.

Essens- und Stimmungstagebuch: 3. Januar

Zeit	Was haben Sie wo und mit wem getan?	Hungerstufe vor und nach dem Essen[49]	Essen/ Getränke	Gefühle/ Stimmung	Gefühle/ Stimmung danach
19.30	Essen gegangen im Restaurant mit erweiterter Familie – Mutter, Bruder, Schwester und ihre Familie	7 vorher 3 nachher	Geteilte Pizzas, vorher Knoblauchbrot und Mozzarella-Sticks, als Dessert Chocolate-Fudge-Kuchen	Froh, die Familie zu sehen, die Arbeitswoche war lang	Glücklich, ein bisschen müde
23.41	Allein zu Hause, alle schon schlafen gegangen	4 vorher 3 nachher	Schokoriegel, Tee, Kekse	Nichts gefühlt, wie weggetreten	Nicht gut, Schuldgefühle, weil Ich noch etwas gegessen habe, obwohl ich schon ein Dessert hatte

Mo führte sein Tagebuch zwei Wochen lang, was hilfreich war, um die Beziehung zwischen seinen Gefühlen, Auslösern kleiner Traumata und Essverhalten zu verdeutlichen. Die oben stehende Tabelle ist nur eine Momentaufnahme seines Tagebuchs und zeigt aufschlussreiche Aspekte seines Tages auf. Mos Essverhalten war im Laufe des Tages nicht besonders exzessiv, und so meinte er, dass die Zunahme von Kilos auf etwas außerhalb seiner Kontrolle zurückzuführen sein müsste: »Ich esse wirklich nicht mehr als andere, deswegen *muss* es an meinen Genen liegen.« Wenn Mo jedoch beim Essen mit anderen zusammensaß, wurde sein von kleinen Traumata geprägtes Essverhalten deutlich. Er räumte ein, dass es für ihn unmöglich sei, Essen abzulehnen, wenn seine Familie dabei war – es fühlte sich so natürlich an, in der Gegenwart seiner Angehörigen zu essen.

Da Mo inzwischen eine eigene Familie hatte, sah er sich selbst nicht nur als Beschützer, sondern auch als Versorger, und er sagte, dass es sich gut anfühlte, für jeden eine Mahlzeit sicherstellen und mit den Portionen großzügig sein zu können. Mo wollte seiner Familie nicht erzählen, dass er abnehmen musste – er wollte nicht, dass sie sich Sorgen machten, da sie ihn alle als den Starken ansahen. Daher aß er manchmal so viel, dass er sich körperlich unwohl fühlte, auch wenn er vor der Mahlzeit nicht besonders hungrig gewesen war. Als wir Mos in dem Tagebuch beschriebene Gefühle besprachen, konnte er sehen, dass er immer die Rolle des Versorgers und Beschützers seiner Lieben übernahm. Das hatte er früh gelernt, als er in der Schule die Peiniger seines Bruders Val abwehren musste. Diese Identität war zu einem fest verankerten Teil seiner selbst geworden, sodass er glaubte, er dürfe niemals Schwäche zeigen oder seine Liebsten um Unterstützung bitten. Natürlich ist es unmöglich, diese Rolle 24/7 aufrechtzuerhalten, und so war der Druck auf Mo fast unerträglich. Aber Schokolade zu essen, verringerte am Ende des Tages diesen Druck … zumindest im Moment.

Kann Essen als Antidepressivum wirken?

Sehr schmackhafte Nahrungsmittel wie Schokolade können »glücklich machende« Neurotransmitter wie Serotonin im Gehirn verstärken. Das hat dann einen direkten Einfluss auf unsere

Stimmung – einige Forscher sagen sogar, dass Schokolade als Antidepressivum agieren kann.[50] Andere Nahrungsmittel und Getränke, die viel Zucker enthalten (darunter auch angeblich »gesunde« Getränke wie Frucht-Smoothies mit einer hohen Konzentration an Fruchtzucker), machen munter und können auch zu Übererregtheit führen. Dieser folgt dann normalerweise ein Stimmungsabfall, weil der Körper versucht, wieder ein Gleichgewicht herzustellen.

Essen als Belohnung

Mos von kleinen Traumata geprägtes Essverhalten hing eindeutig mit seiner Beziehung zu seiner Familie zusammen – aber Essen kann nicht nur eine Demonstration von Liebe sein, es kann auch ein Leben lang als Belohnung dienen. Wir lernen durch Erfahrung, welche Aktivitäten mit Belohnungen zusammenhängen, genau wie mit Strafen. Das funktioniert ähnlich wie der Vorgang, den wir bei unserer Stressreaktion schon untersucht haben; diese Reaktion kann automatisch erfolgen, wenn wir uns in Situationen befinden, die dem Ereignis ähneln, das ursprünglich Stress ausgelöst hat.

Belohnung und Bestrafung werden jedoch in der Psychologie als »Assoziation durch Stellvertreter« bezeichnet. Mit anderen Worten, wir lernen die Assoziation basierend darauf, wie *andere* uns behandeln, nicht aufgrund unserer angeborenen Überlebensreaktionen. Der technische Begriff dafür ist operante Konditionierung oder assoziatives Lernen. Dabei werden unsere Gefühle, Gedanken und Verhaltensweisen durch Lob, den Erhalt von Leckerbissen und Belohnungen oder andere positive Erfahrungen verstärkt. Auch negative Erfahrungen können assoziatives Lernen auslösen – Bestrafungen und Beschuldigungen formen unser Verständnis von der Welt und wie wir in sie hineinpassen. Bestrafungen können schon an sich kleine Traumata hervorrufen, wenn sie willkürlich erfolgen, aber sogar Belohnungen können von kleinen Traumata geprägtes Essverhalten verstärken, da Essen so oft als Belohnung eingesetzt wird und eine sofortige und angenehme Wirkung hat.

Tatsächlich diente Essen während Mos Kindheit und Jugend als Belohnung, und zwar für jedes erwünschte Verhalten, das er sich vorstellen konnte – aber vor allem, wenn er ein »guter Junge« war, indem er seinen Bruder beschützte und sich an die sozialen Regeln seiner Umgebung hielt. Ich möchte noch einmal betonen, das ist überhaupt nicht ungewöhnlich. Ich selbst erinnere mich lebhaft, wie ich Süßigkeiten oder ein Eis bekam, wenn ich bei einem Arzttermin, bei langweiligen Familientreffen oder in der Kirche brav gewesen war! Eltern haben es sehr schwer und Essen ist oft die schnellste und wirksamste Methode, Verhalten zu regulieren!

Aber anders, als wenn man einen goldenen Stern bekommt, aktiviert Essen das Belohnungszentrum unseres Gehirns.[51] Verhaltensweisen, die unsere Chancen zu überleben erhöhen (ob die des Individuums oder der Spezies), lösen eine Reaktion in unserem Belohnungszentrum aus. Das Belohnungszentrum funktioniert, indem eine bestimmte Reihe Strukturen im Gehirn als Reaktion auf den Neurotransmitter Dopamin aktiviert werden. Dopamin sorgt dafür, dass wir uns gut fühlen, daher fühlt sich alles, was die Freisetzung von Dopamin auslöst, für uns wie eine Belohnung an.

Das Belohnungssystem beeinflusst unser Verhalten, da es darauf programmiert ist, uns zu Aktivitäten anzuspornen, die Dopamin freisetzen – das heißt, wir wollen die gleiche Sache noch mal machen, um dieses angenehme Gefühl zu bekommen. So lernte Mo, dass er Belohnungen erhielt, wenn er ein »guter Junge« war, meist in Form von sehr schmackhaftem Essen, das das Belohnungssystem seines Gehirns in Gang setzte. Auf diese Weise wurde er dazu motiviert, diese Art Verhalten fortzusetzen, nicht nur als Kind, sondern auch als Erwachsener. Aber es ist eine große Belastung, sich immer um alle anderen zu kümmern, daher überaß sich Mo, als er zu mir kam, so häufig, dass dies ernsthaft seiner Gesundheit und seinem Wohlbefinden schadete.

BAA-Methode Schritt 2: Akzeptanz

Wir selbst sind der Grund, aus dem wir essen

Als Jugendlicher hat Mo seine Rolle als Beschützer nicht nur seines Bruders, sondern aller, die ihm im Leben wichtig waren, vollständig verinnerlicht. Die positive Verstärkung, die er in Form von Lob, Liebe, Wertschätzung und Essen bekommen hat, war für ihn so bedeutsam, dass er selbst dann, als die negativen Seiten des Essens sich zu Bluthochdruck, zu hohen Cholesterinwerten und einer Prädiabetes auswuchsen, keinen Unterschied mehr sehen konnte zwischen seinem Essverhalten und seiner Selbstwahrnehmung. Er selbst war der Grund, aus dem er aß. Nachdem er dies als Ausgangspunkt für eine Veränderung akzeptiert hatte, setzten wir als Unterstützung für die zweite Phase der BAA-Methode eine große Dosis Selbstmitgefühl ein. Hier folgt eine Übung, die Sie durchführen können, wenn Sie unter von kleinen Traumata geprägtem Essverhalten leiden, und auch, wenn Sie versuchen, Aspekte Ihrer Identität zu entwirren, die Ihnen nicht länger dienlich sind.

Übung: achtsames Selbstmitgefühl

Mo hatte sehr mit Akzeptanz zu kämpfen und machte es sich selbst wegen vieler Dinge schwer, darunter wegen seines Gefühls, seine Familie im Stich zu lassen und nicht stark genug zu sein, und natürlich wegen seines Gewichts. Daher schlug ich ihm eine Achtsamkeitsübung vor, bei der es um die Entwicklung von Selbstmitgefühl geht. Viele Aspekte der Achtsamkeit stammen aus der traditionelleren Meditation innerhalb des Buddhismus, wir konzentrierten uns in diesem Fall auf »Metta«, was so viel bedeutet wie platonische Liebe, Freundlichkeit, Wohlwollen, Wohltätigkeit, Frieden und Harmonie. Es gibt eine überraschende Wendung, lesen Sie also weiter.

- Wie immer beginnen Sie mit ein paar tiefen Atemzügen bis ins Zwerchfell, um Körper und Geist zu beruhigen.
- Als Nächstes nehmen Sie Ihre Gegenwart wahr, indem Sie in Ihren Körper hineinspüren. Der einfachste Weg ist, mit dem Atem zu beginnen – achten Sie einfach darauf, wie sich das Einatmen und Ausatmen anfühlt. Erforschen Sie dieses Gefühl mit Neugier und Offenheit. Dann suchen Sie Ihren Körper nach anderen Empfindungen ab, zum Beispiel Angespanntheit, Härte oder Schwere.
- Nun denken Sie an jemanden, der Ihnen viel bedeutet. Sammeln Sie diese Gefühle von Metta, das Mitgefühl, die Liebe, die Wärme, die Freundlichkeit, und wickeln Sie sich darin ein. Stellen Sie sich vor, wie Sie diese Person, die Sie so sehr schätzen, in einer sanften Umarmung umschließen.
- Als Nächstes konzentrieren Sie Ihre Gedanken auf folgende Aussagen:

Möge ____ (Name einfügen) auf ihrer/seiner Lebensreise glücklich und frei sein.

Möge ____ auf ihrem/seinem Weg durchs Leben Ruhe, Harmonie und Gelassenheit erleben.

Möge ____ an ihre/seine innere Stärke glauben und die Herausforderungen des Lebens bewältigen.

Möge ____s persönliches Leiden nachlassen und verschwinden.

- Dann konzentrieren Sie sich wieder auf Ihre Sinneseindrücke. Wie fühlen Sie sich jetzt? Welche körperlichen Empfindungen können Sie wahrnehmen? Vielleicht hat Ihr Atem sich verlangsamt, oder die Anspannung in Ihrem Rücken ist verschwunden. Vielleicht fühlen Sie sich etwas leichter, heller. Sie könnten sogar lächeln, zumindest im Geiste.
- Als Nächstes richten Sie Ihre Aufmerksamkeit auf die Bilder, die Sie vor Ihrem inneren Auge sehen können, wenn Sie an diese Person denken. Können Sie sehen, wie sie lächelt, lacht und sich frei fühlt? Betrachten Sie auch dieses geistige Bild mit nicht wertender Neugier.
- Jetzt kommt die Überraschung. Denken Sie sich die geliebte Person weg und setzen Sie sich selbst in diesen Rahmen. Fügen Sie bei den genannten Aussagen sich selbst in die Leerstelle ein:

  Möge ich auf meiner Lebensreise glücklich und frei sein.

  Möge ich auf meinem Weg durchs Leben Ruhe, Harmonie und Gelassenheit erleben.

  Möge ich an meine innere Stärke glauben und die Herausforderungen des Lebens bewältigen.

  Möge mein persönliches Leiden nachlassen und verschwinden.
- Schließlich lenken Sie zum Abschluss Ihre Aufmerksamkeit wieder auf Ihren Atem. Konzentrieren Sie sich einige Momente auf das Gefühl, einzuatmen und den Atem dann gleichmäßig ausströmen zu lassen, bevor Sie die Übung beenden.

Diese Übung kann eine unglaublich wirkungsvolle, wenn auch anfangs vielleicht unangenehme Technik sein, um Selbstmitgefühl zu entwickeln. Mo reagierte ziemlich irritiert, als wir das Gefühl von Metta auf ihn selbst lenkten, denn er war es nicht gewohnt, überhaupt an sich selbst zu denken, erst recht nicht mit Liebe und Zärtlichkeit! Aber er blieb dabei, anfangs um seiner Familie willen, doch mit der Zeit veränderten sich seine Haltung, sein Augenkontakt und seine Präsenz. Es war klar, dass Mo die zweite Phase der BAA-Methode geschafft hatte.

Geben Sie Ihrer Identität eine Nachsilbe

Die Forscherinnen Amanda Brouwer und Katie Mosack führten eine faszinierende Studie durch, die zeigt, wie das Thema des von kleinen Traumata geprägten Essverhaltens auf andere Art angegangen werden kann, nämlich indem man sein eigenes Identitätsbewusstsein durch kleine Abwandlungen des inneren Selbstgesprächs verändert.[52] Mit der Untersuchung wollten die Forscherinnen herausfinden, ob allein das Hinzufügen der Nachsilbe »-er« oder »-erin« an eine gesunde Absicht das Verhalten der Menschen beeinflussen könnte. Eine Gruppe Freiwilliger wurde gebeten, eine Liste mit Aussagen zu ihrer Identität bezogen auf ihre Gesundheitsziele zu erstellen – das heißt, wenn ihr Ziel war, mehr Obst zu essen, wurden sie zu »Obstessern« oder »Obstesserinnen«, wenn sie mehr Sport treiben wollten, wurden sie zu »Sportlern« oder »Sportlerinnen« und so weiter. Durch die Endung »-er« oder »-erin« wurden sie zu aktiven »Machern« oder »Macherinnen« in Bezug auf ihre Ziele. Das Ergebnis war, dass die »Macher« in den Monaten nach der Identitätskorrektur öfter gesundes Essen zu sich nahmen und ihr anderes auf ihre Ziele bezogenes Verhalten verstärkten, verglichen mit den Personen der Kontrollgruppe, denen nur die normalen Ernährungsempfehlungen gegeben worden waren.

Seine eigenen inneren Selbstgespräche zu lenken und dann dieses neue Skript nach außen zu kommunizieren, ist noch ein anderes großartiges Werkzeug, um seine Identität zu verändern. Das ist viel mehr als »Täusch es vor, bis es stimmt«, denn unser Glaube an uns selbst beeinflusst unser Verhalten. Vielleicht fühlen Sie sich aber auch nervös, wenn Sie zum ersten Mal Ihre neue Identität ausprobieren sollen – und das ist verständlich –, deshalb kann es hilfreich sein, in der Aktionsphase der BAA-Methode zunächst mit einem Verhaltensexperiment das Terrain zu sondieren.

BAA-Methode Schritt 3: Aktion

Kurzfristige, lösungsorientierte Strategien zur Bewältigung von Essattacken

Essattacken können sich überwältigend anfühlen, aber sie sind kurz und dauern normalerweise nur ein paar Minuten – daher kann Ablenkung eine gute kurzfristige Methode sein, um Essverhalten zu verändern.[53] Auch wenn Ablenkung manchmal als nicht zielführend zum Meistern der Herausforderungen des Lebens angesehen wird, ist sie doch eine gute Strategie in Bezug auf Essattacken, weil sie die Zeit zu überbrücken hilft, bis die Attacke nachlässt. Hier sind einige kurze, wirksame Ablenkungsmethoden, um Ihre Aufmerksamkeit umzulenken, bis der Essimpuls vorbeigegangen ist.

Die Essattacke »wegspielen«

Dieses eine Mal schlage ich vor, Ihr Smartphone herauszuholen, da das Spielen eines mental fordernden Spiels wie Wordle oder Tetris Ihre Aufmerksamkeit und Ihre kognitiven Ressourcen von der Beschäftigung mit Essen abzieht. Natürlich können Sie auch ganz altmodisch ein Papierkreuzworträtsel zur Hand nehmen – was auch immer bei Ihnen am besten funktioniert!

Festigen Sie Ihre Willenskraft

Studien haben gezeigt, dass das Anspannen oder Zusammenziehen einer Muskelgruppe Ihre Willenskraft stärken kann und so hilft,

Essensversuchungen zu widerstehen. Auch die Toleranzschwelle für körperlichen Schmerz kann so erhöht werden und es wird einfacher, widerwärtige Medizin zu nehmen und emotional schwierige Botschaften zu verarbeiten.[54] Diese Art der verkörperten Kognition kann vor allem helfen, wenn man nachhaltige, langfristige Veränderungen bei Essensmustern erreichen will. Spüren Sie also das nächste Mal eine Heißhungerattacke, ballen Sie eine Faust und aktivieren Sie Ihren inneren Rocky!

Drücken Sie den Pausenknopf auf Ihrer mentalen Fernbedienung

Ein verbreitetes Symptom des Kleine-Traumata-Essens ist, mechanisch wie auf Autopilot zu essen. Aber wir können die Kontrolle darüber wiedererlangen, was wir in unsere Münder stopfen, indem wir eine mentale Fernbedienung benutzen. Dies ist eine Technik, die Spaß macht und mit der Sie herumspielen können. Als Vorbereitung stellen Sie sich vor, Sie haben eine Fernbedienung im Gehirn – malen Sie sich aus, wie sie aussieht, beschwören Sie im Geiste die Knöpfe herauf, dazu zählen Pause, Play, Vor- und Zurückspulen. Wenn Sie nun das nächste Mal eine Heißhungerattacke haben und nach beruhigenden Snacks greifen wollen:

Drücken Sie im Geiste den Pausenknopf auf Ihrer inneren Fernbedienung und frieren Sie die Wirklichkeit ein – mit anderen Worten, stoppen Sie, was Sie gerade tun!

Nehmen Sie sich einen Moment und treten Sie aus sich selbst heraus, indem Sie sich vorstellen, dass Sie diese Szene von außen beobachten.

Als Nächstes drücken Sie im Geiste den Play-Knopf und schauen Sie zu, wie sich dieser erste Akt abspielt – beobachten Sie sich selbst von oben, wie Sie die Schokolade verschlingen, und denken Sie darüber nach, wie sich das anfühlt. Wahrscheinlich gibt es einen kurzen Moment der Befriedigung, aber was folgt darauf?

Dann atmen Sie tief ein und drücken Sie den Vorspulknopf, um diese Szene schnell weiterlaufen zu lassen bis zu der Zeit, nachdem Sie Ihrem Heißhunger nachgegeben haben, vielleicht etwa eine Stunde später.

Sie befinden sich jetzt im zweiten Akt Ihres Kopfkinos. Fragen Sie sich: Wie fühle ich mich? Sind Sie enttäuscht von sich selbst? Frustriert, voller Selbstverachtung oder Schuldbewusstsein? Seien Sie ehrlich mit sich selbst und denken Sie daran, wie Sie sich normalerweise nach diesem Essverhalten fühlen. Diese Gefühle können stark sein, aber versuchen Sie, sie nicht beiseitezuschieben, da sie Ihnen helfen können.

Nachdem Sie nun die Zukunft gesehen haben, drücken Sie den Zurückspulknopf zur Rückkehr in die Gegenwart. Spielen Sie noch einmal den ersten Akt ab, aber dieses Mal geben Sie Ihrem Heißhunger nicht nach. Stattdessen überprüfen Sie, ob Sie tatsächlich ein körperliches Hungergefühl verspüren oder ob Sie gerade dabei sind, aufgrund kleiner Traumata zum Essen zu greifen. Denken Sie daran, dass solche Heißhungerattacken in ein paar Minuten vorüber sind.

Fragen Sie sich wieder: Wie fühle ich mich? Vielleicht stark, beherrscht und gefestigt?

Schließlich ist es Zeit, den Play-Knopf für die Wirklichkeit zu drücken. Entscheiden Sie nun bewusst, welche Aktion Sie in Ihrem realen Lebenskino durchführen wollen. Sie haben ganz sicher die Fähigkeit, den dritten Akt zu verändern – Sie selbst haben das letzte Wort!

In dieser Übung geht es darum, Ihre Gedanken, Ihre Gefühle und Ihr Verhalten ganz bewusst wahrzunehmen, um die Kontrolle über

Ihr Handeln wiederzuerlangen. Dies wird sich auf Ihr ganzes Leben auswirken. Sie können diese »Fernbedienungstechnik« also nicht nur anwenden, um zombiemäßiges, gedankenloses Essen zu überwinden, sondern auch um alltägliche Gewohnheiten zu verändern, die Ihnen nicht länger dienlich sind.

Längerfristige Aktionen, um emotionales Essen zu überwinden

Weil Essen ein so fester Bestandteil unserer sozialen Welt ist und mit unserer Vorstellung von uns selbst in Beziehung zu anderen zusammenhängt, kann es sein, dass wir Angst davor haben, etwas daran zu ändern, was und wie wir vor unseren Freunden, unserer Familie oder anderen Menschen essen. Wir könnten Befürchtungen haben, dass wir gehänselt oder gedemütigt werden, dass wir liebe Menschen beleidigen, oder wir möchten nur vermeiden, die Veränderung unseres Essverhaltens erklären zu müssen. Aber diese befürchteten Reaktionen sind selten so schlimm, wie wir denken – eine gute Methode, um diese vermeintlichen Hindernisse für unsere Veränderung auf den Prüfstand zu stellen, ist ein Verhaltensexperiment.

Probieren Sie mit einem Verhaltensexperiment aus, ob Ihnen Ihre neue Identität passt

Die größte Herausforderung für Mo war, seine Essensmuster in Familiensituationen zu verändern – er wollte nicht, dass seine Angehörigen sich Sorgen wegen seiner Gesundheit machten, denn schließlich war er der Versorger und Beschützer. Auch wollte Mo seine Mutter nicht beleidigen, indem er Essen ablehnte. Diese Befürchtungen waren eine bedeutende mentale Mauer, die ihn daran hinderte, sein auf kleinen Traumata beruhendes Essverhalten zu überwinden. Das Wichtige daran war, dass diese Reaktionen seiner Familie nur auf Erwartungen und Vorhersagen von Mo basierten. Er hatte keine tatsächliche Erfahrung damit, was passieren würde, sollte er das Dessert nicht essen, denn er hatte bei einer Mahlzeit in Gesellschaft noch nie ein Dessert abgelehnt.

So oft sehe ich ähnliche Szenarios und auch ich selbst musste mich erst ermutigen, um ein Verhaltensexperiment durchzuführen, das meine eigenen Annahmen bezüglich bestimmter Situationen und der Reaktionen anderer testen sollte! Am häufigsten sehe ich Probleme damit, Nein zu sagen und gesunde Grenzen zu setzen – zum Beispiel bei Menschen, die aufgrund ihrer Neigung, anderen gefallen zu müssen, am Ende sind, oder die fürchten, dass sie soziale Bindungen und ihren Platz darin verlieren, wenn sie einmal Nein sagen. Auch Alkohol ist ein häufiger Knackpunkt, weil viele so tun, als könnte man ohne einen Drink keinen Spaß haben oder als wäre eine Party langweilig, stressig oder öde, wenn die Konversation nicht mit einem Drink geölt wird. Deswegen ist das Verhaltensexperiment eine meiner liebsten Übungen. Mit Mo arbeiteten wir einen Plan aus, um seine Annahmen zu testen. Sie können diese Übung selbst durchführen, indem Sie diese Schritte befolgen: Nehmen Sie ein Stück Papier und teilen Sie es in drei Spalten ein – das Aufschreiben hilft, weil die Aktion, etwas mit dem Stift zu Papier zu bringen, die eigene Vorstellung konkreter werden lässt. Gut ist auch, ein knallhartes Protokoll zu haben, schließlich führen wir hier ein wissenschaftliches Experiment durch!

- Nun notieren wir unsere **experimentelle Situation** – dies ist die Petrischale, in der Sie Ihre Vorhersage testen, mit der wir uns als Nächstes befassen. Schauen Sie sich in der folgenden Tabelle die Situation an, für die Mo sich entschied.
- Als Nächstes kommt Ihre **Vorhersage**, wie sich die Situation Ihrer Meinung nach entwickeln wird. Schreiben Sie alle

Schwierigkeiten auf, mit denen Sie rechnen, von wem Sie diese erwarten und wie genau Sie sich diese vorstellen.

Nun, da Sie die experimentellen Bedingungen und Ihre Vorhersagen festgehalten haben, überlegen Sie, welche **Hilfsmittel** Ihnen zur Verfügung stehen könnten, um mit auftauchenden Schwierigkeiten umzugehen. Das ist wichtig, weil wir nicht wollen, dass Sie ohne Rettungsweste ins tiefe Wasser springen!

Nachdem Sie das Experiment durchgeführt haben, denken Sie über das tatsächliche **Ergebnis** nach und dokumentieren Sie es. Dazu gehört, was an dem Tag passiert ist, die Reaktionen der anderen und wie Sie sich dabei gefühlt haben.

Und schließlich fassen Sie das Wichtigste aus diesem Verhaltensexperiment zusammen – gab es einen Unterschied zwischen Ihrer Vorhersage und dem Ergebnis? Das sollte das sein, was Sie aus dem Experiment gelernt haben und auf Ihrer Reise mitnehmen können.

Experimentelle Situation	Wir gehen zu meiner Mutter für unser regelmäßiges Familienmittagessen am Sonntag – alle werden da sein, auch mein Bruder und meine Schwester mit ihrer Familie.
Vorhersage	Meine Mutter wird den ganzen Vormittag damit zugebracht haben, das Essen vorzubereiten, und sie wird erwarten, dass ich genauso esse wie immer. Mein Bruder wird wahrscheinlich irritiert und bestürzt sein, wenn er den Unterschied in meinem Verhalten bemerkt. Ich denke, meine Schwester wird auch besorgt sein, und das kann dazu führen, dass alle sich unwohl fühlen.
Hilfsmittel	Meine Frau ist meine größte Stütze, also werde ich ihr sagen, was ich vorhabe, bevor wir zum Essen gehen. Dann kann sie mich unterstützen, falls diese Vorhersagen eintreffen.

Ergebnis	Meine Mutter und die anderen Familienmitglieder merkten, dass ich nicht so viel aß wie sonst. Aber was mich schockierte, war, dass sie erleichtert waren. Es stellte sich heraus, dass sie sich schon Sorgen wegen meines Gewichts gemacht hatten, aber dachten, sie würden meine Gefühle verletzen, wenn sie es erwähnten. Es war eine emotionale Situation und für mich etwas unangenehm, weil ich es nicht gewohnt bin, mich auf diese Art zu öffnen. Es machte mir wirklich deutlich, unter was für einem Druck ich gestanden hatte.
Schlussfolgerung	Ich muss nicht immer der Starke sein. Ich bin stark, aber meine Familie will mir helfen. Vielleicht muss ich nicht dauernd diese Maske tragen.

Mo entdeckte, dass seine Erwartungen und Vorhersagen weit von dem entfernt lagen, was tatsächlich geschah. Diese Erfahrung war nicht einfach für ihn, denn es war eine große Herausforderung für Mo, sich vor denjenigen, um die er sich kümmerte und die er so lange beschützt hatte, verletzlich zu zeigen. Er erkannte jedoch, dass seine Beziehungen zu der Familie genau unter dem gelitten haben, wovor er sie zu beschützen glaubte. Er selbst hatte verhindert, dass seine Familie ihm so nah war, wie er sich das eigentlich wünschte.

So kann diese »wissenschaftliche« Methode des Vorhersagentestens uns zeigen, dass sogar Menschen, die wir durch und durch zu kennen glauben, genau aus demselben Grund ihre wahren Gefühle vor uns verbergen: um vermeintlichen Schmerz zu vermeiden. Den ersten Schritt zu tun und auf diese Art zu experimentieren, kann entscheidend dafür sein, sich selbst und seine Lieben von kleinen Traumata zu befreien.

Dr. Megs Tagebuchvorschläge für emotionales Essen

1. Was soll Essen für mich bewirken?

2. Wovon könnten Sie mehr tun, um für sich selbst zu sorgen? Erkunden Sie mindestens drei Optionen, die nichts mit Essen zu tun haben.

3. Ich fühle mich wie »ich selbst«, wenn …

KAPITEL 7 – QUINTESSENZ

Essen und dessen Verzehr sind auf vielfältige Art mit kleinen Traumata verwoben – als eine Form der Selbstberuhigung, der Belohnung und der Identität –, und es ist ein Thema kleiner Traumata, das in der Regel im frühen Leben seinen Anfang nimmt. Das ist nicht weiter erstaunlich, da wir Essen zum Überleben brauchen, aber in einer Welt, in der man rund um die Uhr leichten Zugang zu energiereichen Lebensmitteln hat, ist es immer schwerer geworden, unseren Verzehr zu mäßigen. Und weil so ein großer Teil unseres Essverhaltens sozusagen auf Autopilot abläuft, ist der Schlüssel hierbei, sich unsere Essensmuster bewusst zu machen, Akzeptanz zu entwickeln und aktiv zu werden, um die Kontrolle darüber wiederzuerlangen.

KAPITEL 8

Was hat Liebe damit zu tun?

In diesem Kapitel werden wir uns mit Folgendem beschäftigen:

- die verschiedenen Arten von Liebe
- Traumata durch Betrug
- Neid und Eifersucht
- welchen Schaden unsere Vorstellung von Liebe anrichten kann
- Methoden, um neu lieben zu lernen

Wie so viele Menschen wuchs ich mit Hollywood-Filmen und ähnlich geschönten Märchen auf – von denen die meisten die wahre Liebe als das Heilmittel für alle Leiden darstellen. Während ich mit Erleichterung sehe, dass sich einige Stereotypen (vor allem Geschlechternormen) mit der Zeit verändern, herrscht noch immer eine bestimmte Vorstellung der romantischen Liebe vor – dass es da draußen eine einzige Person gibt, die einen verstehen und ergänzen wird. Und doch gibt es viele verschiedene Arten Liebe und daher auch verlorener Liebe.

Olivia war untröstlich – von grenzenlosem Kummer erfüllt, weil eine lange Beziehung zerbrochen war. Aber es war nicht die Art Trennung, an die man vielleicht zuerst denkt – Olivia war nicht von ihrem Ritter in glänzender Rüstung verlassen worden; sie litt unter einem tiefen Gefühl der Trauer, weil eine Freundschaft zerbrochen war. Dies erzählte Olivia mir:

> *Ich komme mir so albern vor, das überhaupt zu sagen. Ich weiß, es sollte keine so große Sache sein, aber da Sie mich baten, an etwas zu denken, was mich verändert hat, ist es das hier. Und ich scheine einfach nicht darüber hinwegkommen zu können.*
>
> *Vor ein paar Jahren hatte ich diese enge Freundin. Wir verbrachten viel Zeit miteinander und chatteten jeden Tag oder schrieben uns über WhatsApp. Zu dieser Zeit machte ich eine künstliche Befruchtung durch und ihre Unterstützung für mich war fantastisch, weil die Behandlung letztlich ergebnislos war, und das war für mich noch mal eine ganz andere Reise. Und deswegen ist das diese Sache, die ich einfach nicht verstehen kann – das war eine große Geschichte, ein riesiger Verlust und einer, an den ich mich gewöhnen musste, der in meinem Leben ein totales Chaos angerichtet hat, aber jetzt ist es wieder okay, ich habe etwas Frieden damit geschlossen. Was für mich so schwierig ist, worüber ich nicht hinwegkomme und weshalb ich zu Ihnen gekommen bin, ist die Sache mit dieser Freundin, die ich für eine wahre Freundin gehalten habe. Sie wurde nämlich nach all dem schwanger und hat es mir nicht erzählt. Ich habe es durch einen Post auf Facebook erfahren, wo eine andere ihrer Freundinnen es erwähnt hat. Sie selbst hat kein Ultraschallbild oder irgend so etwas gepostet. Und das hat mich umgehauen, absolut umgehauen. Nicht dass sie schwanger war, ich habe mich total für sie gefreut, aber dass sie es mir nicht erzählt hat und ich es auf diese Art herausfinden musste. Ich*

kann gar nicht ausdrücken, wie schmerzhaft das war, und es macht mir immer noch zu schaffen – ich habe das Gefühl, ich kann niemandem mehr vertrauen, und ich geh nicht raus und treffe mich mit Leuten, jedenfalls nicht mit neuen. Und ich kann mit niemandem darüber sprechen, denn sogar während ich das hier jetzt sage, glaube ich, dass die meisten annehmen würden, dass ich nur verbittert und eifersüchtig bin – aber ich versichere Ihnen, das bin ich nicht, ich fühle mich nur am Boden zerstört, dass ich die ganze Zeit mit ihr geredet habe und sie es nicht erwähnt hat. Und jetzt sprechen wir nicht mal mehr miteinander.

Diese Beschreibung eines kleinen Traumas ist klassisch – tief drinnen wissen wir, dass uns etwas sehr verletzt hat, aber wir missachten das Trauma und meinen, es sei keine Aufmerksamkeit und kein Mitgefühl wert. Oder wir befürchten, dass andere negative Urteile über uns fällen und falsche Annahmen treffen würden. Und wie schon mehrmals in diesem Buch erwähnt, wirken kleine Traumata kumulativ und lösen häufig weitere Reaktionen aus – ein kleines Trauma kann eine ganze Kette an Gedanken und Handlungen in Gang setzen, die uns davon abhalten, im Leben voranzuschreiten.

In Olivias Fall beschäftigten wir uns zunächst damit, ob die Tatsache, dass ihre Freundin ihre Schwangerschaft nicht erwähnt hatte, als Betrug aufgefasst werden könnte. Sie selbst stellte dies infrage: »Es ist ja nicht so, als wären wir ein Paar und sie hätte mich betrogen oder so etwas.« Aber es gibt viele Arten von Liebe, die uns alle großen Kummer bereiten und ein Gefühl von Betrug hervorrufen können.

Fokus auf kleine Traumata: Betrugstrauma

Wenn wir von jemandem betrogen worden sind, kann sich das anfühlen, als würde uns plötzlich der Boden unter den Füßen weggezogen – was wir für eine solide Grundlage aus Vertrauen und Sicherheit hielten, ist zerbrochen, und das kann eine starke Wirkung auf einen Menschen haben. Der emotionale Schmerz, der sich nach einem Betrug einstellt, kann sich anfühlen wie eine körperliche Wunde und anhaltende psychische Narben hinterlassen, wenn er nicht angemessen verarbeitet wird.

Ein Betrugstrauma kann in der Kindheit entstehen, denn das ist die wichtigste Zeit für die Etablierung von Beziehungsfähigkeit. Wenn Fürsorge und Betreuung in der frühen Kindheit unbeständig und nachlässig sind, kann infolgedessen ein unsicherer Bindungsstil entstehen, der es Menschen später im Leben auf verschiedene Arten schwer macht, emotionale Bindungen einzugehen. Ein Betrugstrauma kann jedoch auch später im Leben entstehen, in romantischen Beziehungen, engen Freundschaften und auch innerhalb der Familie, selbst wenn alle schon erwachsen sind. Oft denken wir bei Betrug an romantische Partnerschaften, aber ein Vertrauensbruch in anderen engen Beziehungen kann eine genauso große Wirkung entfalten wie Untreue in Paarbeziehungen.

In diesem Sinn kann ein Betrugstrauma mit vielen Vorfällen in Zusammenhang stehen, darunter Treulosigkeit, Lügen, Betrug (körperlich oder emotional), Klatsch oder anderen Verhaltensweisen, die die enge Bindung in einer Beziehung beschädigen. Das ist so, weil wir evolutionär gesehen soziale Wesen sind, die für die Sicherheit und das Überleben auf die

Gruppe angewiesen sind. Heutzutage brauchen wir andere nicht unbedingt, um Raubtiere oder Feinde abzuwehren, aber unser Gehirn ist noch auf die gleiche Art wie bei unseren Vorfahren programmiert. Deswegen kann sich ein Betrug so dramatisch anfühlen – er stellt eine vermeintliche Bedrohung für unser Überleben dar.

Die Philosophie und Systematik der Liebe

Wie Olivia denken wir oft, dass die einzige Liebe, auf die es ankommt, die verklärte, romantische Art von Liebe ist – man fällt in jemandes Arme und fühlt sich sofort zu Hause, die Liebe auf den ersten Blick, dieses »Ich wusste es beim ersten Hallo«, »der Eine und Einzige«. Aber dieses Verständnis von Liebe erweist unserem emotionalen Wohlbefinden einen schlechten Dienst, denn tatsächlich gibt es viele Arten von Liebesverbindungen.

In der Philosophie, Theologie, Mythologie und im allgemeinen Bewusstsein wird Liebe in Kategorien eingeteilt – manche sprechen von vier, andere von sieben –, die uns alle helfen können, die Komplexität unserer Beziehungen zu verstehen. Auch wenn die unten beschriebenen Kategorien in der Psychologie nicht häufig angewandt werden, enthalten sie doch nützliche soziokulturelle Informationen, denn diese verschiedenen Liebesarten sehen wir im Film, in der Kunst, der Musik und anderen Medien, die wir alle täglich konsumieren, immer wieder porträtiert:

Eros (romantische Liebe) – im Englischen wird das Sich-Verlieben als »falling in love« bezeichnet und der Ausdruck »in Liebe fallen« kommt nicht von ungefähr. In der griechischen Mythologie hieß der kleine Cherub, den wir heute Cupido oder Amor nennen, ursprünglich Eros und war der Gott der romantischen, erotischen Liebe. Mit seinen goldenen Pfeilen konnte der freche Cupido in einem Menschen diese intensive, leidenschaftliche Form der Liebe auslösen – die einherging mit einer so glühenden Sehnsucht, dass das Gefühl als eine Art Verrücktheit betrachtet wurde, das in der berühmten Geschichte von Helena und Paris zum Fall von Troja führte.[55] Trifft einen also dieser Pfeil, kann diese irrationale Art von Lust und das Begehren, einander zu besitzen, auch zu unserem Untergang führen.

Philia (Freundschaft) – dies ist eine auf Freundschaft beruhende Liebesart, die zum Fokus hat, dass man einer anderen Person das Beste im Leben wünscht. Diese Form geteilten Wohlwollens ist ebenbürtig und basiert auf einem unerschütterlichen Gefühl von Vertrauen und Kameradschaft. Philia kann Teil einer sexuellen oder auch platonischen Partnerschaft sein. Oft stellen wir uns diese Form freundschaftlicher Liebe als das vor, was sich in romantischen Beziehungen nach Eros entwickelt, aber sie kann auch davor vorhanden sein und zu gesteigerter Selbstwahrnehmung, Wahrhaftigkeit und Einsicht führen. Man nimmt an, dass diese Art wahrer Freundschaft durch positive soziale Unterstützung sowohl die körperliche als auch die mentale Gesundheit schützt.

Storge (familiäre Liebe) – bei dieser Art geht es um die Familie und die bedingungslose Liebe, die Eltern für ihre Kinder empfinden. Ähnlich wie bei Philia möchte der Liebende nur das Beste für den anderen, aber diese Liebe ist asymmetrisch, da Kinder natürlicherweise egozentrisch sind und diese Art fürsorgliche Liebe nicht gleichermaßen zurückgeben können. Storge ist entscheidend für das Überleben der Spezies, da Babys und Kinder Liebe und Fürsorge brauchen, auch wenn sie ein Verhalten an den Tag legen, das in anderen Beziehungsdynamiken vielleicht nicht akzeptabel wäre.

Agape (Liebe für die Welt) – hier geht es um universelle Liebe, zum Beispiel die Liebe zur Menschheit, zur Natur oder eine religiöse Liebe zu einem Gott. Wesentlich für Agape ist Altruismus; man hilft anderen ohne die Erwartung, etwas zurückzubekommen, daher wird es als eine selbstlose Art der Liebe angesehen.

Ich finde diese Liebeskategorien hilfreich, um von der Vorstellung wegzukommen, dass es bei Liebe immer nur um »den Einen« oder »die Eine« geht. So gibt es im Leben viele geliebte Personen in allen der oben genannten Gruppen, was bedeutet, dass wir uns nicht dem von Hollywood ausgehenden Druck fügen müssen, den *einen* Märchenprinzen oder die *eine* Märchenprinzessin zu finden, der oder die plötzlich wie durch Zauberei alles in unserem Leben in Ordnung bringen wird.

Fokus auf kleine Traumata – toxische Freundschaften

Genau wie romantische und familiäre Beziehungen können auch Freundschaften toxisch sein – aber wir sprechen weit weniger darüber als über toxische Partnerschaften und genau deswegen sind sie oft ein Hinweis auf ein kleines Trauma. Nicht alle Freundschaften enden, weil sie toxisch sind, und manchmal ist es schwierig zu erkennen, ob eine Beziehung sich auf toxische Art verändert hat, vor allem, wenn die Veränderung nach und nach über eine längere Zeitspanne geschehen ist. Hier sind einige hauptsächliche Anzeichen dafür – Warnsignale –, dass eine Freundschaft vielleicht ungesund geworden ist:

- Ihr Freund hat begonnen, Ihre Einstellungen und Werte schlechtzureden, obwohl er weiß, dass sie Ihnen wichtig sind.
- Ihr Freund hat eine Ihrer persönlichen Grenzen überschritten, was ein Betrugstrauma verursachte.
- Sie bekommen den Eindruck, dass Ihr Freund Sie verurteilt – zum Beispiel durch abfällige Bemerkungen über Ihr Aussehen oder Ihre Kleidung, über Ihre anderen Beziehungen, die Arbeit oder Kleinigkeiten, die Sie selbst kaum bemerken.
- Ihr Freund wirft Ihnen vor, überempfindlich zu sein, wenn Sie sich über seine Handlungen oder Bemerkungen ärgern, und untergräbt so Ihre Gefühle und Ihr Erleben.
- Sie fangen an, sich von Ihrem Freund herabgesetzt oder erniedrigt zu fühlen, vor allem vor anderen und auf den sozialen Medien.
- Wenn Sie reden, haben Sie den Eindruck, Ihr Freund hört Ihnen nicht zu, oder er scheint sichtlich gelangweilt von der Unterhaltung zu sein, sodass Sie keine Lust mehr zum Reden haben.
- Die Freundschaft fühlt sich einseitig an, der einzige Kontakt ist der, den Sie selbst anbahnen.
- Ihr Freund hält Sie mit »Breadcrumbing« bei der Stange. Sie bekommen gerade genug Brotkrümel (englisch »breadcrumbs«, daher der Name), damit Sie die Freundschaft nicht aufgeben – zum Beispiel ab und zu eine Textnach-

richt, einen Anruf oder ein Treffen –, was bei Ihnen zu Verwirrung und Enttäuschung führt, da es zu wenig ist, um eine solide Beziehung aufrechtzuerhalten.

Toxische Freundschaften können einen schädigenden Einfluss auf Ihr Selbstwertgefühl, Ihr Selbstvertrauen und Ihre emotionale Energie haben, daher lohnt es sich, diese zerstörerischen Beziehungen in Ihrem Leben zu identifizieren und sie, wenn es angebracht ist, aufzugeben (siehe die Aktionen unten). Freundschaften sollten einem Energie und Trost spenden und nicht Lebenskraft rauben.

Als Olivia und ich ihre Freundschaft untersuchten, war das einzig auffallende Problem das des Breadcrumbing. Das ist ein besonders interessantes Anzeichen. Im Englischen wird ein Warnsignal als rote Fahne bezeichnet (»red flag«), unbeständiger Kontakt kann aber auch eine rosa Fahne sein. Eine rosa Fahne ist wie ein noch vor dem Warnsignal auftauchendes, nicht so starkes Vorzeichen. Wenn zum Beispiel der Benzintank Ihres Autos sich leert und die Lampe dafür aufleuchtet, wissen Sie, dass Sie noch eine gewisse Menge Benzin haben, mit der Sie auf jeden Fall bis zur nächsten Tankstelle kommen. Rosa Fahnen in Beziehungen *können* ein Hinweis auf Toxizität sein, müssen es aber nicht. Sie sind jedoch ein Signal dafür, dass Sie Ihre Beziehung überprüfen sollten – genau wie Sie das Warnlicht für den sich leerenden Tank keinesfalls ignorieren sollten. Im Fall von Breadcrumbing könnten die mangelnde Kommunikation und der nicht stattfindende Kontakt auch andere Gründe haben, und so lohnt es sich, genauer hinzuschauen (für Olivias Fall beschreibe ich das später in diesem Kapitel).

Zunächst diente uns dies als wichtiger Ausgangspunkt, um Olivias einzigartige Konstellation kleiner Traumata zu entschlüsseln. Diese ist bei jedem Menschen unterschiedlich, sogar bei Zwillingen, nahen Freunden oder bei Menschen, mit denen wir uns am meisten identifizieren. Damit wir für den Anfang einige Hinweise bekamen, fingen wir mit dem ersten Schritt der BAA-Methode an und untersuchten, *wie* Olivia liebte.

BAA-Methode Schritt 1: Bewusstmachung

Auch wenn nicht alle kleinen Traumata sich aus unserer Kindheit ableiten, so ist Liebe doch ein Bereich, der untrennbar damit verbunden ist, welche Art Fürsorge wir in unseren frühen Jahren erfahren haben. Deswegen ist es sinnvoll, einen Aspekt in Augenschein zu nehmen, der durch viele Studien gestützt wird: Bindungsstile.

Bindung ist alles

Als Babys, Kleinkinder und Kinder ist unser Überleben vollständig abhängig davon, dass sich jemand um uns kümmert. Wir sind keine Säugetiere, die eine Stunde nach ihrer Geburt laufen oder sich selbst versorgen können, und so hat diese erste Beziehung große Bedeutung für unsere Wahrnehmung der Welt. Die Art, wie die Bezugspersonen in diesem frühen Lebensabschnitt auf unsere Bedürfnisse reagieren, prägt das, was man als »Bindungsstil« bezeichnet. Es gibt verschiedene Arten von Bindungsstilen, die wir von Kindheit an entwickeln und die beeinflussen, wie wir uns mit uns selbst und anderen fühlen und wie wir uns verhalten. Als Kinder lernen wir von unseren hauptsächlichen Betreuern etwas über menschliche Beziehungen – oft sind das unsere Mütter, aber auch Väter, Großeltern und andere Erwachsene können diese Rolle übernehmen. Konzepte wie Vertrauen, Sicherheit und das Zutrauen, die Welt zu erkunden, bilden sich aus. Diese frühe Bindung wird unterstützt durch körperliche Berührung und das Bindungshormon Oxytocin, das beruhigt und tröstet. Die vier hauptsächlichen Bindungsstile sind:

Sicherer Bindungsstil: Dabei verfügt eine Person über das innere Vertrauen, dass die anderen wohlwollend auf sie reagieren werden, die Welt ist für diese Person also prinzipiell ein sicherer Ort. Beziehungen zwischen Erwachsenen sind später meist vertrauensvoll und anhaltend, und in allen Arten von Liebe werden Gefühle ehrlich miteinander geteilt, denn diese sichere Basis erlaubt es, sich verletzlich zu zeigen. Menschen mit diesem Bindungsstil finden es auch relativ leicht, bei Bedarf um Unterstützung zu bitten, und haben einen anpassungsfähigen Bewältigungsmechanismus entwickelt.

Ambivalenter Bindungsstil: Dieser kann sich entwikkeln, wenn man früh die Erfahrung macht, dass die empfangene Liebe unbeständig ist, dass die Bezugsperson zeitweise auf die eigenen Bedürfnisse eingeht, es zu anderen Zeiten jedoch an Trost und Aufmerksamkeit fehlen lässt. Beziehungen zwischen Erwachsenen können später von Anhänglichkeit und Bedürftigkeit geprägt sein, wobei die unterschwellige Sorge besteht, dass Partnern und in gewissem Ausmaß auch Freunden nicht wirklich etwas an einem liegt. Diese Furcht kann dazu führen, dass eine Person sich davor hütet, Beziehungen einzugehen, und wenn Bindungen eingegangen wurden und dann zerbrochen sind, kann die Intensität einer Trennung überwältigend sein.

Vermeidender Bindungsstil: In diesem Fall wurden die Bedürfnisse nach Fürsorge nicht angemessen befriedigt, und so entsteht die Erwartung, dass andere auf Zuneigung nicht reagieren und sie nicht erwidern. Erwachsene mit diesem Bindungsstil können Probleme mit Nähe und Intimität haben und es schwierig finden, geliebten Personen gegenüber offen ihre Gefühle zu zeigen. Ein vermeidender Bindungsstil kann auch zu wenig wahrnehmbarem Interesse an der Aufnahme von sozialen oder Liebesbeziehungen führen, und die betroffene Person wirkt auf andere möglicherweise reserviert.

Desorganisierter Bindungsstil: Der desorganisierte Bindungsstil kann sich aus dem Aufwachsen in einer unbeständigen Umgebung entwickeln, in der die Bezugsperson zwischen übergriffig und passiv schwankt, was für den Betroffenen sehr verstörend sein kann. Diese weniger verbreitete Form der Bindung kann als eine Kombination aus vermeidenden und zwiespältigen Zügen in Erscheinung treten, wie ein Spiegel der in frühen Jahren erfahrenen Liebe – mal anhänglich, dann wieder kalt.

Das Verhalten von Eltern und Betreuern gehört zu den Faktoren, die den Bindungsstil prägen, aber auch viele andere Einflüsse spielen eine Rolle – die Charaktereigenschaften der Kinder selbst können sich auf den Bindungsstil auswirken. Deshalb darf man nicht vergessen, dass dieser Prozess eine Interaktion zwischen Kind und Bezugspersonen ist. Das erklärt, wieso verschiedene Kinder aus derselben Familie völlig unterschiedliche Bindungsstile entwickeln können. Machen wir also nicht ausschließlich unsere Eltern für unseren Bindungsstil verantwortlich! Wie wir in diesem Buch schon häufig gesehen haben, sind Verständnis und bewusstes Wahrnehmen hilfreicher als Schuldzuweisungen. Familiäre Umstände, darunter große Lebensereignisse innerhalb der Familie, das Umfeld und die Kultur, alles hat hier seinen Anteil, und sogar als

Babys bilden wir viele unterschiedliche Bindungen aus, die sich auf den Bindungsstil auswirken können.

Als Olivia und ich diese Bindungsstile durchgingen, sagte sie, dass sie als Kind im Großen und Ganzen einen sicheren Bindungsstil gehabt habe. Sie hatte das Gefühl, dass ihre Bezugspersonen im Allgemeinen verantwortungsvoll und verlässlich gewesen waren, und sie hatte sich unterstützt gefühlt. *»Aber ich würde nicht sagen, dass meine Mutter eine große Umarmerin war – sie war eher so lauwarm, nicht kalt, aber auch nicht warm wie andere Mütter, die ich kannte.«* Das war eine erste Spur, denn wir alle haben das Bedürfnis nach körperlicher Berührung (siehe Kasten auf Seite 222), und so formte sich langsam ein Bild von Olivias kleinem Trauma. Ich wies darauf hin, dass Olivia vielleicht verschiedene Arten der Bindung zu ihrer Mutter und ihrem Vater haben könnte, und das schien etwas Licht in die Situation zu bringen. Sie räumte ein, dass ihre Bindung zu ihrer Mutter ambivalenter zu sein schien als die sichere Bindung, die sie zu ihrem Vater hatte.

In der Forschung zur Entwicklungspsychologie und der psychologischen Praxis ging man lange Zeit davon aus, dass uns Menschen aus unserer frühkindlichen Entwicklung ein einziger, fester Bindungsstil zu eigen ist – mit anderen Worten, man hatte nur diesen einen Stil, den man sein Leben lang beibehielt. Heute haben wir ein sehr viel größeres Verständnis für die Komplexität menschlicher Erfahrungen. Kleine Traumata können zur selben Zeit entstehen, in der in der frühen Kindheit eine sichere Basis aufgebaut wird. Diese beiden Erfahrungen schließen sich nicht gegenseitig aus, was wiederum einer der Gründe ist, aus denen kleine Traumata so verwirrend sein können. Jemand kann das Gefühl haben, im Großen und Ganzen eine sichere Bindung gehabt zu haben – »also warum habe ich dann Probleme?« Darüber hinaus können bei den verschiedenen Arten von Liebe unterschiedliche Bindungsstile zum Tragen kommen – zum Beispiel kann man bei der romantisch-leidenschaftlichen Liebe (Eros) einen sicheren Bindungsstil haben, bei familiärer Liebe (Storge) aber ein ängstlich-besorgtes Verhalten zeigen.[56] Genau diese Gefühlskomplexität birgt aber auch Hoffnung – so wie ein kleines Trauma einen positiven Bindungsstil so sehr verändern kann, dass Beziehungen schwierig werden, können das Verständnis und das Überwinden eines kleinen Traumas auch alle Arten der Liebe in sichere Bindungen verwandeln. Dies ist die Macht, die das Anerkennen von kleinen Traumata im Leben haben kann.

Fokus auf kleine Traumata: Berührungshunger

Berührung spielt beim Aufbau einer Bindung eine entscheidende Rolle. Das ist der Grund, aus dem neugeborene Babys ihren Müttern in den Arm gelegt werden und Eltern viel Hautkontakt mit ihren Kleinen empfohlen wird. In Kapitel eins beschrieb ich Harlows bahnbrechende Arbeit mit Rhesusaffen-Babys, denen die Mutter entzogen wurde. Das Ergebnis zeigte, dass die kleinen Affen ein angeborenes Bedürfnis nach Berührung hatten und danach, sich für emotionalen Trost an jemanden anzuschmiegen, was auch »Berührungstrost« genannt wird. Der Trost und die Wahrnehmung von Fürsorge, die die Berührung uns gibt, sind also entscheidend für uns, nicht nur, wenn wir jung sind, sondern im gesamten Leben. Menschliche Berührung setzt das Hormon Oxytocin frei, das auch »Liebeshormon« genannt wird und den Prozess der Bindung fördert. Wir wissen auch, dass Oxytocin die Stimmung hebt, das Vertrauen steigert und das Stresshormon Cortisol vermindert. Wenn wir Berührungen wie zum Beispiel Umarmungen erfahren, fühlen wir uns daher meist weniger gestresst, weil der Oxytocinspiegel steigt und gleichzeitig der Cortisolspiegel sinkt. Berührung scheint auch unser Immunsystem zu stärken – eine Studie mit über 400 gesunden Erwachsenen ergab, dass Umarmungen das Gefühl sozialer Unterstützung förderten und vor dem Risiko schützten, sich eine Erkältung zuzuziehen.[57] Bei denjenigen, die eine Erkältung hatten, führten häufigere Umarmungen und mehr soziale Unterstützung zu weniger schweren Symptomen.

Schwierig kann dies natürlich für diejenigen sein, die allein leben oder sich für eine bestimmte Zeitspanne isolieren müssen, so wie es viele von uns während der Covid-19-Pandemie erlebt haben. Während dieser Zeit entwickelten wahrscheinlich viele Menschen ein Berührungsbedürfnis oder geradezu einen Berührungsmangel, aber Studien haben gezeigt, dass auch das Streicheln von Haustieren und das Kuscheln mit ihnen zur Bildung von Oxytocin führt.[58] So kann bei Menschen, die sich entweder mit Haustieren wohler fühlen oder die nicht mit anderen Menschen interagieren können, auch die Berührung von Haustieren helfen.

Liebe in Bewegung

Olivia und ich kehrten zu der ursprünglichen Frage der BAA-Methode (Kapitel eins) zurück, die den Lebensaspekten galt, die den Ausschlag für Olivias heutiges Wesen gaben. Dabei wurde das Liebesthema kleiner Traumata deutlicher. Olivia erzählte, dass sie als Kind alle paar Jahre umziehen musste, weil ihr Vater beim Militär war. Auch wenn sie sich zu Hause geliebt gefühlt hatte, war sie sich stets bewusst, dass das viele Umziehen für ihre Mutter ein großer Druck war – »vielleicht war sie deswegen eher lauwarm; sie musste bei jedem Umzug alles wieder neu regeln und das muss schwer für sie gewesen sein«. Für Olivia war es auch schwer, Freundschaften zu schließen, denn sie wusste jedes Mal, dass sie bald wieder anderswo sein würde. Während der technische Fortschritt hier geholfen hat, da Olivia mit Freundinnen überall im Land und manchmal sogar in der ganzen Welt in Kontakt bleiben konnte, war es doch hart zu sehen, dass andere Kinder und später Teenager ihr Leben ohne diese Unterbrechungen führen konnten. Heute wohnte Olivia zwar fest an einem Ort, war aber immer noch zurückhaltend, wenn sich Freundschaften anbahnten, vor allem bei Freundinnen. Weil diese eine Freundin aber so aufrichtig zu sein schien, ließ sich Olivia mit Herz und Seele auf sie ein. Deswegen war der Zusammenbruch der Freundschaft für sie besonders niederschmetternd und sie erkannte in dieser Situation den ambivalenten Bindungsstil, den sie gegenüber ihrer Mutter entwickelt hatte – sie klammerte sich an die Beziehung und war fast verzweifelt bei dem Gedanken, diese Freundin zu verlieren.

Darüber hinaus gab Olivia zu, dass sie ein dumpfes, schmerzhaftes Verlustgefühl verspürt hatte, als sie von der Schwangerschaft ihrer Freundin erfuhr, gleichzeitig war ihr aber auch warm ums Herz geworden, weil sie sich für ihre Freundin freute. Wenn wir an das Emotobiom aus Kapitel zwei denken, können wir uns zugestehen, dass es ohne Weiteres möglich ist, zur selben Zeit eine Vielfalt an Gefühlen zu haben, sogar solche, die sich zu widersprechen scheinen. Beide Emotionen – Neid und Freude über die Schwangerschaft ihrer Freundin – waren für Olivia real und wahr.

Eifersucht, Neid und das grünäugige Ungeheuer

Auch wenn Eifersucht und Neid sich beide unangenehm anfühlen können, gibt es wichtige Unterschiede zwischen diesen Gefühlen, zu denen auch das sogenannte grünäugige Ungeheuer gehört. Einfach gesagt, geht es bei Eifersucht um die Angst, etwas zu verlieren, das uns wichtig ist, und damit im Zusammenhang können andere Emotionen wie Angst, Wut und Misstrauen im Angesicht dieses potenziellen Verlustes stehen. Bei Neid dagegen wünscht man sich, etwas zu besitzen, was jemand anderes hat. Es gibt zwei Arten von Neid. Bei der einen möchte man diesen begehrten Gegenstand oder ein ersehntes Erlebnis jemand anderem wegnehmen und für sich selbst haben. Bei der anderen Art von Neid will man einfach, dass beide das Begehrte haben. So kann Neid Gefühle von Sehnsucht und Minderwertigkeit hervorrufen (zum Beispiel »Was für einen tollen Urlaub du hattest; ich wünschte, ich könnte mir auch leisten wegzufahren«), aber man kann auch voller Missgunst sein (»Er verdient seine Karriere nicht; ich arbeite so hart, deswegen sollte ich seine Position haben«).[59] Die letztere, negativere Art von Neid ist diejenige, um die es bei dem Satz von dem grünäugigen Ungeheuer aus Shakespeares *Othello* geht; diese eher zerstörerische Art eines emotionalen Erlebnisses kann sowohl auf innere als auch auf äußere Missbilligung stoßen, manchmal auch auf Gefühle von Scham und Schuld.

Der Unterschied zwischen Eifersucht und Neid entspricht dem zwischen »Verlust« und »Mangel«. Das wird besonders offensichtlich, wenn es um Freundschaften zwischen Frauen geht, denn die Forschung zeigt, dass Frauen in höherem Maß Eifersucht aufgrund von Freundschaften empfinden als Männer, wenn es darum geht, die beste Freundin oder den besten Freund an jemand anderen zu verlieren. In Kapitel eins haben wir die vor allem bei Frauen vorhandene Stressreaktion Tend-and-befriend erwähnt, bei der Frauen evolutionär stärker darauf programmiert sind, die Gruppe gemäß ihrem Überlebensinstinkt nahe bei sich und intakt zu halten. Das ist ein Grund, aus dem es für Frauen und Mädchen ein so großes Problem sein kann, wenn ihre Freundschaften zerbrechen, vor allem wenn die Freundin dann offensichtlich neue Freundschaften eingeht. Natürlich gibt es hier viele Feinheiten zu bedenken, aber manchmal hilft schon das Bewusstsein, dass diese Empfindungen tief verwurzelt sind, um die unangenehmen Gefühle von Eifersucht und Neid freizusetzen und zuzulassen und dadurch ihre Erkundung im Emotobiom zu erlauben.

BAA-Methode Schritt 2: Akzeptanz

Um von der ersten Phase der Bewusstmachung zur Phase der Akzeptanz zu gehen und die BAA-Methode zu durchlaufen, kann es helfen, tiefer in diese Art der Philia-Liebe einzutauchen. Denn wir haben eine Menge Vorstellungen davon, wie Freundschaften funktionieren, und auch davon, wie viele Freunde wir haben sollten, und diese Auffassungen können bei unseren kleinen Traumata eine Rolle spielen.

Fokus auf Freundschaft und Philia-Liebe

Eine meiner engsten Freundinnen erwähnte das Zitat: »Es gibt Freundschaften für einen Anlass, für eine Jahreszeit oder für ein ganzes Leben«, und wie bei so vielen weisen Sprüchen ist der Ursprung dieses schönen Satzes unbekannt. Aber ich liebe ihn sehr, denn er hat mich damit versöhnt, dass einige Freundschaften im Sande verlaufen sind – oder sogar implodiert!

Dank der Forschung wissen wir, dass wir nur eine begrenzte Anzahl Freundschaften gleichzeitig aufrechterhalten können.[60] Die engsten Freunde sind diejenigen, denen man seine Seele offenbart, mit denen man bis spät in die Nacht wach bleibt und redet, bis mit einem Mal die Sonne wieder aufgeht – Sie wissen schon, wen ich meine. Davon haben wir normalerweise nicht mehr, als man an einer Hand abzählen kann. Für gute, aber nicht die engsten Freunde ist die magische Zahl etwa 15. Das sind Freunde, mit denen man gern Dinge zusammen macht und Zeit verbringt, mit denen man aber nicht seine intimsten Geheimnisse teilt. Als Nächstes kommen die Menschen, bei denen man sich freut, sie auf Partys oder anderen größeren Feiern von Lebensereignissen wie Geburtstagen, Hochzeiten und auch düsteren Anlässen wie Beerdigungen zu sehen, mit denen man aber wahrscheinlich nicht regelmäßig Kontakt hat – von diesen Freunden hat man meist zwischen 30 und 50. Und schließlich gibt es noch den äußeren Kreis von Freunden, für die man sich in den sozialen Medien interessiert und bei denen man sich gelegentlich erkundigt, wie es ihnen geht (oder, falls Sie etwas älter sind, die auf Ihrer Weihnachtskartenliste stehen), mit denen man aber nur selten Kontakt hat. Dies können etwa 150 Personen sein. Vielleicht haben Sie Hunderte mehr Freunde und Verbindungen in den sozialen Medien, aber wenn Sie Ihre Online-Freundesliste auf diejenigen reduzieren, die Ihnen wichtig sind und an die Sie hin und wieder denken, wären es wahrscheinlich um die 150.

Es ist völlig in Ordnung, wenn Sie mit Ihren Kontakten nicht an diese Zahlen heranreichen – es geht mehr um Qualität als Quantität. Auch können Freunde in verschiedenen Erscheinungsformen auftreten und auch nicht nur Menschen sein. Einer meiner Patienten namens Quinn konsultierte mich, weil dey deren besten Freund verloren hatte. Bei der Trennung von deren Partner wurde deren geliebter Cockapoo namens Chewy Quinns Ex-Partner zugesprochen, da ihm der Hund zuerst gehört hatte. In den meisten Ländern gelten Tiere juristisch als bewegliche Habe wie ein Sofa oder ein Schmuckstück. Das ändert sich allmählich, aber ich habe immer wieder die Entwicklung eines kleinen Traumas gesehen, weil jemand sich von einem geliebten Tier trennen musste. Zusammen mit Kollegen arbeite ich auf dem neu entstehenden Gebiet der tiergestützten Therapie und es ist ganz klar, wie viel bedingungslose Liebe ein anderes, nichtmenschliches Lebewesen geben kann – und wie niederschmetternd es sein kann, sich von einem so selbstlosen Wesen trennen zu müssen.

Was ist nun der Grund für diese geschätzten Zahlen von Menschen, die wir in verschiedenen Freundschaftsarten ansiedeln? Wir haben in unserem Leben nur eine begrenzte Menge an Raum und Zeit – es wäre einfach unmöglich, eine tiefe Freundschaft mit jedem, der durch die Tür tritt, aufrechtzuerhalten, und viele von uns würden das auch gar nicht wollen! Außerdem verändern sich im Laufe unseres Lebens unsere Hoffnungen, Träume und Lebensumstände, und im Zusammenhang damit auch unsere Freundschaften. Das mag nicht zur Hollywood-Idee einer Philia-Liebe passen, aber es ist eine realistische und hoffnungsvolle Auffassung.

Den Zusammenbruch einer Freundschaft bewältigen

In der Psychotherapie ist das Auseinanderbrechen einer Beziehung nur eine Seite der Medaille – die Reparatur oder die Versuche einer Reparatur sind genauso wichtig, wenn nicht wichtiger. In allen Arten von Beziehungen gibt es Brüche, auch wenn Freundschaften im Sande verlaufen oder sich mit der Zeit in eine toxische Beziehung verwandeln können. Aber natürlich kann es dabei auch nach einem großen Streit, einem bestimmten Ereignis oder einer besonderen Situation zum knallharten Bruch kommen, so wie es bei jeder engen Beziehung passieren kann. So eine Trennung lässt sich leicht als solche identifizieren, während das langsame Aushöhlen von etwas, das einmal eine vertrauensvolle, wohltuende und liebevolle Verbindung war, Menschen wie Olivia oft mit einem Gefühl der Verwirrung zurücklässt. Je länger ein solcher Prozess andauert, desto tiefere Spuren hinterlässt das kleine Trauma. Wenn Sie also das Gefühl haben, dass eine Freundschaft allmählich toxisch wird, überlegen Sie sich, den folgenden OVN-Prozess durchzuführen. Übernehmen Sie Verantwortung für Ihr eigenes Erleben und verhalten Sie sich proaktiv in Bezug auf das eventuelle kleine Liebestrauma:

O steht für offen: Führen Sie ein offenes Gespräch, in dem es um Sie geht – darum, wie Sie sich mit dem fühlen, was passiert, indem Sie »Ich«-Aussagen verwenden, um eine Verteidigungshaltung des Gegenübers zu vermeiden –, und geben Sie Ihrem Freund oder Ihrer Freundin eine Chance, sich einzubringen. Sagen Sie zum Beispiel: »Ich habe das Gefühl, dass unsere Freundschaft in letzter Zeit etwas einseitig ist …«

V steht für Verwunderung: Als Nächstes bauen Sie auf diesen Aussagen in der ersten Person auf, indem Sie Verwunderung und Neugier zeigen – auch unsere engsten Freunde haben uns vielleicht nichts von schwierigen Umständen in ihrem Leben erzählt, das kommt gerade bei denjenigen vor, die von außen sehr stark scheinen (das sind oft genau die, die gute, nicht wertende Freunde am meisten brauchen). Besonders wichtig ist dies, wenn sich das Verhalten Ihrer Freundin oder Ihres Freundes Ihnen gegenüber auffallend verändert hat und dem Charakter dieser Person nicht zu entsprechen scheint. Auf dem ersten Schritt aufbauend, könnte das dann ungefähr so aussehen: »Ich habe das Gefühl, dass unsere Freundschaft in letzter Zeit etwas einseitig ist, und ich frage mich, ob bei dir alles in Ordnung ist …«

N steht für nein: Wenn Sie offen, freundlich und warmherzig gewesen sind, Ihre Freundin oder Ihr Freund aber auf toxische Art reagiert hat (siehe Kasten über toxische Freundschaften), dann ist es wahrscheinlich an der Zeit, Ihren eigenen Frieden und Ihre Grenzen zu respektieren und »Nein« zu dieser Beziehung zu sagen. Diese Person war vielleicht ein Freund oder eine Freundin für einen bestimmten Anlass oder eine Jahreszeit, aber nicht für ein ganzes Leben – und das ist auch in Ordnung. Sollte Ihre Freundin oder Ihr Freund jedoch positiv reagieren, kann dies einen Wendepunkt hin zu einer tieferen, erfüllenderen Verbindung bedeuten. Dann steht das »Nein« in diesem Prozess mehr dafür, Ihre persönlichen Grenzen aufrechtzuerhalten, wenn es um Beziehungen geht.

Manchmal leben Freundschaften auch wieder auf, wenn Anlässe und Jahreszeiten wieder besser zusammenpassen, und so können Sie sich durch den OVN-Prozess Raum und Zeit verschaffen, um andere, für Sie vorteilhaftere Verbindungen zu pflegen, ohne die Brücken ganz abzubrechen. Aber schon allein das Durchdenken dieses Prozesses kann Kummer bereiten, gehen Sie also sanft mit sich selbst um und lassen Sie Ihre Gefühle von Verlust und Trauer Teil Ihres Emotobioms sein. Suchen Sie sich abschließend Unterstützung bei anderen Freunden, aber kritisieren Sie Ihre alte Freundin oder Ihren alten Freund nicht zu lange, da dies zu der Art von

Groll und Grübeln führen kann, die Ihre Lebensqualität und Ihren Optimismus gegenüber der Zukunft beeinträchtigen können.

Olivia unternahm den mutigen Schritt, mit ihrer Freundin ein Gespräch im Sinne des OVN-Prozesses zu initiieren, und es war gelinde gesagt emotional herausfordernd und äußerst aufreibend – die beiden weinten, umarmten sich, und es gab zumindest einen Hoffnungsschimmer. Olivias Freundin gab zu, wie schlecht sie sich wegen der Art gefühlt hatte, wie ihre Neuigkeit sich verbreitet hatte, und sie sagte, sie habe einfach nicht gewusst, wie sie Olivia nach all deren Bemühungen, schwanger zu werden, von ihrer eigenen Schwangerschaft erzählen sollte. Olivias Freundin verriet auch, dass sie nach der Geburt ihres Babys viel mehr mit der Mutterschaft hatte kämpfen müssen, als sie sich das vorgestellt hatte. Aber sie hatte das Gefühl, darüber nicht mit ihrer Freundin sprechen zu können, die wahrscheinlich glücklich gewesen wäre, diese Probleme überhaupt erst zu haben. Mit den Anforderungen der Mutterschaft, ihrer Arbeit und dem Leben allgemein fertigzuwerden, hatte Olivias Freundin völlig erschöpft, und sie fühlte sich auch überfordert von zahlreichen WhatsApp-Gruppen, während sie weiterhin versuchte, eine Karriere als freie Autorin zu verfolgen und einfach alles am Laufen zu halten – und das war der wirkliche Grund für die »rosa Fahne«, die ihr Breadcrumbing bei Olivia ausgelöst hatte. In diesem OVN-Prozess stellte sich ebenfalls heraus, dass ihre Freundin das Gefühl gehabt hatte, dass Olivia ihr in der Vergangenheit nicht mehr richtig zugehört hatte. Sie äußerte dafür aber auch Verständnis, da Olivia ja durch eine so schwere Zeit gegangen war. Für Olivia war es hart, das zu hören, aber sie tat ihr Bestes, nicht zu reagieren und die ehrlichen Äußerungen ihrer Freundin stattdessen einfach wirken zu lassen. Wenn wir mit kleinen Traumata aufgrund von Liebe klarkommen wollen, ist es wichtig, unseren Teil der Verantwortung anzunehmen, so schwer das anfangs sein mag.

Der mächtige Einfluss dessen, was wir sehen

Nun verfügen wir schon über ein sehr viel umfassenderes Bild des Liebesthemas im Zusammenhang mit kleinen Traumata, doch es gibt noch ein wichtiges Teil des Puzzles, das auch bei Olivia eine Rolle spielte. Die Theorie des sozialen Lernens besagt grundsätzlich: »Ich mache, was du machst«, oder anders gesagt: Wir lernen durch das Nachahmen des Verhaltens anderer, oft unserer ersten Bezugspersonen oder auch anderer Menschen, die wir schätzen und respektieren.[61] Diese Theorie wurde in den späten 1960er-Jahren von dem Psychologen Albert Bandura eingeführt, der sich auf frühere Theorien der Konditionierung stützte (siehe Kapitel vier). Professor Bandura beschrieb jedoch, dass wir etwas nicht direkt selbst erleben müssen, um kognitive Verknüpfungen herzustellen, sondern dass diese auch durch stellvertretendes Lernen gebildet werden können. Banduras heute berühmtes »Bobo-Puppenexperiment« ergab tatsächlich, dass Kinder, die gesehen hatten, wie andere die Puppe namens Bobo schlugen, selbst mit höherer Wahrscheinlichkeit das Plastikspielzeug auf ähnliche Weise traktierten. Zu dieser Zeit gab es viele besorgte Stimmen, was den Einfluss des Fernsehens auf Kinder anging, die dort gewalttätige Szenen sahen, und im Jahr 1972 erklärte der Leiter der obersten Gesundheitsbehörde in den Vereinigten Staaten sogar, dass die Gewaltdarstellung im Fernsehen ein öffentliches Gesundheitsproblem sei. Bis heute gab es viel Kritik an diesen Experimenten zum Nachahmen vom Verhalten anderer, aber die grundsätzliche Theorie, dass unsere Erfahrungen soziales Lernen hervorbringen können, hat weiterhin Bestand. Daher können durchaus auch die Welt um uns herum und die Informationen, die wir aufnehmen, Teil kleiner Traumata sein.

Bei Olivia, wie bei vielen von uns, mich eingeschlossen, bedeutete das, dass sie mit Büchern und Filmen aufgewachsen war, die beste Freunde als Freunde für immer darstellten, und dies wurde zu dem Modell, das ihre Idee von Freundschaft prägte. Sogar in ihrer eigenen Familie hielt Olivias Mutter trotz der häufigen Umzüge die ganze Zeit eine enge Freundschaft mit ihrer besten Freundin aufrecht. Diese Freundin wurde von Olivia und ihren Geschwistern Tantchen genannt und sie war eine feste Größe in Olivias Leben, egal wie oft die Familie umzog. Dadurch war der Standard für freundschaftliche Liebe in Olivias Glaubenssystem hoch angesetzt, sodass es sich sehr enttäuschend anfühlte, als ihre eigene Freundschaft dem nicht mehr entsprach.

BAA-Methode Schritt 3: Aktion

Die Strategien in dieser Aktionsphase der BAA-Methode können bei allen Arten von Liebesbeziehungen helfen – von der romantischen Liebe Eros bis zu Storge, der familiären Liebe, und natürlich auch bei Philia, der freundschaftlichen Liebe.

Langfristigeres Vorgehen bei allen Arten von Liebe

Lernen Sie zuzuhören

Psychologen lernen eine als »aktives Zuhören« bezeichnete Fähigkeit, etwas, das auch Sie lernen und anwenden können, um die Qualität Ihrer Liebesbeziehungen zu verbessern. Aktives Zuhören ist nicht das Gleiche wie Hören – Worte hören ist eine ziemlich passive Form der Kommunikation, während zu aktivem Zuhören Konzentration und Bemühen gehören. Dieses Bemühen lohnt sich zweifellos und kann Ihre engen Beziehungen vollkommen verwandeln. Der Zweck des aktiven Zuhörens besteht darin, die emotionale Bedeutung des Kommunizierten zu entschlüsseln, nicht nur die buchstäbliche Bedeutung der geäußerten Worte. Probieren Sie die von mir entwickelte Technik aus, die auf den Lehren des verstorbenen großen humanistischen Psychologen Carl Rogers beruht:

Sehen – aktives Zuhören umfasst sowohl verbale als auch nonverbale Kommunikation. Achten Sie also zunächst aufmerksam darauf, was Sie sehen können – die von Ihnen geliebte Person kommuniziert eine ganze Reihe von Informationen durch Augenkontakt, Art des Blickes, kleine Gesten, Körperhaltung, Gesichtsausdruck und sogar Mikro-Ausdrucksweisen.

Widersprüche – ein unglaublich nützlicher Aspekt des aktiven Zuhörens ist die Beobachtung, ob das, was jemand Ihnen verbal mitteilt, im Widerspruch zu seinen nonverbalen Hinweisen steht. In der Regel spiegeln die nonverbalen Signale genauer wider, wie jemand sich fühlt. Wenn Ihr Partner oder Freund also sagt: »Ja, mir geht's gut, alles ist gut«, aber die Schultern verkrampft und die Arme vor der Brust gekreuzt sind und der Augenkontakt nicht aufrechterhalten wird, dann können Sie daraus mit Sicherheit schließen, dass es ihm überhaupt nicht gut geht!

Schweigen – wenn wir die Worte des anderen nur hören, anstatt ihm aktiv zuzuhören, hat unser Geist die Tendenz, vorauszueilen und sich schon zu überlegen, was wir antworten werden. Das führt oft zu einer hastigen Antwort oder sogar dazu, den anderen zu unterbrechen – es gibt keinen Platz mehr im Kopf für aktives Zuhören. Raum für Schweigen zu lassen, mag sich anfangs einschüchternd anfühlen, aber es erlaubt Ihnen, die verbalen und nonverbalen Botschaften (was gesagt wird und wie es gesagt wird) besser wahrzunehmen, *und* es gibt Ihrem Gesprächspartner die Chance zu mehr Offenheit.

Berührung – Menschen haben eine intuitive, nonverbale Art zu kommunizieren, die man auch »soziale Berührung« nennt. Jemandem einfach die Hand auf den Arm zu legen oder sanft die Schulter zu drücken, kann in ein paar Sekunden mehr Verständnis und Mitgefühl ausdrücken als ein langer Monolog. Soziale Berührung ist besonders wirkungsvoll, wenn man den Freund beruhigen möchte, kann aber auch zum Vermitteln vieler anderer Emotionen hilfreich sein.

Betonung – die Stimme ist ein wichtiger Faktor bei der Kommunikation und Sie können viele Aspekte wie den Ton, die Tonhöhe, die Geschwindigkeit, die Lautstärke und die Artikulation des Sprechens wahrnehmen. Aber Sie müssen nicht einzeln an all diese Faktoren denken, Sie werden aus der Erfahrung der Interaktion mit anderen wissen, was bestimmte Sprechmuster Ihnen sagen können. Wenn sich zum Beispiel jemand schnell und laut wie eine Maschinenpistole äußert, ist es unwahrscheinlich, dass es ihm gut geht! Aber jeder hat sein eigenes Sprechmuster, daher kann es hilfreicher sein, darauf zu achten, ob Ihr Gegenüber anders spricht als in normalen Gesprächen mit Ihnen.

Selbstwahrnehmung – ein weiterer Hinweis dabei, die emotionale Bedeutung der Kommunikation des geliebten Gegenübers zu entziffern, ist die Wahrnehmung dessen, was in Ihrem eigenen Körper während der Interaktion passiert. Spüren Sie zum Beispiel eine Anspannung, die vor dem Gespräch nicht da war? Was empfinden Sie jetzt emotional, körperlich und auf Ihre Wahrnehmung bezogen? Oft kann uns unsere eigene spontane innere Reaktion viel darüber verraten, was bei anderen vor sich geht.

Aktives Zuhören ist eine Fähigkeit und somit braucht es etwas Übung, sie zu erlernen. Vielleicht üben Sie und die von Ihnen geliebte Person diese Fähigkeit sogar gemeinsam? So oder so, ich empfehle Ihnen, diese Strategie zu probieren und zu schauen, wie sich dadurch das Ergebnis Ihrer sozialen Interaktionen verändert!

Das Lieben wieder erlernen

Ich weiß auch nicht, wieso in diesem Kapitel so viele Übungstechniken vorkommen! Ich teile sie gern in kleine Häppchen auf, weil sich auf diese Art in unserem hektischen Leben leichter merken lässt, wie wir denen, die wir am meisten lieben, unsere Zuneigung zeigen können. Diese Aspekte bilden für mich die Grundlage der Liebe:

Zuhören: Der erste Aspekt des Liebens ist so wichtig, dass ihm weiter oben eine eigene Technik gewidmet ist!

Offenheit: Beziehungen gedeihen auf dem Boden ehrlicher und offener Kommunikation, aber manchmal fällt das gar nicht so leicht. Denken Sie an die Momente, in denen sich Ihre Beziehung vertieft hat – waren es die, in denen Sie beide sich von der besten Seite gezeigt haben, oder die, in denen die Maske gefallen ist und sich etwas tief Verborgenes gezeigt hat? Es geht hier darum, Gefühle von Verletzlichkeit zuzulassen, die Ihre engsten Verbindungen noch stärker werden lassen.

Werte: Wenn wir die Werte des anderen anerkennen und respektieren, wird auch das die Verbindung stärken. Das heißt nicht, dass Sie mit jeder Meinung Ihrer Freunde oder Ihrer Lieben einverstanden sein müssen, aber wenn man ein paar grundsätzliche Werte teilt, macht es nicht so viel aus, wenn man bei oberflächlicheren Themen anderer Meinung ist.

Lassen Sie Ihre Lieben sie selbst sein: Wirkliche Liebe (nicht die in Hollywood-Filmen) wächst aus einer tief empfundenen Akzeptanz. Menschen verändern sich, sie wachsen und verwandeln sich vor unseren Augen, und wir können sie dabei unterstützen – aber es ist nicht an uns, diejenigen, die wir lieben, verändern zu wollen. Das heißt

> nicht, dass man wissentlich Misshandlung oder das Beibringen von großen oder kleinen Traumata zulässt – aber auch wenn jemand unsere Grenzen überschritten hat, selbst jemand, den wir sehr lieben, können wir ihn nicht ändern. In diesem Fall hat Selbstschutz absolute Priorität und eventuell muss man sich aus einer Beziehung verabschieden. In gesunden Beziehungen ist es hingegen die Krönung menschlicher Liebe, unsere Lieben innerhalb eines sicheren und vertrauensvollen Rahmens sein zu lassen, wer und was sie sind.[62]

Das Erlernen dieser Fähigkeiten war ein echter Wendepunkt für Olivia und ihre Freundin. Zwar war ihre Freundschaft nicht über Nacht wieder hergestellt, und das vor allem, weil sie sich gerade auf sehr unterschiedlichen Wegen befanden, aber es gab jetzt Hoffnung für ein Wiederaufleben. Sobald Olivia anerkannte, dass ihre Freundin und sie einfach mit verschiedenen Lebensthemen beschäftigt waren, konnte sie aufhören, mit angehaltenem Atem auf eine Entwicklung in dieser Beziehung zu warten, und sich stattdessen darauf konzentrieren, die Qualität ihrer anderen Liebesbeziehungen zu verbessern.

Ein letztes Wort zur Liebe …

Denken Sie an all die Menschen, die Sie durch ihre Liebe ins Leben getragen haben – verweilen Sie eine Minute lang bei diesen Gedanken.

Dr. Megs Tagebuchvorschläge für Liebe

1. Schreiben Sie drei positive Eigenschaften auf, die Sie in Beziehungen einbringen. Wie zeigen Sie diese Ihren Lieben?

2. Was sind die wichtigsten Dinge, die Sie aus Beziehungen gelernt haben? Denken Sie an verschiedene Arten der Liebe und beschäftigen Sie sich mit jeder davon.

3. Wodurch machen Ihre Liebesbeziehungen Sie stärker?

KAPITEL 8 – QUINTESSENZ

Wir haben das Thema Liebe im Zusammenhang mit kleinen Traumata hier nur streifen können, denn Liebe spielt wirklich immer eine Rolle. Aber das Bewusstsein, dass kleine Traumata bei allen Formen der Liebe und nicht nur bei der romantischen beteiligt sein können, ist vielleicht hilfreich, um mit Schwierigkeiten zurechtzukommen, die in anderen Beziehungen auftauchen, zum Beispiel in Freundschaften. Auch wenn früh entstandene Bindungsstile eine große Rolle spielen, sind sie doch nicht in Stein gemeißelt, und wir können zukünftige erfüllende Verbindungen in einer von uns selbst gewählten Art gestalten – wenn wir uns selbst akzeptieren und aktiv werden.

KAPITEL 9

Schlafen! Vielleicht auch träumen

In diesem Kapitel werden wir uns mit Folgendem beschäftigen:

- die Grundlagen der Schlafphysiologie
- Schlafprokrastination aus Rache
- Etikettenansatz und hochsensible Personen
- die innere Uhr durch Schlafrestriktion zurücksetzen
- das Gehirn wieder auf gute Schlafqualität und -quantität programmieren

Haben Sie Schlafprobleme? Probleme während der Geisterstunde sind ein weiteres Thema kleiner Traumata, dem ich häufig in meiner Praxis begegne. Wie bei vielen anderen Themen haben meine Patienten vor unseren Gesprächen oft alle möglichen Mittel, Säfte, Tinkturen und andere Produkte und auch Verhaltensänderungen ausprobiert. Fragt man jedoch jemanden, der gut schläft, was er für seinen Schlaf tut, lautet die Antwort normalerweise »Gar nichts« – was gleichzeitig äußerst ärgerlich, aber auch sehr bemerkenswert ist. Weltweit werden Hunderte Milliarden Dollar dafür ausgegeben, besser schlafen zu können, und diese Industrie wächst schnell, es handelt sich also um ein richtig großes Geschäft. Aber unser Verstand sagt uns, dass es nicht so eine heftige Konkurrenz um unser nächtliches Leiden gäbe, wenn eines dieser Produkte wirklich helfen würde. Vielleicht können uns kleine Traumata Antworten liefern.

Beginnen wir mit Harpers Erzählung:

Ich weiß, ich bin zu sensibel – deswegen kann ich nicht schlafen. Mein ganzes Leben lang hat man mir erzählt, dass ich zu sensibel bin – mein Vater nannte mich die Prinzessin auf der Erbse, nach dem Märchen, in dem die Prinzessin eine unter etwa 20 Matratzen liegende winzige Erbse fühlen konnte. Er sagte es in einem warmen Ton, fast stolz, als sei das ein Beweis, dass ich anders sei, irgendwie besonders. Aber meine Sensibilität ruiniert jetzt komplett mein Leben.

Meine Mutter sagt, ich bin schon immer so gewesen – nicht nur mit dem Schlaf, sondern mit allem. Ich erinnere mich, dass ich in der Grundschule ganz unruhig wurde, wenn meine Freundinnen Streit hatten – noch nicht einmal mit mir, das war selten der Fall, aber miteinander. Und ich mochte auch das Geschrei auf dem Spielplatz nicht, oder wenn jemand mich schubste. Mir ging es definitiv besser während der ruhigen Lesezeiten.

Aber Schlaf war damals kein großes Problem – das begann erst wirklich, nachdem ich operiert worden war. Der Schmerz während der Genesung hielt mich nachts wach, also verbrachte ich Stunden und Stunden online. Ich sah nicht Netflix oder so, ich recherchierte und hörte mir Gratiskurse an. Mein Schlafmuster war total aus dem Gleichgewicht und ich weiß, dass die Müdigkeit mich noch sensibler gegenüber Sachen macht, die anderen ganz egal sind. Also habe ich mich darum gekümmert, wie ich meinen Schlaf wieder in Ordnung bringen kann, und ich habe es wirklich versucht. Aber nichts scheint mir zu helfen.

Ich muss unbedingt schlafen, weil ich das Gefühl habe, dass ich verrückt werde. Können Sie mir bitte helfen, weniger sensibel zu sein?

Harper wusste schon viel über Schlaf – wirklich viel. Und wenn Sie jemals Probleme damit hatten, dass der Sandmann zu Ihnen kam, dann wissen Sie wahrscheinlich auch eine Menge. Extrem schlechter Schlaf kann dazu führen, dass man nicht mehr ganz bei sich ist, deswegen ist es auch eine Foltermethode, und deswegen recherchieren viele Menschen stundenlang online alles, was sie über Schlaf finden können – sodass es manchmal zu einer regelrechten Obsession wird. Aber ich würde nicht sagen, dass das der Bewusstmachungsphase der BAA-Methode gerecht wird, denn diese intensive Beschäftigung mit Schlaf ist oft ein Faktor, der Schlafstörungen sogar noch aufrechterhält.

Warum beschäftigen wir uns so obsessiv mit Schlaf?

Schlaf ist ein natürlicher Zustand der Ruhe und Regeneration für Körper und Geist, aber eine lange Zeit war er für die Menschen ein Mysterium. Es gibt zahllose Fabeln, Märchen und Folkloregeschichten über den Schlaf, die zeigen, wie fasziniert unsere Spezies schon immer vom Schlaf war. Harpers Bericht enthielt nur eine dieser Geschichten für Kinder; ein Prinz auf der Suche nach der für ihn bestimmten Prinzessin würde nur wissen, dass es die richtige wäre, wenn die Dame eine schlimme Nacht gehabt hätte. Auch wenn das heutzutage nicht gerade romantisch klingt, weil die Prinzessin am nächsten Morgen höchstwahrscheinlich sehr schlechte Laune hätte, ist es doch interessant, dass leichter Schlaf hier als etwas Positives gesehen wird. In diesem Märchen gilt dieser als Maßstab für königliche Abstammung. Dabei fände jeder, der chronische Schlafprobleme kennt, diese Assoziation wohl ziemlich absurd. Und jeder, der sich selbst als leichten Schläfer erlebt, wird zustimmen, dass gestörter Schlaf definitiv kein Segen ist. Doch tauchen in Kunst, Erzählkultur und anderen Beschreibungen durch die Jahrhunderte hindurch immer wieder Darstellungen von Menschen, insbesondere Frauen, als leichte Schläfer auf. Wir waren also schon immer ziemlich obsessiv mit Schlaf befasst; doch erst jetzt können wir nachverfolgen, was genau in jedem Moment davon passiert.

Was ist Schlaflosigkeit?

Etwa zehn Prozent aller Menschen leiden an einem so schlechten Schlaf, dass eine Schlaflosigkeit diagnostiziert wird, aber schon bei einem Drittel von uns ist der Schlaf in einem solchen Ausmaß gestört, dass sie dadurch am Tag Schwierigkeiten haben.[63] Dazu gehören zum Beispiel mangelnde Konzentration und Vergesslichkeit, Gereiztheit und eine niedrige Stressschwelle sowie Schläfrigkeit und Müdigkeit. Bei der Diagnose von Schlaflosigkeit geht es jedoch um die Zahl Drei.

Die drei Merkmale von Schlaflosigkeit:

- Einschlafprobleme
- Durchschlafprobleme
- Probleme mit zu frühem Aufwachen, ohne wieder einschlafen zu können

Für eine Diagnose von Schlaflosigkeit müssen eines oder alle drei dieser Merkmale drei Tage in der Woche mindestens drei Monate nacheinander auftreten.

Außerdem muss die Schlafstörung die Fähigkeit, am Tag zu funktionieren, so stark einschränken, dass man seinen normalen Pflichten, Aufgaben und Verantwortlichkeiten nicht nachkommen kann – die Beschwerden müssen also im Prinzip das Leben durcheinanderbringen, damit die Diagnose Schlaflosigkeit gestellt wird.

BAA-Methode Schritt 1: Bewusstmachung

Zum Start von Harpers Reise durch ihr Traumathema des schlechten Schlafs wollte ich einige der Vorstellungen kennenlernen, die sie von dieser physiologischen Notwendigkeit hatte. Wir begannen die Bewusstmachungsphase also mit einem kurzen Abriss des Schlafs.

Grundlagen des Schlafs

Während wir schlafen, nehmen wir die Welt um uns her normalerweise nicht bewusst wahr. Doch unser Körper und unser Gehirn sind sehr beschäftigt, auch wenn wir uns dessen nicht bewusst sind. Zahlreiche Studien im Bereich der Schlafphysiologie und -psychologie zeigen, dass Veränderungen im Aktivitätsniveau unseres Gehirns, unserer Muskeln und anderer Körpersysteme stattfinden. Wir wissen, dass im Gehirn neue Erinnerungen organisiert werden und es eine Art Aufräumprozess gibt, bei dem mentaler Abfall des Tages entfernt wird.

Der Nutzen des Schlafs ist unermesslich – unsere mentale und physische Gesundheit hängt davon ab. Studien zeigen, dass fortgesetzt schlechter Schlaf in Zusammenhang steht mit einer Einschränkung der kognitiven Leistungsfähigkeit, Herz-Kreislauf-Problemen, Angstzuständen, Depressionen, chronischen Schmerzen und so weiter, letztlich fast mit jedem Leiden, zu dem eine Schlafstudie durchgeführt wurde. Wie Nahrung brauchen wir Schlaf für unser Überleben, daher führt Schlafmangel zur Verschlechterung jedes vorhandenen Leidens. Doch es gibt auch Schlafsucht, die zum Problem werden kann, weil zu viel Schlaf ebenfalls schlecht für unsere Gesundheit ist. Es ist ein bisschen wie in dem Märchen »Goldlöckchen und die drei Bären«, in dem der eine Brei zu heiß, der andere zu kalt und der dritte genau richtig ist. Sie brauchen genau die richtige Menge Schlaf für *Sie*. Manche sagen, sie kommen mit fünf bis sechs Stunden Schlaf pro Nacht aus, während andere schwören, dass sie zehn Stunden brauchen, um richtig zu funktionieren. Bei den meisten Menschen hängt die benötigte Menge Schlaf vom Alter ab: Ein Erwachsener braucht durchschnittlich etwa zwischen sieben und neun Stunden pro Nacht, und ältere Erwachsene brauchen etwas weniger, ungefähr sieben bis acht Stunden.[64]

Aber es geht nicht nur um Quantität, auch die Schlafqualität ist wichtig. Häufig gestörter Schlaf kann zu Müdigkeit während des Tages führen, sogar wenn man acht oder neun Stunden im Bett verbracht hat. Viele Menschen wissen gar nicht, dass sie Schlafstörungen haben, bis sie zum Arzt gehen – sie sind einfach die ganze Zeit müde. Diese Personen können auch an Gewicht zunehmen, da schlechter Schlaf zu zusätzlicher Kalorienaufnahme führt, oder sie haben vielleicht ganz allgemein das Gefühl, sich durch den Tag kämpfen zu müssen.

Nun ist Schlaf allerdings kein durchgehender, gleichmäßiger Zustand, er besteht aus einer Reihe von Phasen, die in Zyklen stattfinden. Im Allgemeinen durchleben wir in einer Nacht vier oder fünf komplette Zyklen, wobei die Dauer jeder Schlafphase in jedem Zyklus variiert (siehe Grafik unten). Wie bei so vielen Erklärungen in diesem Buch gibt es für diese Art Schlaf einen evolutionsbiologischen Grund. Wir waren nie dafür gemacht, acht Stunden fest durchzuschlafen, denn das hätte unsere Vorfahren einer starken Gefährdung durch Raubtiere ausgesetzt. Unser Schlaf entwickelte sich also so, dass es Perioden leichteren Schlafs und sogar von Wachsein gab, für den Fall, dass in der Umgebung eine Bedrohung wahrzunehmen war. Und so wie unsere Stressreaktion nicht mit unserer fortgeschrittenen Welt mitgehalten hat, hat sich auch unser Schlaf physiologisch nicht verändert. Deswegen entstehen manche Probleme dadurch, dass wir uns selbst davon überzeugen wollen, dass wir während der Nacht überhaupt nicht aufwachen *sollten*. Dann fängt unser Geist in Perioden des Wachseins an, zu grübeln und sich Sorgen zu machen, und hält uns genau dadurch davon ab, wieder einzuschlafen.

Und genau das passierte bei Harper. Als wir über die Gedanken sprachen, die sie während dieser wachen Phasen hatte, sagte sie, dass diese sich oft um ihren Schlaf drehten, darum, dass sie ein-

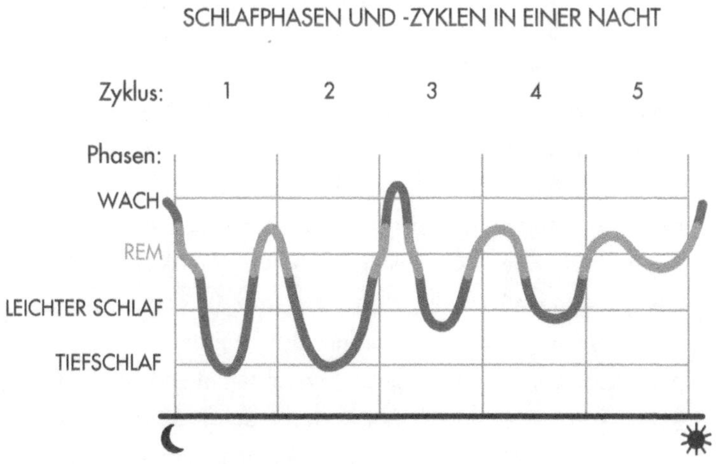

Abbildung 9.1: Schlafphasen und -zyklen

fach zu sensibel sei, wie schrecklich sie sich am nächsten Tag fühlen werde, dass sie nicht in der Lage sein werde, dies oder jenes zu tun, und so weiter. Und so grübelte sie bis in die frühen Morgenstunden, in denen sie erschöpft wieder einschlief. Dann klingelte natürlich, scheinbar Sekunden später, Harpers Wecker, und es trat genau die Situation ein, die sie so gefürchtet hatte.

Schlafprokrastination aus Rache

»Ich sehe nur noch eine Folge von dieser spannenden Serie …« oder »Ich scrolle vielleicht noch ein paar Minuten durch Instagram …«: Welche Methode Sie auch wählen, wenn Sie das Schlafengehen aufschieben, ist es wahrscheinlich ein Fall von »Revenge Bedtime Procrastination« – auf Deutsch etwa Schlafprokrastination aus Rache. Dieses Verhalten ist heutzutage extrem verbreitet und der Grund dafür ist, dass wir »Rache« an uns selbst nehmen, da wir am Tag unsere Kernbedürfnisse missachtet haben. Das Leben ist hektisch und wir neigen dazu, von dem Moment an, in dem wir aufwachen, bis zu dem, in dem wir einschlafen, ständig von einer Tätigkeit zur nächsten überzugehen. Es gibt wenig Raum für Momente der Überraschung, der Freude oder auch einfach nur fürs Tagträumen. So fordert unser rebellisches inneres Selbst am Ende des Tages ein bisschen »Ich«-Zeit, auch wenn wir wissen, dass sich dies auf den nächsten Tag auswirken wird, an dem wir müde, brummig und gereizt sein werden. Das Phänomen der Schlafprokrastination ist bei jüngeren Erwachsenen und bei Frauen stärker verbreitet[65] und ist eine Reaktion auf Stress am Tag und einen Mangel an Freizeit in unseren wachen Stunden. Die Forschung hat jedoch gezeigt, dass wir am Tag sehr wohl Zeit haben,[66] allerdings nicht mehr in einem großen Stück, so wie das bei früheren Generationen der Fall war. Heute haben wir nur noch sogenanntes Zeitkonfetti, das über den Tag verstreut ist[67] – das Problem entsteht, weil wir diese Zeitschnipsel meist mit Arbeit, organisatorischen Dingen oder allen möglichen anderen freudlosen Pflichten ausfüllen. Anstatt es sich also schwer zu machen, abends ins Bett zu gehen, nutzen Sie Ihr Zeitkonfetti am Tag, um irgendetwas zu tun, das Ihnen ein Lächeln ins Gesicht zaubert – spielen Sie mit Ihrem Hund, gönnen Sie sich einen Moment einer Achtsamkeitstechnik, verbringen Sie eine ruhige Minute in der Natur – all dies beruhigt Ihren inneren Rebellen.

Sich selbst erfüllende Schlafprophezeiung

Vorbei sind die Tage (nun, fast jedenfalls, hoffe ich), an denen die Menschen glaubten, dass Träume die Zukunft vorhersagen können, aber ich sehe viele, die ihr eigenes Schlafverhängnis vorhersagen. Erinnern wir uns – Harper erzählte, dass sie schon immer sehr sensibel gewesen sei, oder eher, dass man ihr schon als Kind gesagt habe, sie *wäre* sensibel. Und so erklärte sie sich, dass ihre vermeintliche Sensibilität ihren Schlaf beeinträchtigte und ihr Leben ruinierte:

> *Ich trinke keine koffeinhaltigen Getränke mehr – überhaupt nicht. Zuerst trank ich weniger davon, dann nichts mit Koffein nach der Mittagszeit, aber jetzt trinke ich nicht einmal mehr schwarzen Tee. Ich habe Verdunklungsrollos gekauft, Schlafmasken, Ohrstöpsel, die eigens meinen Ohren angepasst waren.*

Ich habe Player mit Weißem Rauschen und Naturgeräuschen, habe alle verfügbaren Schlaf-Apps und Schlaf-Tracker heruntergeladen und habe zahllose Hörbücher mit Schlafgeschichten für Erwachsene, um mir beim Einschlafen zu helfen. Ich habe Melatonin probiert, Baldrian, jede Wurzel und jede Tinktur, die ich finden konnte. Nichts hilft – nichts. Ich esse abends nichts mehr und überhaupt nichts Scharfes. Ich habe jedes Nahrungsergänzungsmittel einschließlich CBD-Öl gekauft und habe ein ganzes Badezimmer voll mit Epsom-Salzen und Lavendeltropfen. Einmal hat mein Arzt mir für eine Woche ein Schlafmittel verschrieben; das hat geholfen, aber danach war ich tagsüber so müde, dass ich sowieso nichts tun konnte, und ich hatte einen furchtbaren Kater. Ich denke, ich würde von diesem Mittel abhängig werden, und was ich auf keinen Fall will, ist eine Abhängigkeit von verschreibungspflichtigen Tabletten.

Das Grübeln und die Sorgen wegen ihrer Schlafsensibilität verfolgten Harper in jeder Phase ihres Tages. Sie hatte auch eine strenge Routine rund um ihren Schlaf entwickelt, und jede Abweichung von diesen Ritualen führte zu einem derartigen Stress, dass Reisen, Ferien oder sogar Aufenthalte bei ihrer Familie der Vergangenheit angehörten.

Deswegen war der nächste Teil von Harpers Reise mit mir für sie eine ziemliche Überraschung. Ich fragte:

Und wenn Ihre Sensibilität in Wirklichkeit eine Superkraft ist?

BAA-Methode Schritt 2: Akzeptanz

Um von der Bewusstmachungsphase zur Akzeptanzphase überzugehen, reichte es nicht aus, Harpers Wissen über Schlaf und seine Physiologie zu hinterfragen, denn Schlaf war das Symptom ihres kleinen Traumas, nicht das kleine Trauma selbst. Wie bei allen Themen kleiner Traumata waren die Schlafprobleme zunächst nur ab und zu und nicht allzu schwerwiegend aufgetreten, erst später wurden sie zu einem Problem, das ihr ganzes Leben beeinträchtigte. Der Grund dafür ist, dass kleine Traumata anwachsen, aber oft nehmen wir ihre Anzeichen erst wahr, wenn in unserem Leben etwas passiert, das das sorgfältig ausbalancierte Kartenhaus zerstört. Bei Harper war das ihre Operation, aber die Wurzeln ihres kleinen Traumas reichten zurück zur Prinzessin auf der Erbse – Harper war das Etikett »zu sensibel« für diese irdische Welt aufgedrückt worden.

Bei unserer gemeinsamen Arbeit enthüllte Harper, dass sie den Satz *»Du bist einfach zu sensibel«* häufiger gehört hatte, als sie zählen konnte, so oft, dass sie diese Zuschreibung total verinnerlicht hatte. Oft fühlte es sich wie ein Vorwurf an – als sei diese Eigenschaft ihr persönlicher und unvermeidlicher Fehler. Als ich Sensibilität dagegen als mögliche Superkraft bezeichnete, sah mich Harper mit ihren völlig übermüdeten Augen an, in denen Tränen glänzten – und damit begann sich für sie der Weg zur Akzeptanz zu öffnen.

Fokus auf kleine Traumata: Etikettierungsansatz

Der Etikettierungsansatz oder auch die Labelling-Theorie spielt vor allem in der Soziologie und Kriminologie eine Rolle, wo sie im Zusammenhang mit kriminellen Handlungen und Täterverhalten angewandt wird, aber sie ist auch ein Teil von mentaler Gesundheitsfürsorge. Einfach gesagt, erklärt diese Theorie, wie sich ein besonderes Verhalten aufgrund von Zuschreibungen von außen entwickelt, was dann wiederum die Handlungen von jemandem beeinflussen kann. Sagt man zum Beispiel einem Kind immer wieder, dass es schlecht, ungezogen oder ein Nichtsnutz ist, kann es sein, dass es sich diesem Etikett anpasst und einem genau zeigt, wie ungezogen es ist. Das Gleiche kann bei einer Eigenschaft wie Sensibilität passieren, auch wenn einige Menschen tatsächlich sensibler als andere sind. Wenn es zum Beispiel um Schlaf geht und man immer wieder betont, was für einen leichten Schlaf eine Person hat, wird diese wahrscheinlich äußerst wachsam auf jedes leise Geräusch, jede Bewegung oder andere Dinge in der Umgebung achten und schon daher nicht gut schlafen. Dies ist vor allem dann der Fall, wenn das Etikett für die betroffene Person soziale Vorteile bringt – wenn zum Beispiel ein Kind die Hauptaufmerksamkeit seiner Bezugspersonen haben möchte und das Etikett »besonders sensibel« dazu führt, dass diese ihm mehr Zeit vor dem Einschlafen widmen. Diese Etikettierungen können sich auch verstärken, wenn Abweichungen davon ignoriert oder sogar verboten werden. Und wenn dieses Etikett öffentlich vergeben wird, kann es für jemanden zu riskant sein, davon abzuweichen, da dies den geliebten Personen Schmerz bereiten kann (in Form von Verlegenheit), vor allem wenn die Betroffenen gerade ihr Identitätsgefühl ausbilden.[68] Etikettierung kann also ein braves Kind in einen Rebellen verwandeln, aber sie funktioniert auch andersherum, und wir können schwieriges Verhalten in eine andere Richtung lenken, indem wir den Etikettierungsansatz auf positive Art anwenden.

Die hochsensible Person (HSP)

In den 1990er-Jahren formte sich an den Küsten der Wissenschaft in den USA eine sanfte Welle. Dr. Elaine Aron, eine amerikanische Psychologin, begann mit der Durchführung von Studien, die in ihren eigenen Erfahrungen begründet waren. Dr. Aron fühlte sich in einigen Lebensbereichen überfordert und im Rahmen einer Psychotherapiesitzung wies ihre Therapeutin sie darauf hin, dass sie eine »hochsensible Person« sei[69] – überhaupt nicht abwertend, sondern einfach als Beobachtung. Dieser unglaublich bedeutende Moment führte dazu, dass Dr. Aron Daten sammelte und später eine Skala entwickelte, um herauszufinden, ob andere die gleiche Eigenschaft hatten. Im Laufe ihres Berufslebens kam Dr. Aron zu der Schätzung, dass 15 bis 20 Prozent der Bevölkerung in den USA hochsensible Personen (HSP) sind.[70] Dazu gehören folgende Aspekte:

- Man ist von den Stimmungen anderer und der Atmosphäre in sozialen Kontexten beeinflusst
- Man ist sensibel gegenüber Lärm, Licht, grobem Stoff, starken Gerüchen, Schmerz, Hunger und Stimulanzen (zum Beispiel Koffein) und bemüht, diese Stimuli zu kontrollieren
- Man wird nervös und ängstlich, wenn man hohen Anforderungen ausgesetzt ist, beim Ausführen von Tätigkeiten beobachtet wird oder wenn sich Pläne kurzfristig ändern
- Man hat ein stark ausgeprägtes Pflichtbewusstsein, will unbedingt Fehler vermeiden und grübelt viel nach, wenn man meint, einen Fehler gemacht zu haben
- Man hat ein erhöhtes Bewusstsein für die Details einer Umgebung und die Fähigkeit, die Feinheiten und die Schönheit der äußeren Welt zu schätzen
- Man verfügt über eine reiche und komplexe Innenwelt, an der man sich erfreut, ebenso wie an Kunst, Musik und anderen kreativen Bereichen

Heutzutage ist dieses Konzept sehr viel bekannter, und obwohl Dr. Aron Hochsensibilität als neutrales Persönlichkeitsmerkmal betrachtete, wird der Begriff »sensibel« häufig noch immer als eine Art Beleidigung oder Mikroaggression verwendet, um Menschen herabzusetzen. Wenn wir uns die Definitionen dieses Wortes ansehen, kann es bedeuten, dass man leicht beleidigt oder empört ist, aber es umfasst auch, dass man schnell kleine Veränderungen, Signale oder Einflüsse wahrnimmt und darauf reagiert – was in evolutionärem Sinn ein Vorteil gewesen wäre. Die Fähigkeit, winzige Unterschiede in der Umgebung zu bemerken, hätte damals zweifellos nicht nur ein Individuum, sondern die ganze Gruppe geschützt und wäre daher bei unseren Vorfahren als Stärke geschätzt worden. Aber in unserer heutigen lauten, hellen und sich ständig verändernden Welt ist die Wertung dieses Persönlichkeitsmerkmals auf den Kopf gestellt und Hochsensibilität zur Schwäche geworden – nur glaube ich, dass sie das nicht ist.

An diesem Punkt der Therapie führten Harper und ich eine Übung durch – wir trugen verschiedene Superhelden und ihre Superkräfte zusammen und schrieben alles auf ein großes Stück Papier an meiner Praxiswand.

Als wir unsere Mindmap betrachteten, wurde klar, dass die meisten unserer geliebten Superhelden fein abgestimmte Stärken hatten – und es war diese Abstimmung, die sie besonders machte. Um Harper bei der Akzeptanzphase zu helfen, arbeiteten wir weiter an der Umdeutungsübung, indem wir ihre positiven Eigenschaften notierten. Viele glichen den von Dr. Aron aufgeführten Merkmalen einer hochsensiblen Persönlichkeit (HSP) – ihre Fähigkeit, die Gefühle anderer wahrzunehmen, was sie zu einer wunderbaren Freundin und Vertrauten machte; ihre Begabung, sich so intensiv in Musik zu vertiefen, dass es sich wie eine außerkörperliche Erfahrung anfühlte; ihre besondere Liebe zu Tieren. Schließlich betrachteten wir wieder unsere Superhelden-Mindmap und überleg-

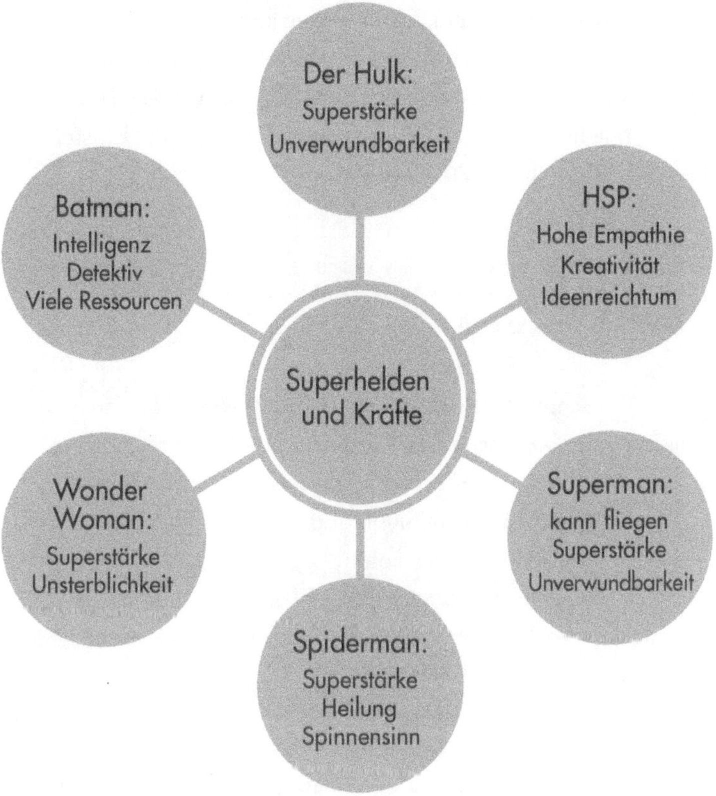
Der Hulk:
Superstärke
Unverwundbarkeit
HSP:
Hohe Empathie
Kreativität
Ideenreichtum
Batman:
Intelligenz
Detektiv
Viele Ressourcen
Superhelden und Kräfte
Wonder Woman:
Superstärke
Unsterblichkeit
Superman:
kann fliegen
Superstärke
Unverwundbarkeit
Spiderman:
Superstärke
Heilung
Spinnensinn

Abbildung 9.2: Mindmap Kräfte

ten, ob diese fiktionalen Figuren ihre außerordentlichen Kräfte in *allen* Situationen anwenden konnten oder ob sie ihre Fähigkeiten irgendwie regeln mussten. Ich denke, Sie kennen die Antwort, und sie wird durch Beobachtungen in allen Kulturen und Gesellschaften gestützt. In vielen Teilen der Welt werden die ruhigeren, nachdenklicheren und tatsächlich sensibleren Individuen gefeiert – nur in westlichen Gesellschaften werden Dreistigkeit, Lautstärke und offene Extrovertiertheit als wichtigste Stärken betrachtet. Hier sehen wir wieder die kumulative Wirkung kleiner Traumata – es war überhaupt nichts »verkehrt« an Harpers Sensibilität, sie befand sich einfach in einer Umgebung, die diese für sie zu einer Herausforderung machte. Und deshalb verfestigte sich in ihr die Einstellung, dass diese Eigenschaft ein Problem sei.

Traumtherapie

Wir Menschen waren schon immer von unseren Träumen fasziniert – aber was bedeuten sie, wenn überhaupt etwas? Während der Bereich der Traumanalyse nicht auf Wissenschaft gegründet ist, gibt es heute Studien, die uns einige Hinweise auf den Zweck von Träumen liefern. Bekanntlich ging Sigmund Freud, der Vater der Psychoanalyse, davon aus, dass Träume ein Weg des Unterbewusstseins sind, uns die Natur unserer tiefsten Triebe und Wünsche zu zeigen. Ein anderer berühmter Psychoanalytiker, Gustav C. Jung, war anderer Ansicht. Er stellte die These auf, dass Träume dem Bewusstsein die Probleme unseres wachen Lebens übermitteln – und zwar über universale Bilder, die er Archetypen nannte. Beide glaubten demnach, dass Träume tatsächlich einen Zweck haben, und die aktuelle Forschung deutet darauf hin, dass dies stimmen könnte, wenn es um Emotionen geht – und um kleine Traumata.

Die meisten der in den letzten Jahrzehnten des zwanzigsten Jahrhunderts durchgeführten Studien ergaben, dass ein erheblicher Teil von Träumen negativ zu sein schien – etwa ein Viertel der Berichte von Traumerinnerungen hing mit unangenehmen Gefühlen zusammen.[71] Darauf aufbauende Theorien lauten, dass dies für das Gehirn eine Art ist, die schwierigeren Gefühle zu verarbeiten, die für die Menschen im wachen Leben schwer auszudrücken sind. Mit anderen Worten, unser Geist beschäftigt sich vielleicht mit kleinen Traumata, während wir schlafen. Tatsächlich untersuchte die Neurowissenschaftlerin Rosalind Cartwright die Rolle von Träumen in durch Scheidungen hervorgerufenen Depressionen und fand heraus, dass sich Menschen nach unangenehmen Träumen – sogar Albträumen – erfolgreicher von ihrem Scheidungstrauma erholten.[72]

Wenn Sie also das nächste Mal einen schlechten Traum haben, versuchen Sie diesen umzudeuten – von einem schrecklichen Erlebnis zu ein bisschen kostenloser Therapie! Vielleicht gehen Sie dann beschwingter in den vor Ihnen liegenden Tag.

BAA-Methode Schritt 3: Aktion

Natürlich ist nicht jeder Mensch mit Schlafproblemen hochsensibel; wie bei jedem kleinen Trauma hat jeder seine eigenen Wunden und Schrammen, die zu einem nicht voll ausgelebten Leben führen. Doch für Schlafprobleme im Zusammenhang mit kleinen Traumata gibt es meiner Meinung nach eine für alle passende Herangehensweise. Dabei geht es um Deaktivierung und Assoziation, und in unserer hektischen Rund-um-die-Uhr-Welt kann vor allem Ersteres zu einer Veränderung führen. Hier beschreibe ich Wege, sich durch den Tag zu bewegen, um den Schlaf wieder zu einem mühelosen Vorgang zu machen.

BAA-Methode Aktion: Strategien für die Schlafenszeit

Hier geht es um Effizienz: die Anwendung der Schlafrestriktionstherapie zur Verbesserung der Schlafqualität

Wenn Sie das Gefühl haben, dass es hoffnungslos ist und Sie nie wieder zu einem natürlichen Schlafrhythmus finden werden, kann eine als »Schlafrestriktion« bezeichnete Methode Ihre innere Uhr zurücksetzen. Es ist eine herausfordernde Methode, daher rate ich, sie nur mit einer klaren Zeitplanung anzugehen, damit Sie die bestmögliche Chance haben, die folgenden Schritte auch durchzuziehen. Diese Methode haben auf meine Empfehlung hin Menschen mit den schlimmsten Schlafproblemen angewandt und ihr Leben hat sich dadurch von Grund auf verändert. Die Methode funktioniert folgendermaßen:

Phase 1

Zunächst müssen Sie Ihre Schlafeffizienz errechnen. Legen Sie sich dafür neben Ihrem Bett mindestens eine Woche lang Stift und Notizblock bereit, um Folgendes herauszufinden:

die **Zeitspanne, die Sie im Bett verbracht haben**, egal ob wach oder schlafend, und zwar den Durchschnitt der sieben Nächte;
die geschätzte **Zeitspanne, die Sie geschlafen haben**, auch wenn der Schlaf gestört wurde.

Ich empfehle, keinen Schlaftracker und keine App zu benutzen, da diese noch mehr kontraproduktive Beschäftigung mit Schlaf fördern können – die altmodische Stift-und-Papier-Methode funktioniert prima.

Als Nächstes ein wenig Mathematik für Sie, denn mit den nun erhaltenen Informationen berechnen wir den Wert Ihrer Schlafeffizienz. Es ist wirklich einfach; Sie brauchen nur die Zeit, die Sie durchschnittlich schlafen, durch die Zeit zu teilen, die Sie durchschnittlich im Bett verbringen. Dann multiplizieren Sie das Ergebnis mit 100 und erhalten so den Wert Ihrer Schlafeffizienz. Das sieht folgendermaßen aus:

(GESAMTZEIT SCHLAFEND geteilt durch
GESAMTZEIT IM BETT) x 100 = IHRE SCHLAFEFFIZIENZ

Dies war Harpers Berechnung:

(5,5 Stunden schlafend geteilt durch 10 Stunden im Bett) x 100 =
55 Prozent Schlafeffizienz

Niemand erreicht 100 Prozent, aber eine gute Schlafeffizienz liegt etwa bei 80 bis 85 Prozent (für diejenigen ohne langfristige Krankheiten), daher gab es keinen Zweifel, dass Harpers Schlafproblem ihr aufgrund von Schlafmangel während des Tages große Schwierigkeiten bereitete.

Phase 2

Da Sie nun den Wert Ihrer Schlafeffizienz kennen, können wir zu der Schlafrestriktion weitergehen:

Ihr SCHLAFFENSTER ist die Zeitspanne, die Sie im Durchschnitt geschlafen haben, nicht die im Bett verbrachte Zeit. Dies wird nun zur Gesamtzeit, die Sie im Bett verbringen dürfen, während Sie diese Methode anwenden. Bei Harper waren dies fünfeinhalb Stunden.

Als Nächstes bestimmen Sie Ihre SCHWELLENZEIT, das ist die Zeit, zu der Sie ins Bett gehen und Ihr Schlaffenster beginnt. Bei

Harper, die ziemlich früh zu Bett gegangen war und dann viel Zeit gehabt hatte, sich Sorgen über die Gründe für ihr Schlafproblem zu machen, vereinbarten wir, dass ihre Schwellenzeit viel später sein sollte, nämlich erst um Mitternacht.

Schließlich kombinieren Sie diese Schwellenzeit mit Ihrem Schlaffenster und kommen so auf Ihre ANKERZEIT, zu der Sie aufstehen müssen, auch wenn Sie noch müde sind. In Harpers Fall war das um fünf Uhr dreißig, was sich ziemlich hart anhört! Aber das Ziel war, die Schlafeffizienz zu verbessern und einige der schädigenden Schlafmuster, die sie entwickelt hatte, wieder loszuwerden.

Zeit	
22 Uhr	**SCHWELLENZEIT** 24 Uhr – Schlafenszeit, Sie gehen ins Bett
23 Uhr	
24 Uhr	
1 Uhr	**SCHLAFFENSTER** 5 ½ Stunden Bettzeit erlaubt (Ihre durchschnittliche Schlafenszeit)
2 Uhr	
3 Uhr	
4 Uhr	
5 Uhr	
6 Uhr	**ANKERZEIT** 5 Uhr 30 – Sie werden wach und stehen auf
7 Uhr	
8 Uhr	

Diesem Zeitplan folgen Sie nun eine Woche lang, um Körper und Geist einen starken Schlafantrieb zu geben. Während dieser Woche befolgen Sie auf jeden Fall diese drei Regeln der Schlafrestriktionstherapie, auch wenn Sie keine Lust mehr haben:

- Gehen Sie nur ins Bett, wenn Ihre **Schwellenzeit** überschritten ist.

- Bleiben Sie nur so lange im Bett, wie es der Zeitspanne Ihres **Schlaffensters** entspricht.
- Stehen Sie morgens um Ihre **Ankerzeit** auf, auch wenn Sie noch müde und schläfrig sind.

Phase 3

In dieser letzten Phase können Sie beginnen, Ihre Schlafenszeit zu erhöhen, aber zuerst müssen Sie Ihre Schlafeffizienz neu berechnen und dann Ihr Schlaffenster nach der folgenden Anleitung anpassen:

- Wenn Ihre Schlafeffizienz jetzt über 85 Prozent beträgt, können Sie Ihrem Schlaffenster 15 Minuten hinzufügen – bei Harper hieß das, Ihr neues Schlaffenster betrug fünf Stunden und 45 Minuten.
- Beträgt Ihre Schlafeffizienz zwischen 80 und 85 Prozent, behalten Sie Ihr jetziges Schlaffenster bitte noch eine Woche bei.
- Beträgt Ihre Schlafeffizienz weniger als 80 Prozent, verringern Sie Ihr Schlaffenster um weitere 15 Minuten.

Wie Sie sehen, handelt es sich hier um einen graduellen Prozess, der Geduld erfordert – wenn Sie aber das Gefühl haben, alles andere schon ausprobiert zu haben, geben Sie dieser Methode eine Chance, denn Sie kann erwiesenermaßen Schlafprobleme lösen.

Praktische Schritte, um Körper und Geist physiologisch zu deaktivieren

Die folgenden Tipps finden sich meist in allgemeinen Leitlinien für einen guten Schlaf. Es sind Faustregeln, mit denen die physiologische Aktivität von Körper und Geist heruntergefahren wird, sodass man zur Schlafenszeit auch einschlafen kann. Menschen in früheren Jahrhunderten brauchten all diese Anleitungen nicht, aber heute leben wir in einer technologischen Welt, in der zum Beispiel unser Essen stark verarbeitet ist, sodass es nützlich sein kann, auf all die Stimulanzen zu achten, denen wir täglich ausgesetzt sind – und diese wo nötig zu reduzieren. Aber denken Sie daran, diese Tipps flexibel zu handhaben, damit sie zu Ihrem Leben, Ihren Reisen, Ihrer Familie passen – wenn die Durchführung dieser Ratschläge bei Ihnen Gefühle von Ängstlichkeit oder Starrsinn hervorruft, schauen Sie sich Ihre Gedankenmuster an (siehe Kapitel vier).

Der alte Spruch, dass das Schlafzimmer Schlaf und Sex vorbehalten sein soll, stimmt noch immer, lassen Sie also die Geräte einschließlich Smartphones und Tablets draußen. »Aber mein Smartphone ist mein Wecker!«, höre ich Sie rufen – nun, da muss ich Sie hart, aber herzlich ermahnen. Es ist einfach und billig, sich einen herkömmlichen Wecker zu kaufen oder einen Dämmerungssimulator, der Ihnen sanft in den Tag hilft. Der Widerstand dagegen, Ihr Smartphone außerhalb des Schlafzimmers zu lassen, hat mit Schlafprokrastination aus Rache und kleinen Traumata zu tun. Sollten Sie also Probleme damit haben, arbeiten Sie besser an diesen zugrundeliegenden Themen.

Koffein, Schokolade und manche Lebensmittel (scharf, pikant oder würzig) wirken stimulierend, ersetzen Sie diese also ab dem Nachmittag mit eher deaktivierenden Nahrungsmitteln. Koffein hat eine Halbwertzeit von etwa fünf bis sechs Stunden, abhängig von Ihrer genetischen Fähigkeit, es zu verstoffwechseln – wenn Sie also am Nachmittag ein Getränk mit Koffein zu sich nehmen, um sich in dem gefürchteten Nachmittagstief munter zu halten, ist das so, als würden Sie eine kleine Tasse Kaffee trinken, wenn Sie gerade ins Bett gehen.[73]

Schwere Mahlzeiten mit vielen Kalorien – Brot, Pasta und andere stärkehaltige Nahrungsmittel – können Sie zunächst schläfrig machen, da unser Verdauungssystem sie verarbeiten muss; weil diese

Mahlzeiten aber schwer sind, müssen unsere Verdauungsorgane extra hart arbeiten, was den Körper aktivieren und uns wieder aufwachen lassen kann. Natürlich schadet ein gelegentliches Curry zum Abendessen mit Freunden nicht; diese Vorschläge sollen nur eine Grundlage sein, um einen qualitativ guten und erholsamen Schlaf zu unterstützen, sodass er nicht länger ein Schlachtfeld für Körper und Geist ist.

Es ist ein weitverbreiteter Irrglauben, dass ein alkoholischer Nachttrunk das Einschlafen unterstützt. Zwar mag ein Gläschen Alkohol uns schläfrig machen, tatsächlich unterbricht Alkohol aber unseren Schlaf, weil der Körper ihn nachts verstoffwechselt. Die Faustregel lautet: Jedes konsumierte Maß Alkohol (auch während des Tages) bedeutet eine Stunde verlorenen Schlaf. Da die Menge des konsumierten Alkohols in unserer Zeit ständig zunimmt und der Alkoholgehalt von Wein, Bier und Apfelwein variiert, kann es schwierig sein, genau zu wissen, wie viel wir trinken. Zum Beispiel ist ein großes Glas Wein heute so viel wie ein Drittel einer Flasche – trinken Sie also im Laufe des Tages drei Gläser Wein, haben Sie eine ganze Flasche konsumiert! Das sind etwa neun bis zehn Einheiten Alkohol, so wird es unwahrscheinlich, dass Sie während der Nacht überhaupt richtig gut schlafen.

Auch viele verschreibungspflichtige oder rezeptfreie Medikamente können sich störend auf den Schlaf auswirken. Häufig verwendete Medikamente wie Betablocker, Kortikosteroide und Antidepressiva verändern unsere Physiologie und so ist es nicht überraschend, dass sie auch den Schlaf unterbrechen können. Zum Beispiel ahmen Kortikosteroide die Wirkung von Hormonen nach, die unser Körper natürlicherweise in der Nebennierenrinde produziert und die Geist und Körper aktivieren können. Wenn Sie Medikamente brauchen, sprechen Sie mit Ihrem Arzt, ob Sie diese früher am Tag einnehmen können, damit Sie vor dem Schlafengehen Zeit zum Deaktivieren haben.

Die optimale Schlafzimmertemperatur beträgt im Allgemeinen etwa 18 ° Celsius. Ein besonders warmer oder kalter Raum kann den Schlaf beeinträchtigen, weil der Körper dann härter arbeiten muss, um sich abzukühlen oder aufzuwärmen. Natürlicherweise sinkt unsere Körpertemperatur abends, um das Einschlafen zu fördern. Diesen Prozess können wir durch einen Trick verstärken. Wenn wir vor dem Schlafengehen ein warmes Bad nehmen, steigt unsere Körpertemperatur zuerst an und fällt dann ab, weil unser Körper sich abkühlt. Das verursacht ein Gefühl der Schläfrigkeit. Profitieren Sie von diesem Trick und machen Sie ihn zum Teil Ihres Schlafrituals (unten), um sich ganz natürlich in einen Zustand der Schläfrigkeit zu versetzen.

Wir sind dazu gemacht, unseren Körper jeden Tag zu bewegen; wenn Sie also wie die meisten Menschen in unserer modernen Welt eine Schreibtischtätigkeit ausüben oder hauptsächlich im Sitzen arbeiten, planen Sie Bewegung in Ihren Tagesablauf ein. Sonst hat Ihr Körper nicht die Möglichkeit, etwas von seiner Energie zu verbrauchen. Vermeiden Sie aber drei bis vier Stunden vor Ihrer Schlafenszeit anstrengende sportliche Betätigung, weil diese den Körper wieder aktivieren würde.

Störende Gedanken vor dem Einschlafen abschalten

Hat man vor dem Einschlafen ängstliche Gedanken über den Schlaf selbst, kann sich das negativ auswirken; bei vielen Menschen kreisen jedoch auch unaufhörlich Ereignisse des Tages durch den Kopf – manchmal sogar noch nicht einmal vom selben Tag, sondern solche, die Wochen, Monate oder Jahre zuvor stattgefunden haben. Dieses Kopfkino, das sich um einen Fehler, einen Irrtum oder eine Kränkung dreht, aktiviert die angeborene Stressreaktion in Form von Grübeln und der Sorge, dass sich dies wiederholen könnte. Womöglich erinnern Sie sich zum Beispiel daran, wie Ihnen vor zehn Jahren bei einer Hochzeit der Name Ihres Gegenübers nicht einfiel, Ihnen daraufhin das Blut ins Gesicht schoss und angesichts der mitleidigen Gesichter in dieser Gesprächsrunde Ihre Hände zitterten.

So oft spielt unser Geist uns endlose Erinnerungen an Fehler vor, sobald wir unter der Bettdecke liegen. Meist geschieht das sofort und Betroffene berichten, dass sie sich machtlos fühlen, diese inneren Geschichten zu stoppen. Die Forschung zeigt, dass diese unerfreulichen Gedankenmuster der Erzfeind des Schlafs sind,[74] **da der Schlaf niemals die Stressreaktion außer Kraft setzen kann**[75]. Zu stark ist unser Wille, angesichts der (realen oder vermeintlichen) Bedrohung zu überleben. Es gibt jedoch eine einfache Methode, um diese Gedanken auszuschalten, und sie ist eine meiner liebsten zum Einschlafen und für die Nacht.

Sagen Sie in Ihrem Kopf etwa jede Sekunde das Wort »das«. »Das« hat keine emotionale Bedeutung, daher löst es keine Stressreaktion aus, aber die Konzentration auf das vorgestellte Aussprechen dieses Wortes hält den Geist fokussiert genug, um ihn daran zu hindern, wieder in das schlafverhindernde Kaninchenloch voller vergangener Fehler und zukünftiger Ängste hineinzurutschen.

Die Kraft der Assoziationen nutzen und eine Routine für die Schlafenszeit etablieren

In Kapitel vier haben wir gesehen, wie uns Assoziationen negativ beeinflussen und durch kleine Traumata zu einer Stressreaktion und Vermeidungsverhalten führen können. Aber wir können uns die Kraft der Assoziationen auch zunutze machen und sie für Gutes einspannen!

Wir wissen instinktiv, dass Kinder abends vor dem Einschlafen eine gewisse Zeit brauchen, um zur Ruhe zu kommen, als Erwachsene beherzigen wir das jedoch meist nicht. Dabei sind wir alle nur große Kinder, die durchs Leben wandern, deswegen können wir von der Abendroutine der Kinder lernen, indem wir bestimmte

Aktivitäten assoziativ mit dem Schlafengehen verbinden und so unseren Geist sanft deaktivieren. Auch wenn sich viele vielleicht wünschen, dass unser Gehirn wie ein Lichtschalter funktionieren würde, ist es nicht mit einer Ein- und Ausschaltfunktion programmiert. Programmieren können wir aber selbst eine Abendroutine, um den in unserem Kopf surrenden Computer nach und nach herunterzufahren.

Routine zur Schlafenszeit

Ungefähr 60 bis 90 Minuten, bevor Sie schlafen gehen, beginnen Sie Ihre Abendroutine, indem Sie Fernseher, Tablet und Computer ausschalten und andere aufregende Aktivitäten beenden.

Stattdessen wählen Sie eine eher deaktivierende Tätigkeit, zum Beispiel Lesen, Hören beruhigender Musik oder einer aufgezeichneten Meditation oder eine künstlerische Beschäftigung.

Vielleicht möchten Sie den Trick mit dem Herunterkühlen nach einem Bad versuchen? Schaffen Sie sich Ihr eigenes Mini-Spa mit sanftem Licht, Kerzen, Düften und so weiter.

Auch sanfte Stretching- und Atemübungen können Teil Ihrer Abschaltroutine sein.

Sie können auch eine To-do-Liste für den nächsten Tag schreiben; wenn Sie dann nachts eine wache Phase haben, wird Ihr Gehirn nicht loslegen und Sie an die Pflichten des nächsten Tages erinnern.

Auch andere Formen des Schreibens können nützlich sein – mit dem Führen eines Tagebuchs als Abendroutine lässt man die Aktivitäten des Tages hinter sich.

Experimentieren Sie und finden Sie heraus, was bei Ihnen funktioniert. Denken Sie daran, dass es eine Weile dauern kann, bis verschiedene Assoziationen entwickelt sind und das Gehirn neue neuronale Verbindungen hergestellt hat. Aber wenn diese Assoziationen erst einmal gefestigt sind, werden Sie merken, dass schon der Beginn Ihrer Abendroutine Sie schläfrig macht.

Dr. Megs Tagebuchvorschläge für festen Schlaf

1. Ihr Wort des Tages ist … Warum haben Sie dieses Wort gewählt?
2. Schreiben Sie auf, was Sie an diesem Tag hier zurücklassen möchten.
3. Nun schreiben Sie auf, was Sie gern in den nächsten Tag mitnehmen wollen.
4. Bestimmen Sie ein »Wort des Tages« für morgen. Überlegen Sie, was dieses Wort für Sie bedeutet.

KAPITEL 9 – QUINTESSENZ

Schlafprobleme sind heute zu einem weitverbreiteten Thema geworden, und weil wir Schlaf zur Erholung und zu unserem täglichen Funktionieren brauchen, ist es für unser körperliches und psychisches Wohlbefinden entscheidend, das kleine Trauma zu ergründen, das vielleicht zu diesem Thema beiträgt. Hochsensible Personen können aufgrund ihrer Empfänglichkeit gegenüber Veränderungen in der Umgebung leichter wach werden und oft sind sie auch störenden Gedanken beim Einschlafen stärker ausgesetzt. Sie sind aber keineswegs die einzigen Menschen mit Schlafstörungen. Die Ursachen schlechten Schlafs zu kennen, Ihre Einzigartigkeit zu akzeptieren und strategische Maßnahmen zu ergreifen, um Ihre innere Uhr wieder zurückzustellen – all das verhilft Ihnen zu gutem nächtlichem Schlaf.

KAPITEL 10

Übergänge, Übergänge, Übergänge

In diesem Kapitel werden wir uns mit Folgendem beschäftigen:

- Lebensstufen und die soziale Uhr
- moralische Verletzungen
- wie man sich innerhalb des Schwellenbereichs durch Übergänge bewegt
- Menopause und die Sandwich-Generation
- wie man loslassen und weitergehen kann

Als ich Psychologie in den ersten Semestern studierte, lag der Schwerpunkt der Entwicklungspsychologie auf der kindlichen Entwicklung, weniger auf der Entwicklung eines Menschen über die gesamte Lebensspanne. Laut sogenannten Stufentheorien durchliefen Kinder nacheinander bestimmte Phasen, die ziemlich fest definierte Altersgruppen umfassten. Ich erinnere mich, dass ich damals dachte, dass dies nicht ganz richtig sein könne; auch wenn sich ein

Kind in seiner Entwicklung außerhalb dieser Spanne befand, hieß das doch wohl nicht, dass mit ihm etwas nicht in Ordnung oder dass es »verspätet« sei, da wir uns als Menschen ja recht stark unterscheiden. Die meisten meiner Kollegen würden mir wohl zustimmen, dass Stufentheorien eher Richtlinien als feste Meilensteine sind. Aber wir sind so daran gewöhnt, Entwicklungsmaßstäbe anzuwenden, dass sie tatsächlich sehr viel Ängstlichkeit und Sorge verursachen können. Vor allem Eltern machen sich verständlicherweise oft große Sorgen wegen bestimmter Meilensteine, aber manche Kinder erreichen die nächste Stufe eben, wann es ihnen gefällt! Diese Problematik weitet sich sogar auf die Zeit jenseits der Kindheit aus – in den meisten Kulturen gibt es eine verbreitete Einstellung, dass wir als Erwachsene bestimmte Meilensteine zu bestimmten Zeiten im Leben erreichen »sollten«. Wenn wir diese unsichtbaren Ziellinien nicht erfolgreich überquert haben, kann das Gefühl, »das Ziel verpasst zu haben«, selbst die Form eines kleinen Traumas annehmen, da wir andere sehen und denken, dass sie es alle irgendwie geschafft haben. An dieser Stelle möchte ich Ihnen Freya vorstellen, eine hübsche junge Frau, die an der Schwelle zu ihrem dreißigsten Geburtstag zu mir kam:

> *Ich weiß, es ist albern, aber ich finde den Gedanken, 30 zu werden, schrecklich – ich habe das Gefühl, als hätte ich bis jetzt überhaupt nichts geschafft, und ich weiß noch nicht einmal, was ich machen soll, nicht mit meiner Arbeit, ob ich in meiner Beziehung bleiben soll und das alles. Ich glaube nicht, dass ich es mir jemals leisten können werde, ein Haus zu kaufen, und wie können wir ohne ein stabiles Zuhause überhaupt erst darüber nachdenken, ob wir Kinder haben wollen? Alles, ich meine einfach alles scheint so im Ungewissen, und wenn ich mit meiner Familie darüber zu sprechen versuche, winken sie nur ab und sagen, es wird sich schon alles finden – aber wie denn? Ich*

bin mir nicht einmal mehr sicher, wer ich bin oder wer ich sein sollte – es ist, als würde ich rückwärts gehen, denn als ich anfing zu arbeiten, wusste ich es, oder zumindest dachte ich, dass ich es wüsste, und jetzt weiß ich es einfach nicht mehr. Ich weiß nicht, was ich mit mir selbst anfangen soll oder mit meinem Leben – was soll ich nur machen?

Natürlich konnte ich das nicht für Freya beantworten, da sie selbst es war, die alle Lösungen hatte – wir mussten nur die BAA-Methode nutzen, um sie zu finden.

Wessen Stufe ist es überhaupt?

Zu den berühmtesten Stufentheorien gehören wohl Erik Eriksons *Psychosocial Stages of Human Development* und Daniel Levinsons *Das Leben des Mannes. Werdenskrisen, Wendepunkte, Entwicklungschancen* (siehe Tafel auf Seite 271).[76] Beide Theorien setzen das Erwachsenenalter ab 18 Jahren an und definieren ab da Entwicklungsstufen, zu denen das frühe, das mittlere und das späte Erwachsenenalter gehören. Auf solchen Theorien beruht ein ziemlich großer Teil unseres soziologischen und psychologischen Verständnisses des Menschen, aber es lohnt sich, den Kontext zu betrachten, in dem solche Konzepte entstanden sind. Eriksons Theorie wurde 1950 veröffentlicht, die von Levinson 1978. Wenn wir uns das Leben in diesen Jahrzehnten vergegenwärtigen – wie zum Beispiel Geschlechterrollen gesehen wurden –, wird deutlich, warum wir diese heute von vielen akzeptierten Stufen nicht ganz wörtlich nehmen sollten. Auch der Titel von Levinsons Theorie ist recht einseitig – »Das Leben des Mannes« – und spiegelt wider, dass die Schlussfolgerungen der meisten Psychologen, Forscher und Wissenschaftler auf Studien beruhen, die hauptsächlich mit Männern durchgeführt wurden. Tatsächlich führte Levinson später auch Interviews mit Frauen und fand – wenig überraschend – Unterschiede. Da das Ziel solcher Modelle jedoch darin bestand, allgemeine Themen innerhalb der erwachsenen Lebensspanne zu identifizieren, steckten sie schon vom Ansatz her Menschen in Schubladen und schlossen so die Komplexität und Unterschiedlichkeit menschlicher Erfahrungen sowie den Einfluss des Kontextes auf eine Person aus.

Fokus auf kleine Traumata: Gender-Vorurteile in wissenschaftlicher Forschung

Als Levinson seine Theorie veröffentlichte, hat der Titel wahrscheinlich noch nicht einmal zu einer erhobenen Augenbraue geführt – bis vor relativ kurzer Zeit war in der wissenschaftlichen und medizinischen Forschung die Ansicht weitverbreitet, dass der Körper der Frauen (und in der Tat auch ihr Geist) viel zu komplex sei, um ihn zu studieren. Heute erscheint es erstaunlich, aber die große Mehrheit bahnbrechender Forschung beruht auf der männlichen Biologie – bei Menschen, Tieren und sogar Zellen.[77,78] Das hat sich zweifellos in der psychologischen Forschung und Theorienbildung fortgesetzt, ein Problem, dessen wir uns erst seit den 1970er-Jahren bewusst sind,[79] auch wenn viele Modelle von Lebensstufen und der Entwicklung Erwachsener noch immer zum großen Teil auf diesen Ideen beruhen. Daher lohnt es sich, dieses und andere demografische Vorurteile immer im Kopf zu behalten.

Psychische Entwicklung Erwachsener

Entwicklungsperiode	Eriksons psychosoziale Konflikte	Levinsons Übergänge/ Krisenphasen	Spannungen: soziale und biologische Uhr
Frühes Erwachsenenalter (20–40 Jahre)	Intimität versus Isolation	Früher Erwachsenenübergang (17–22 Jahre)	Ausbildung beenden; erste Arbeit; Suche nach Partner
		30-Jahre-Übergang (28–33 Jahre)	Sorge wegen Partner- und Arbeitswahl; Elternschaft
Mittleres Erwachsenenalter 40–65 Jahre	Generativität versus Stagnation	Midlife-Übergang (40–45 Jahre)	Nicht realisierte Träume im Fokus, sowohl in Bezug auf Familie als auch auf Arbeit; Perimenopause
		50-Jahre-Übergang (50–55 Jahre)	Leeres Nest; Menopause; Druck Sandwich-Generation
Spätes Erwachsenenalter (65 Jahre-Tod)	Ich-Integrität versus Verzweiflung	Übergang spätes Erwachsenenalter (60–65 Jahre)	Akzeptanz der Lebensentscheidungen, Ruhestand, erzwungen oder anders begründet; Gesundheitsverschlechterung; Großelternschaft

Trotz der Einseitigkeiten gab es auf der Grundlage dieser Forschung und Theorienbildung zweifellos viele nützliche Erkenntnisse – vor allem diejenige, dass wir in unserem Leben unterschiedliche Entwicklungsphasen durchlaufen und es innerhalb dieser Phasen zahlreiche Übergänge gibt, oft auch als »Krisen« bezeichnet. Wenn wir Eriksons und Levinsons Theorien vergleichen, vor allem die psychosozialen Konflikte des Ersteren und die Übergangspunkte des Letzteren, können wir uns ein Bild davon machen, wie Übergänge mit kleinen Traumata zusammenhängen. In der Regel ist es nicht der Übergang an sich, der kleine Traumata begründet, aber kleine Traumata machen es für die Menschen viel schwerer, eine Übergangskrise oder einen psychosozialen Konflikt in ihrem Leben zu bewältigen. Was Freya beschrieb, klang ganz sicher wie eine Krise – eine Übergangskrise –, und so mussten wir an der Bewusstmachungsphase der BAA-Methode arbeiten, um herauszufinden, ob kleine Traumata diese Reise für sie besonders schwer machten.

»Ich bin zu jung, um mich so zu fühlen!« – Die Übergangskrise

Im Rahmen von Levinsons Theorie wird im Alter von 30 ein Übergang angesetzt, der manchmal auch als die Krise eines Viertellebens bezeichnet wird. Aber natürlich steckt nicht jeder, der sich seinem dreißigsten Lebensjahr nähert, in einer Krise, man kann sie auch später durchlaufen. Wir alle erleben zu verschiedenen Zeiten Übergänge im Leben. Der größte Teil der Forschung konzentriert sich jedoch wenig überraschend auf die Midlife-Crisis – ein Begriff, der 1957 von dem kanadischen Psychoanalytiker und Sozialwissenschaftler Dr. Elliot Jaques geprägt wurde. In seiner Praxis beobachtete er Menschen mittleren Alters (hauptsächlich Männer), die das heute als klassisch empfundene Verhalten von Personen in der Midlife-Crisis zur Schau stellten: Sie versuchten mit aller Macht, jung auszusehen, kauften sich Sportwagen und hatten Sex mit wechselnden Partnern, alles in dem Bemühen, jugendlich zu erscheinen und den letztlich zum Tod führenden, unaufhaltsamen körperlichen Verfall zu negieren.[80]

Aber am interessantesten an Dr. Jaques' Bericht war, dass diejenigen, die ihre eigenen und die gesellschaftlichen Erwartungen bezüglich der Meilensteine des Lebens nicht erfüllt hatten, von diesem Krisenzustand stärker betroffen zu sein schienen als die Menschen, die alle soziokulturellen Markierungen zu bestimmten Zeitpunkten den Erwartungen entsprechend erreicht hatten. Die Frage »Was habe ich für mein Alter schon erreicht?« drängt sich den Menschen oft auf, wenn sie auf Freunde, auf ihre Lieben und in die sozialen Medien schauen, und dies passiert auch im frühen Erwachsenenalter um die dreißig.

Die soziale Uhr – eine Richtgröße für Vergleiche

Wir sprechen oft über die biologische Uhr, wenn wir die Meilensteine des Lebens diskutieren – nun, jedenfalls in Bezug auf Gebärfähigkeit –, aber selten über die soziale Uhr.[81] Wie bei der biologischen Uhr geht es bei der sozialen Uhr um ein Wettrennen gegen die Zeit mit ihren altersabhängigen sozialen und kulturellen Erwartungen in Bezug auf bedeutende Lebensereignisse; dazu gehören zum Beispiel die Aufnahme der ersten Arbeit, das Eingehen einer festen Beziehung oder eine Hochzeit, der Kauf eines Hauses, der Aufstieg auf der Karriereleiter oder das Erreichen des Ruhestands, um nur ein paar zu nennen. Die soziale Uhr scheint ein universelles Phänomen zu sein, in einem solchen Ausmaß, dass daraus sogar ein Brettspiel wurde! Ich hatte *Das Spiel des Lebens* von der Firma Hasbro komplett vergessen, bis meine Nichte und mein Neffe es beim letzten Weihnachtsfest spielen wollten. Heute gibt es mehr als nur blaue und rote Spielfiguren, aber sonst hat sich das Spiel kaum verändert. Es verdeutlicht nachdrücklich, wie präsent die soziale Uhr in vielen Kulturen ist. Dieses Brettspiel für Kinder zeigt allerdings nicht, wie die soziale Uhr Menschen beeinflusst und wie stark sich dieser Einfluss unterscheiden kann.[82] Wie so häufig in der Psychologie ist etwas wichtig, wenn man glaubt, dass es das ist – schaut man aber hinter die Kulissen, ist nicht alles so, wie es scheint.

Wenn wir uns wieder Freyas Erzählung anschauen, dann gibt es da viele »sollte« und »müsste« – alles Formen des Alles-oder-nichts-Denkens (Kapitel vier). Doch diese Art, sich unseren Lebensweg auszumalen, ist keine von Freya erfundene Fehleinschätzung; sie ist eine Art kleines Trauma, erzeugt von einem Leben in einer Umgebung, die diese Vorstellung einer sozialen Uhr unterstützt. Um Freya zu helfen, hinter diese soziokulturelle Kulisse zu schauen, begannen wir die Reise der BAA-Methode mit einer Übung, bei der sie ihren Lebenslauf bis heute aus der Vogelperspektive betrachtete.

BAA-Methode Schritt 1: Bewusstmachung

Übung: Abbildung des Lebens

Da man aus größerer Entfernung die Dinge manchmal bewusster wahrnimmt, wende ich diese Abbildungstechnik oft bei Patienten wie Freya an, die in ihrem Leben an einem Scheideweg stehen. Auf einem leeren Blatt Papier schrieben wir Freyas Geburtsdatum an die linke Seite einer mit einem Pfeil endenden geraden Linie, so wie hier:

Geb.dat. ⟶

Dann bat ich Freya, über ihre Erfahrungen nachzudenken und diese in die Kartografie ihres Lebens einzutragen – Sie können das auch tun, indem Sie Folgendes aufschreiben:

- Meilensteine oder Ereignisse, die für Sie bedeutend waren – ohne sich um soziale Konventionen zu sorgen, was zu bestimmten Daten erreicht sein sollte.

- Leistungen oder Erkenntnisse, auf die Sie stolz sind oder die Sie auf wichtige Art verändert haben.
- Tragen Sie die positiven Ereignisse auf die obere Hälfte der Lebensabbildung ein und die eher negativen auf die untere. Die Höhe jeder Linie sollte widerspiegeln, welche Bedeutung das Ereignis für Sie hatte, sodass Sie auf einen Blick sehen können, was Sie in Ihrem Leben am meisten verändert hat (sowohl im Guten als auch im weniger Guten). Sie können auch das Alter hinzufügen, in dem dies geschah, um ein klareres Bild Ihrer Chronologie zu bekommen.

Es ist nützlich, zu jedem Ereignis ein paar beschreibende Worte hinzuzufügen.

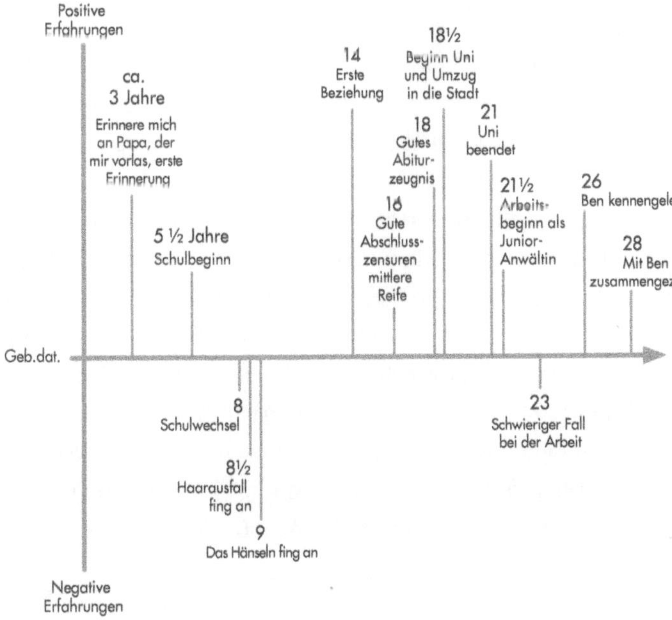

Als Nächstes denken Sie über folgende Fragen nach, um in dieser Bewusstmachungsphase der BAA-Methode mehr Einzelheiten zu enthüllen:

- Welche Hindernisse haben Sie während Ihrer Reise überwunden? Und wie?
- Was haben Sie während der Höhen und Tiefen über sich selbst herausgefunden?
- Können Sie auf Ihrer Lebensabbildung übliche oder oft auftretende Werte sehen?

Nun treten Sie für einen Überblick über Ihre Lebensabbildung einen Schritt zurück und schauen Sie auf die Abbildung, als gehörte sie zu jemand anderem. Was löst diese Person in Ihnen für ein Gefühl aus, wenn Sie von Weitem auf ihre Lebensabbildung schauen?

Beim Blick auf Freyas Lebensabbildung rückten bedeutende Lebensereignisse und auch ihre kleinen Traumata in den Fokus. Erinnern Sie sich an Kapitel eins, in dem wir kurz den Unterschied zwischen kleinen Traumata und Lebensereignissen behandelt haben – Letztere sind offensichtliche und bemerkenswerte Erfahrungen, die die meisten Menschen als herausfordernd und/oder prägend erkennen würden. Von denen hatte Freya schon einige gemacht – Schulwechsel, Beginn/Ende von Schule/College/Universität, gute persönliche Leistungen, Umzug – und sie hatten natürlich alle einen Einfluss auf sie gehabt. Aber es waren die kleinen Traumata, an denen wir mehr interessiert waren, und ein paar dieser eher subtilen Verletzungen fielen mir auf – vor allem eine, die durch Freyas schwierigen Fall bei der Arbeit entstanden war.

Ein Kind in einer Erwachsenenwelt

Freya war gerade Junior-Rechtsanwältin, die sich auf Familienrecht spezialisierte, als sie gebeten wurde, bei einem erbitterten Scheidungsstreit zu helfen, bei dem auch zwei Kinder betroffen waren. Zwar war Freya bewusst, dass jede Aufteilung von Vermögenswerten hässlich werden konnte, aber sie sagte, auf einen derart bösartigen Fall sei sie nicht vorbereitet gewesen. Freyas Klientin wandte alle Tricks an, um die von ihr gewollten Regelungen durchzusetzen, und bei Freya entstanden an diesem Punkt ziemlich starke Zweifel an dem von ihr gewählten Lebensweg. Sie hatte ein hartes Studium hinter sich und musste jetzt ein hohes Studentendarlehen zurückzahlen. Freya wusste, dass sie für ihr Alter sehr gut verdiente, aber nun begann es sich anzufühlen, als ginge das auf Kosten ihres moralischen Kompasses. Sie erwähnte, dass sie sich zu der Zeit wie ein kleines Mädchen gefühlt hatte – eigentlich erwachsen, aber der Situation hilflos ausgeliefert, denn als Junior-Anwältin hatte sie keine Wahl, sie musste diesen Fall bearbeiten, weil sie sonst ihre Arbeit verloren hätte und niemals in der Lage gewesen wäre, die finanzielle Sicherheit zur Gründung einer eigenen Familie zu erreichen.

Fokus auf kleine Traumata: moralische Verletzung

Das Konzept der moralischen Verletzung entstand ursprünglich aus Situationen wie zum Beispiel bewaffneten Kämpfen und medizinischen Notfällen heraus, in denen etwas geschieht, das nicht mit den eigenen, zutiefst empfundenen moralischen Werten und Einstellungen übereinstimmt. Man wird Zeuge davon, unternimmt nichts dagegen oder führt es sogar selbst aus.[83] Während der Covid-19-Pandemie gab es viele Fälle moralischer Verletzung bei Personen, die im Gesundheitsbereich tätig waren und wegen ungenügender Ressourcen Behandlungsmöglichkeiten rationieren mussten, obwohl es das Überleben schwerkranker Patienten gefährdete. Damit verstießen sie gegen ihren Schwur, keinem Patienten Schaden zuzufügen. Aber moralische Verletzungen kann jeder Mensch in jeder Umgebung davontragen, wenn er mit Ungerechtigkeiten, Grausamkeiten, Herabwürdigungen oder dem Bruch anderer moralischer Normen konfrontiert ist. Das kleine Trauma, das sich bildet, beginnt oft mit Verwirrung und verwandelt sich dann in Abneigung gegenüber anderen und in Schuldgefühle und Scham in Bezug auf sich selbst. Wie bei allen kleinen Traumata wäre eine solche moralische Verletzung zum Beispiel im Krieg leicht zu erkennen, aber wenn die Verletzung eher subtil ist wie in Freyas Fall, ist es für die Betroffenen oft schwer, darüber zu reden und damit zurechtzukommen.

Meine Kollegin, Coach und Psychologin Sheila Panchal, hat einige erhellende Studien zum Übergang nach dem ersten Vierteljahrhundert des Lebens durchgeführt, auch Quarterlife-Crisis genannt. Diese ergaben, dass Freyas Unsicherheit bezüglich ihres Karrierewegs an diesem Punkt im Leben nicht selten ist.[84, 85] So viel Zeit und heutzutage auch Geld in eine Karriere investiert zu haben und dann zu erkennen, dass nicht alles so ist, wie man sich das vorgestellt hat, bedeutet eine große Verunsicherung. Daneben gibt es die Tendenz, auf höheres Gehalt und höheren Status Wert zu legen – was sich heute in Zeiten hoher Lebenshaltungskosten noch verstärkt zu haben scheint. Die berauschenden Tage der puren Lebenslust in den späten Teenagerjahren und den frühen Zwanzigern beginnen dahinzuschwinden, denn wer auf die 30 zugeht, verliert nach und nach die Überzeugung, körperlich unbesiegbar zu sein und ohne negative Folgen Raubbau am eigenen Körper treiben zu können. Ich würde sogar sagen, dass heutzutage die Krise derjenigen, die auf die 30 zugehen, als besonders einschneidend erfahren wird.

Bei Freya führte die erfahrene moralische Verletzung dazu, dass sie ihre Berufswahl infrage stellte und bis zu einem gewissen Grad auch ihre Beziehung. Wenn wir uns noch einmal die Tabelle auf Seite 271 anschauen, können wir diese beiden inneren Kämpfe als den Konflikt zwischen Intimität und Isolation ansehen. An einem bestimmten Punkt in unserem Leben – es kann um die 30 sein, aber auch früher oder später – gibt es eine emotionale und psychische Spannung zwischen dem Bedürfnis nach Nähe und dem Wunsch, unabhängig zu sein. Es ist offensichtlich, dass sich Freya durch ihre Erfahrung bei der Arbeit isoliert fühlte und Unterstützung brauchte, andererseits wollte sie so erscheinen, als ob sie ganz allein mit den Dingen zurechtkäme. Diese Spannung erzeugte in Freya ein Gefühl, als hinge sie in der Luft, ohne Halt und verwirrt.

BAA-Methode Schritt 2: Akzeptanz

Um in die Akzeptanzphase der BAA-Methode einzutreten, speziell in Bezug auf den Zusammenhang zwischen kleinen Traumata und Übergängen, ist es hilfreich, genauer zu betrachten, wo genau in ihrer Lebensspanne Freya sich befand.

Schwellenort

Schwellenort oder Liminalort oder Ort der Liminalität bezeichnet in der Psychologie einen Zustand des »Weder-hier-noch-da«, in dem man sich leicht gefangen fühlen kann.[86] Dieses Feststecken fühlt sich unangenehm an und geht einher mit einem Gefühl der Verwirrtheit, Uneindeutigkeit und Verständnislosigkeit – so wie Freya es bei unserem ersten Treffen geschildert hatte. Es ist so, als würde einem der Boden unter den Füßen weggezogen und man würde zuschauen, gefangen im Moment. Was man über sich selbst gewusst hat, soziale Rollen und Strukturen – alles wird hinterfragt und man zermartert sich den Kopf darüber; denn man steht mit einem Fuß in der Vergangenheit (vorliminal), und der andere tastet versuchsweise nach einer Zukunft, einem nachliminalen Zustand. Menschen können in diesem Schwellenort stecken bleiben, weshalb es viele Zeremonien und Rituale gibt, die helfen, so einfach wie möglich von einem Zustand zum anderen zu gelangen – oft als Übergangsriten bezeichnet. Aber sogar mit diesen kann es schwierig sein, unseren Weg durch den Nebel der Liminalität zu finden. Und Traditionen des Übergangs können wie oben beschrieben mit rückständigen Vorstellungen von Alter und Stufen verknüpft sein.

Übung: die Zwiebel der Übergänge

Sollten Sie es mit einem schwierigen Übergang zu tun haben, möchte ich Ihnen eine Methode vorstellen, die Ihnen durch diesen Schwellenort hindurch und in die Akzeptanzphase der BAA-Methode hineinhelfen kann. Ich nenne diese Methode gern die »Zwiebel der Übergänge« (siehe Abbildung 10.1). In der Mitte Ihrer Zwiebel ist der Übergang, durch den Sie gerade hindurchgehen – schreiben Sie das hinein. Als Nächstes zeichnen Sie die Schichten Ihrer Zwiebel wie im Beispiel unten – fügen Sie hinzu, was Sie als wichtig empfinden in Bezug auf diesen Übergang; das kann eine Mischung aus Erfahrungen und kleinen Traumata sein. Denken Sie an die folgenden Kategorien und überlegen Sie, was einen Einfluss auf Ihr Erleben des Übergangs in der Mitte der Zwiebel hat:

- Ihre Beziehungen, Verbindungen und Bekanntschaften: Diese können aus Ihrer Jugend oder aus der Gegenwart stammen, solange Sie das Gefühl haben, dass sie Ihre Übergangsphase beeinflussen.
- Ihre Lebenserfahrungen einschließlich kleiner Traumata: Vielleicht haben Sie in diesem Buch verschiedene Beispiele für kleine Traumata entdeckt und über eigene nachgedacht, die mit Ihrem Feststecken zu tun haben könnten.
- Ihr kultureller Kontext und die Gesellschaft, in der Sie leben: Je nach dem Übergang, mit dem Sie sich befassen, kann das zum Beispiel eine Arbeitsinstitution sein (zum Beispiel wenn es sich um Karriere oder Ruhestand handelt), Ihre Community, wozu Religion und spirituelle Einstellungen gehören können (dies ist oft bedeutend, wenn es um den Übergang in eine Partnerschaft oder die Elternschaft oder um den Tod einer geliebten Person geht), oder auch weitere gesellschaftliche Ansichten, die vielleicht beeinflussen, wie Sie sich mit diesem Übergang fühlen.

Hier geht es darum, zu ergründen, welchen Einfluss die verschiedenen Ebenen unseres Lebens darauf haben, wie wir einen Übergang erfahren – denn das Gefühl des Feststeckens geht selten, wenn überhaupt jemals auf Sie allein zurück. Eher ist es der erweiterte Kontext unserer Existenz, in dem wir mit den Erwartungen der sozialen Uhr konfrontiert werden.

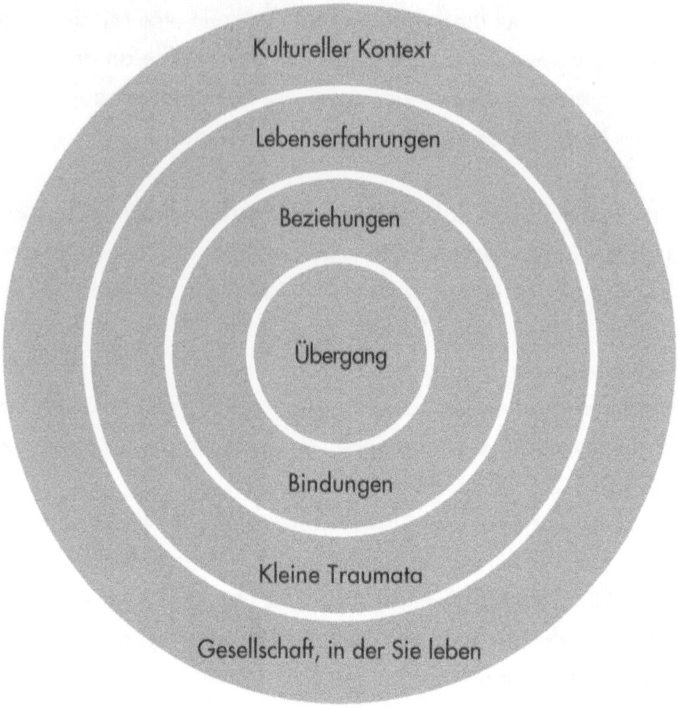

Abbildung 10.1: Zwiebel der Übergänge

Hier kommt das Konzept der Akzeptanz direkt zum Tragen, und wie so oft bei der Arbeit mit kleinen Traumata in diesem Buch geht es auch hier darum, einen Zusammenhang zwischen den gelebten Erfahrungen und dem, was sich auf diese Erfahrungen auswirkt, herzustellen. Nur wenn wir diese Verknüpfungen schaffen, schwindet das Gefühl der Isolation, und wir können uns zur dritten Phase der BAA-Methode vorarbeiten, der Aktionsphase. Auch wenn diese persönlichen Faktoren, sozialen Erwartungen und Assoziationen nach der Übung so offensichtlich erscheinen, lassen wir im Leben häufig die Akzeptanzphase aus – oft zu unserem Nachteil. Nehmen wir als Beispiel den Übergang in die Elternschaft – oder die Entscheidung dagegen. Ich habe so viele Menschen gesehen, die sich gegen Kinder entschieden haben und dann doch in diesem Schwellenort mit ihrer Entscheidung kämpften, bis wir die Gelegenheit hatten, uns mit einigen der Erwartungen zu beschäftigen, die die soziale Uhr mit sich bringt, und zu durchleuchten, wie jede Schicht ihres Kontextes (wie in der Zwiebel) es ihnen schwer machte, aus dem vorliminalen Zustand in eine nachliminale Akzeptanz zu gelangen. Der kulturelle und gesellschaftliche Druck, Kinder haben zu müssen, kann für jeden schwer zu ertragen sein. Andererseits habe ich auch mit Personen gearbeitet, die zu verschiedenen Zeitpunkten ihres Lebens Kinder bekommen hatten und sich fühlten, als sei dies zu früh/zu spät/zur falschen Zeit in Bezug auf die soziale Uhr geschehen. Das sagt uns etwas Wichtiges darüber, wie unsere Einstellungen, Erwartungen und unsere Umgebung die Erfahrung eines Übergangs prägen. Anders gesagt gibt es vielleicht keine »richtige« Zeit, nur eine gute Zeit für *Sie*.

Kehren wir zurück zu Freya. Im Rahmen der Übung mit der Zwiebel des Übergangs war ein weiteres wichtiges Element ihrer Krise aufgetaucht, das in ihrer Lebensabbildung nicht vorkam und ihren familiären Kontext betraf. Als wir die Beziehungs- und Bindungsschichten innerhalb des soziokulturellen Kreises besprachen, erwähnte Freya, dass es ihr schwerfiel, sich dem zu widmen, was sie durchmachte, weil ihre Mutter gerade Probleme mit ihrer Menopause hatte. Wie so häufig bei kleinen Traumata hatte Freya das Gefühl, dass ihre Schwierigkeiten nicht so wichtig wären, weil ihre Mutter sich anscheinend in einem »wirklichen Übergang« befand. Freyas Mutter hatte Probleme mit Medikamenten für die Menopause und litt unter einer Reihe von Symptomen, zum Beispiel Angstgefühlen und Gereiztheit. Außerdem musste sie sich zunehmend um ihre Eltern kümmern (Freyas Großeltern), dazu arbeiten und ihren jüngeren Bruder unterstützen – sie hatte genug um die

Ohren. Deswegen war der Übergang, in dem ihre Mutter steckte, in Freyas Augen so viel schwerwiegender als ihre eigene Erfahrung, dass sie sie nicht weiter belasten wollte und nicht von ihren eigenen Schwierigkeiten sprach. Das trug zu einem überwältigenden Gefühl der Isolation bei.

Menopause und die Sandwich-Generation

Einige Übergänge im Leben sind die Folge besonderer Veränderungen in der menschlichen Physiologie – im Erwachsenenalter ist die Menopause das offensichtlichste Beispiel. Die Menschen leben heute viel länger als früher – seit den 1840er-Jahren hat sich die Lebenserwartung in den privilegiertesten Ländern fast linear um zweieinhalb Jahre pro Jahrzehnt erhöht,[87] aber das Durchschnittsalter für den Beginn der Menopause hat sich nicht geändert und liegt nach wie vor bei 51 Jahren. Die Perimenopause kann jedoch schon zehn Jahre vorher beginnen, also in den frühen bis mittleren Vierzigerjahren. Wenn wir bedenken, dass wir heute 80 Jahre oder sogar älter werden, kann es sein, dass eine Frau die Hälfte ihres Lebens innerhalb des Prozesses von Perimenopause, Menopause und Postmenopause verbringt, anstatt ungefähr ein Viertel ihres Lebens wie früher, als die durchschnittliche Lebensspanne noch kürzer war. Oft bekommen Frauen auch erst relativ spät im Leben Kinder, sodass die Symptome der Menopause heute häufig damit zusammenfallen, dass ältere Kinder noch zu Hause leben oder wieder nach Hause zurückgekommen sind und gleichzeitig die alt gewordenen Eltern zunehmend mehr Fürsorge brauchen.

Etwa ein Drittel der Symptome der Menopausenjahre können so schwer sein, dass die alltäglichen Aktivitäten während dieses körperlichen Übergangs nicht mehr problemlos bewältigt werden können – und dies kann sich bei vielen Frauen länger als ein Jahrzehnt hinziehen. Zu den frühen Symptomen der Perimenopause gehören mehr oder weniger starke Angstzustände und ein Gefühl der

Überforderung und ich hatte zahlreiche Patientinnen, die zu mir kamen, nachdem ihre Hausärzte ihnen Antidepressiva verschrieben hatten. Auch wenn Medikamente ihre Berechtigung haben, sollte anerkannt werden, dass die Gleichzeitigkeit der Menopause inklusive Symptomen und die Zugehörigkeit zu der sogenannten Sandwich-Generation sehr herausfordernd sein kann. Wenn man sich das bewusst macht, kann das vielleicht zu nachhaltigeren Möglichkeiten führen, mit den entsprechenden Problemen umzugehen.

Genau diese Schwierigkeiten klingen in Freyas Erklärungen zur Lage ihrer Mutter an – diese hatte doppelte Fürsorgepflichten und befand sich quasi in der Mitte eines Sandwichs zwischen ihren Kindern und ihren alternden Eltern. Hier ist häufig der Konflikt zwischen Generativität und Stagnation aus Eriksons Entwicklungstheorie verortet. Generativität heißt, dass man sein Zeichen in der Welt hinterlässt und sich mit seiner Fürsorge der nächsten Generation widmet, und das wird oft als generelles Ziel betrachtet. Wir müssen uns aber auch um uns selbst kümmern, um Stagnation zu vermeiden, was schwierig sein kann, wenn wir uns zwischen Eltern, die auf mehr Hilfe angewiesen sind, und Kindern, die noch immer Unterstützung brauchen, eingeklemmt finden. Freya schien dies intuitiv wahrzunehmen und wollte daher ihre Mutter nicht mit noch mehr Problemen belasten.

Allerdings hatte Freya nicht bedacht, dass die Menopause nicht nur schlecht ist – eine Studie der University of Cambridge zeigte, dass sich Frauen während der Menopause und Postmenopause eher in der Lage fühlten, offen zu sein und ihre Meinung zu äußern.[88] Die Menopause kann auch eine Zunahme an Selbstvertrauen und innerer Stärke bewirken; Frauen berichteten, dass sie mehr im Einklang mit ihren Gefühlen und weniger eingeschränkt durch Hemmungen waren.[89] Dies setzt jedoch voraus, dass die Symptome angemessen behandelt werden. Ich kann nicht genug betonen, wie real und lähmend die körperlichen und psychischen Symptome der

Menopause sein können – und ebenso, dass eine angemessene Behandlung vielen Frauen ihr Leben zurückgeben kann. Daher war es für Freya hilfreich, dass wir diese Themen und den Konflikt, in dem ihre Mutter wahrscheinlich gerade steckte, erörterten. Denn so öffnete sich die Tür, um durch eine offene Aussprache mit ihrer Mutter wieder zu einem gegenseitigen Verständnis zu kommen.

BAA-Methode Schritt 3: Aktion

In der Aktionsphase der Übergangs-Traumata geht es vor allem darum, den Schwellenbereich zu durchqueren und das Gelernte aus den vorherigen Übergängen mit in die neuen hinüberzunehmen. Die folgende Übung kann in jeder Übergangskrise helfen, konzentrieren Sie sich also auf das, was Sie gerade durchmachen.

Übung: Tauziehen in der Übergangskrise

Dies ist eine Übung, die eine tiefgreifende Verlagerung im Schwellenbereich hervorrufen kann und uns so hilft, durch die Akzeptanzphase zur Aktionsphase der BAA-Methode zu gelangen.[90] Denken Sie zuerst an das, was Ihnen gerade so große Mühe bereitet, und dann stellen Sie sich Folgendes vor:

> Visualisieren Sie diesen Kampf als einen gegen den Erzfeind eines Superhelden – Sie können sich auch stattdessen ein Monster, einen Dämon oder einen anderen mächtigen, bösartigen Charakter vorstellen, er muss aber die Fähigkeit haben, Sie zu zerstören.
>
> Sie stehen beide ganz oben auf einem Vulkan, auf gegenüberliegenden Seiten der tiefen, schwarzen und feurigen

Grube tief unter Ihnen. Sie können die Hitze auf Ihrem Gesicht spüren und wissen, dass der Schlund bis zum flüssigen Erdmittelpunkt hinunterreicht.

Sie und der Superbösewicht befinden sich in einem mächtigen Tauziehen über den Krater des Vulkans hinweg und ziehen beide mit aller Kraft an dem dicken Seil.

Ihr Wille, Ihren Gegner in den Krater hineinzuziehen, ist übermächtig, denn Ihr Leben hängt davon ab. Sie sammeln jedes Quäntchen Energie, das Sie haben, aber Sie und Ihr Gegner scheinen gleich stark zu sein. Es fühlt sich wie ein echter Kampf an.

Jetzt … lassen Sie das Tau los.

Wie fühlt sich das an?

Mir gefällt diese Übung sehr, da die mentale Verlagerung oft sofort stattfindet. Wie hat es sich für Sie angefühlt, als Sie diese Beschreibung gelesen haben? Wenn Sie keine Worte dafür finden, blättern Sie zurück auf Seite 97 und schauen Sie sich das Rad der Emotionen an, oder kritzeln Sie das, was Sie fühlen – tun Sie, was bei Ihnen am besten funktioniert.

Diese Übung hilft uns zu erkennen, dass der Kampf oft in uns selbst stattfindet – mit unseren eigenen Gedanken und Erwartungen, die sich in den Fokus der Übergangskrise drängen können. Wenn wir uns nur auf den Kampf konzentrieren – das Tauziehen –, ist es unmöglich, die Lösungen zu sehen, die uns durch einen Übergang helfen können. Deswegen ist es so überaus wichtig, sich durch die ganze BAA-Methode hindurchzuarbeiten. Ohne Bewusstmachung, Akzeptanz und Aktion verlieren wir uns möglicherweise in unserem Ringen und verbrauchen all unsere Energie und unsere Ressourcen bei einem Kampf, bei dem wir immer am selben Ort bleiben. Zu rennen, nur um stillzustehen, oder ständig an einem Seil zu ziehen, an dessen anderem Ende wir uns selbst befinden, ist für niemanden ein Vergnügen; es ist anstrengend und ermüdend, oft nicht nur für uns selbst, sondern auch für die Menschen, die wir lieben.

Übung »Brief aus der Zukunft«

Um in die Aktion einzutreten, denken Sie an eine Zeit in der Zukunft, im postliminalen Ort, in dem alles wunderbar verlaufen ist. Betrachten Sie verschiedene Aspekte Ihres Lebens – die großen und kleinen, die scheinbar nebensächlichen bis hin zu den bedeutenden. Stellen Sie sich vor, wie das alles in dieser Zukunft aussehen würde, wenn Sie mit einer Zeitmaschine dorthin reisen könnten.

Nun nehmen Sie Stift und Papier (es ist wichtig, dass Sie mit der Hand schreiben) und verfassen Sie einen Brief von Ihrem zukünftigen Selbst an Ihre jetzige Version. Vielleicht möchten Sie sich noch einmal Kapitel zwei ansehen und jeden Bereich Ihrer Lebensbewertung in Erwägung ziehen – wie würde sich jeder dieser Bereiche unter dem Gesichtspunkt der Erfüllung anfühlen? Denken Sie daran, manche Bereiche sind für Sie wahrscheinlich wichtiger als andere – Familie und persönliche Freiheit bedeuten Ihnen vielleicht mehr als finanzielle Sicherheit und Karriere oder umgekehrt; Sie entscheiden, was für Sie wertvoll ist.

Halten Sie in allen Einzelheiten in Ihren eigenen Worten fest, wie es ist, an diesem Punkt in der Zukunft zu sein – beschreiben Sie, wie es sich anfühlt, schildern Sie den Kontext und die Umgebung, Ihre Gedanken und Ihre alltäglichen Handlungen. Hier sind einige Vorschläge, um Ihnen bei Ihrem Brief zu helfen:

Denken Sie an Ihre Träume in den Lebensbereichen, die Ihnen am wichtigsten sind – wie sehen diese aus?

Wenn Sie unbegrenzte Ressourcen hätten (nicht nur finanzielle, sondern auch in Bezug auf Unterstützung und Ermutigung), was würden Sie in Angriff nehmen?

Versuchen Sie, Ihre Herzenswünsche und Ambitionen nicht nur im Rahmen Ihrer derzeitigen Fähigkeiten zu denken, sondern eher in Hinblick auf Ihr Potenzial.

Wie würde dies die Qualität Ihrer Beziehungen, Ihrer Arbeit und Ihrer Gesundheit verändern?

Ich nutze diese Übung sehr oft, weil sie hilft, die Lücke zwischen »dann« und »jetzt« zu schließen und durch den Schwellenort hindurch weiterzugehen.

Für Freya veranschaulichte diese Übung, dass sie ihren Beruf noch immer liebte, aber vor allem mehr emotionale Unterstützung von ihrer Familie (einschließlich ihrer Mutter) und bei der Arbeit brauchte. Aber nicht alle Geschichten enden wie im Märchen – jedenfalls nicht im wahren Leben –, daher möchte ich Ihnen nicht verschweigen, dass Freya sich während unserer gemeinsamen Arbeit von ihrem Partner trennte. Sie gestand ein, dass ein großer Teil des von ihr verspürten Drucks durch die soziale Uhr mit seinen Erwartungen zu tun hatte, wie das Leben sich gestalten »sollte«. Bei ihrer Arbeit an dem Konflikt zwischen Intimität und Isolation verspürte sie das Bedürfnis, von dieser romantischen Eros-Beziehung frei zu sein; ihr wurde auch klar, dass man eine solche Beziehung von ihr erwartete. Freya tendierte an diesem Punkt der Übergangskrise zur Isolation, was ihr mehr Unabhängigkeit gab und ihr half, engere und bedeutungsvollere Beziehungen mit anderen Menschen in ihrem Leben zu entwickeln. Sie machte sich nicht mehr so viel aus dem Ticken der sozialen Uhr und das half ihr, sich aus dem »Feststecken« zu befreien.

Langfristigeres Planen für Übergänge

Einer der schwierigsten Aspekte bei Übergängen ist, dass sie oft unerwartet kommen. Häufig ist ein kleines Trauma der Auslöser, bei Freya war das ihre moralische Verletzung durch den Scheidungsfall. Aber es gibt bestimmte Übergänge, durch die die meisten Menschen hindurchgehen müssen, wobei natürlich kulturelle und gesellschaftliche Unterschiede zu berücksichtigen sind. Ein Beispiel im späten Erwachsenenalter ist der Ruhestand, der normalerweise im Rahmen des von Erikson so beschriebenen letzten Konflikts in der Erwachsenenentwicklung eintritt – demjenigen von Ich-Integrität und Verzweiflung. Bei der Ich-Integrität schauen wir zurück auf unser Leben und sind zufrieden mit dem Erreichten, wohingegen wir ein Gefühl der Verzweiflung verspüren, wenn wir voller Bedauern sind und meinen, dass wir unser Leben verschwendet haben.

Ob unsere Arbeit nun bezahlt oder ehrenamtlich ist, zu Hause oder anderswo stattfindet, sie gibt uns ein Gefühl der Sinnhaftigkeit, strukturiert unseren Tag und kann auch einen wichtigen Aspekt unserer Identität darstellen. Außerdem bieten die meisten Arbeitsstellen auch soziale Netzwerke und Freundschaften, die für unser Wohlbefinden entscheidend sind. Das sind einige Gründe, aus denen der Eintritt in den Ruhestand schwierig sein kann, und tatsächlich erleben viele Menschen danach Depressionen, vor allem wenn sie gezwungenermaßen in den Ruhestand gehen, weil sie zum Beispiel nicht gesund genug sind, für andere sorgen müssen oder keine andere Arbeit mehr finden.[91] Auch wenn die Arbeitswelt sich heute von der »Arbeit fürs ganze Leben« zu flexibleren beruflichen Tätigkeiten gewandelt hat, ist bei den meisten Menschen ihr Arbeitsleben irgendwann beendet. Zwar gibt es viele Möglichkeiten, eine früher durch die Arbeit gegebene Struktur und auch die psychosozialen Elemente wiederherzustellen, zum Beispiel durch ehrenamtliche Tätigkeit, Hobbys und das Anbahnen neuer Beziehungen, doch verhindern oft mentale Barrieren, dass wir diese Jahre wirklich genießen.

Die Forschung zeigt, dass Menschen mit einer negativen Einstellung zum Älterwerden eher Schwierigkeiten mit ihrem Ruhestand haben.[92] Sollten Sie sich also Sorgen über Ihren Ruhestand, das Älterwerden oder andere Übergänge machen, könnten Ihnen vielleicht folgende Tipps diese Zeiten etwas leichter machen:

- Wenn Sie kurz vor dem Ruhestand stehen (oder sogar nur über eine berufliche Veränderung nachdenken), fragen Sie andere, die »ohne Arbeit« sind, welches die drei besten Aspekte ihres Ruhestands sind und auf welche drei Dinge sie gern besser vorbereitet gewesen wären. Das Gleiche gilt für jeden Übergang – sitzen Sie nicht im Dunkeln und fürchten das Unbekannte; werden Sie aktiv und bemühen Sie sich um die Erfahrungen und die Weisheit anderer.
- Entdecken Sie positive Vorbilder innerhalb Ihrer erweiterten Kultur und in den Medien – wir denken oft, Vorbilder sind nur etwas für junge Menschen, aber sie sind in jedem Alter hilfreich. Achten Sie auf die Eigenschaften, die Sie an Ihren Vorbildern bewundern, und darauf, wie diese Menschen in ihrer Übergangsphase ihre Werte herausstellen. Überlegen Sie, wie Sie diese in Ihr eigenes Leben übertragen können. Zum Beispiel bewundern Sie vielleicht eine andere Person im Ruhestand, die sich als Stand-up-Comedian auf der Bühne präsentiert – was nicht heißt, dass Sie mit einer 30-minütigen Show auftreten müssen, aber Sie könnten Ihren eigenen Sinn für Humor in Ihrer Familie zur Schau stellen.
- Und schließlich sehen Sie sich an, welche Übergänge Sie in der Vergangenheit erfolgreich durchlaufen haben. Stellen Sie fest, welche *Ihrer* persönlichen Fähigkeiten Ihnen geholfen haben, auf manchmal recht holprigen Straßen voranzukommen – vielleicht half Ihnen Ihre Bescheidenheit, Loyalität oder Integrität durch einen Übergang? Oder war es womöglich tatsächlich Ihr Sinn für Humor, mit dem Sie die andere

Seite erreichten? Graben Sie tief – zwar haben Sie in der Vergangenheit nicht den gleichen Übergang bewältigt, aber Sie können von Ihren Erfahrungen profitieren, die auf Ihren innersten Werten gründen und Sie nun zur nächsten Stufe Ihres Lebens führen werden.

Dr. Megs Tagebuchvorschläge für Übergänge

1. Welche Aspekte des Lebens haben Sie am meisten überrascht? Auf welche Weise?
2. Denken Sie an sich selbst als Teenager – welche drei Fragen würden Sie Ihrem jetzigen Selbst stellen?
3. Wovon wissen Sie jetzt, dass es wahr ist, was Sie vor einem Jahr nicht gewusst haben?

KAPITEL 10 – QUINTESSENZ

Übergänge sind Teil des Lebens – aber das heißt nicht, dass sie immer einfach sind. Ein hilfreicher Ausgangspunkt, um dieses Thema kleiner Traumata gut zu bewältigen und diese Übergangsphasen als Normalität anzusehen, ist, sich bewusst zu machen, dass andere Menschen Ähnliches durchmachen. Ebenso hilft es, wenn man den Prozess akzeptiert, in dessen Rahmen wir loslassen, wer und was wir einst waren, um die nächste Phase im Leben zu ermöglichen. Und schließlich kann man sein psychisches Immunsystem in Bezug auf dieses Thema kleiner Traumata stärken, indem man im Voraus für die Übergänge plant, mit denen man in der Zukunft konfrontiert sein wird.

KAPITEL 11

In den Abgrund springen, nicht starren: Ihr Kleine-Traumata-Rezept fürs Leben

In diesem Kapitel werden wir abschließend Folgendes behandeln:

- die BAA-Methode fürs Leben
- wie man seinem Pfeil folgt
- wie man Entscheidungsüberlastung begrenzt
- warum Freundlichkeit der Schlüssel ist
- Ihr Rezept für ein weniger mieses Leben

Hier sind wir nun also, im letzten Kapitel unserer gemeinsamen Reise. Meine Hoffnung ist, dass Sie einige, wenn nicht alle Kleine-Traumata-Übungen in diesem Buch nutzen können – jetzt und in

Zukunft. Schon das Bewusstsein, dass kleine Traumata ein reales, berechtigtes und konkretes Konzept sind, kann ungeheuer hilfreich sein. Es gibt viel zu viele kleine Traumata, um sie in diesem Buch alle abzuhandeln, ich würde aber generell sagen, dass es ziemlich wahrscheinlich eine Form eines kleinen Traumas ist, wenn Sie ein Erlebnis hatten, das Sie mit einem Gefühl des Unwohlseins erfüllt und das Sie für nicht wichtig genug halten, um sich Unterstützung zu holen, oder das dazu führt, dass Sie Ihr Gespür für sich selbst infrage stellen.

Aber es kommt die Zeit, in den Abgrund zu springen, anstatt hineinzustarren. Die Vorstellung davon, so lange in den Abgrund zu blicken, bis der Abgrund in einen hineinblickt, stammt von dem Philosophen Friedrich Nietzsche – und wie zu allen bekannten philosophischen Zitaten gibt es auch zu diesem verschiedene Interpretationen, von denen eine lautet, dass man sich selbst verliert, wenn man zu tief in die dunklen Bereiche der menschlichen Psyche schaut. Wenn wir diese Auffassung in Bezug zu kleinen Traumata setzen, heißt das, dass es eine Gefahr birgt, wenn man zu viel Zeit damit verbringt, sich mit den rauen Lebensrealitäten und den schwierigen Erlebnissen zu beschäftigen. Und das ist tatsächlich das Risiko von Bewusstmachung ohne Akzeptanz und Aktion. Daher ist jetzt meine Aufgabe für Sie, das Erlernte mit den Lehren dieses Kapitels zu verbinden, um die Kontrolle über Ihre Vergangenheit zu übernehmen, Ihr Leben in der Gegenwart voll auszuschöpfen und unerschrocken in Ihre blühende Zukunft zu springen.

Die BAA-Methode – fürs Leben

Bei unserer gemeinsamen Reise durch dieses Buch haben wir mit meiner BAA-Methode der Bewusstmachung, Akzeptanz und Aktion gearbeitet. Diese Methode können Sie bei allen Schwierigkeiten anwenden, mit denen Sie konfrontiert werden – und je häufiger Sie sie nutzen, desto mehr werden Sie diese wirkungsvollen psychologischen Fähigkeiten vervollkommnen. Wie jede Fähigkeit wird auch die BAA-Methode mit der Anwendung immer einfacher werden; Ihrem Geist wird die Bewusstmachung leichter fallen, Sie werden offener für die Akzeptanz der komplexen und alltäglichen Probleme, und Sie werden motivierter, die nötigen Aktionen zu unternehmen, um Ihr Leben in vollen Zügen zu genießen.

BAA-Methode Schritt 1: Bewusstmachung

Was ist der Sinn Ihres Lebens?

Oh, so wenige Worte für ein so umfassendes Konzept! Manche Menschen verbringen ihr ganzes Leben mit der Suche nach ihrer Bestimmung und diese Reise hat etwas für sich. Oft sagen Menschen, wenn sie Kinder haben, dass sie nun endlich den Sinn ihres Lebens kennen: sich um andere menschliche Wesen zu kümmern und sie aufzuziehen. Andere finden in ihrer Arbeit und in Aufgaben für die Gemeinschaft ihre Bestimmung, für wiederum andere ist es eine Kombination aus all diesen Aspekten. Aber genau das kann der Knackpunkt sein – was können wir bei so vielen Möglichkeiten tun, um den Sinn unseres eigenen Lebens zu finden?

Übung: Folgen Sie Ihrem Pfeil

Um diese Wahlmöglichkeiten einzugrenzen, wollen wir das Spiel *Folgen Sie Ihrem Pfeil* spielen. Jeder der folgenden Werte ist ein Wert, der Ihnen sehr wichtig oder gar nicht so wichtig ist. Zeichnen Sie hinter jeden Wert einen Pfeil, der sich bis sehr weit nach rechts zieht, wenn es ein für Sie wichtiger Wert ist, oder der eben kurz bleibt, wenn der Wert Ihnen nicht viel bedeutet.

Künstlerische Fähigkeiten
Sport
Geschäftliches/Geld verdienen
Kreativität
Unabhängigkeit
Musikalische Fähigkeit/Wertschätzung
Politik/Gemeinwesen
Beziehungen zu Freunden oder Familie
Religiöse Werte
Sinn für Humor
Spontaneität/sein Leben im Moment leben

Diese Liste erhebt keinen Anspruch auf Vollständigkeit und Sie können auch Ihre eigenen Kategorien hinzufügen.

Welche Pfeile zeigen nun in Richtung Zukunft? Denken Sie einen Moment darüber nach, warum diese Werte für Sie wichtig sind.

Dies sind Ihre Grundwerte – Ihre ureigene Sternengruppe, die Ihnen hilft, Ihre Bestimmung im Leben zu finden, und die Ihnen den Weg nach Hause leuchtet, wenn Sie einmal vom Kurs abkommen. Und dies ist das Geheimnis: Sie können mehr als einen haben – wir alle können zahlreiche Werte, Ziele und Wege im Leben verfolgen. So oft sagt man uns, dass wir unsere wahre Bestimmung finden müssten – etwa so wie unsere einzig wahre Liebe –, aber das ist viel zu knauserig gedacht. Das Leben ist großzügig, wenn wir es als solches sehen.

Als Nächstes fragen Sie sich:

»Auf welche Art bewegt sich mein Leben in diese Richtung(en)?«

Behalten Sie dies im Kopf, wenn Sie weiterlesen.

Lebenssinn-Venn-Diagramm und die Verwestlichung von Ikigai

Vielleicht haben Sie schon einmal von dem japanischen Konzept des Ikigai gehört – und dann ist Ihnen die unten stehende Abbildung eventuell bekannt. Diese Theorie besagt, dass Sie Ihre Bestimmung mithilfe eines Venn-Diagramms finden können. In dessen Mitte trifft sich das, was Sie lieben, worin Sie gut sind, was die Welt braucht und wofür Sie bezahlt werden können.

Meine Mutter verbrachte einen bedeutenden Teil ihres Lebens in Japan, also befragte ich sie nach diesem Modell. Sie sagte, sie

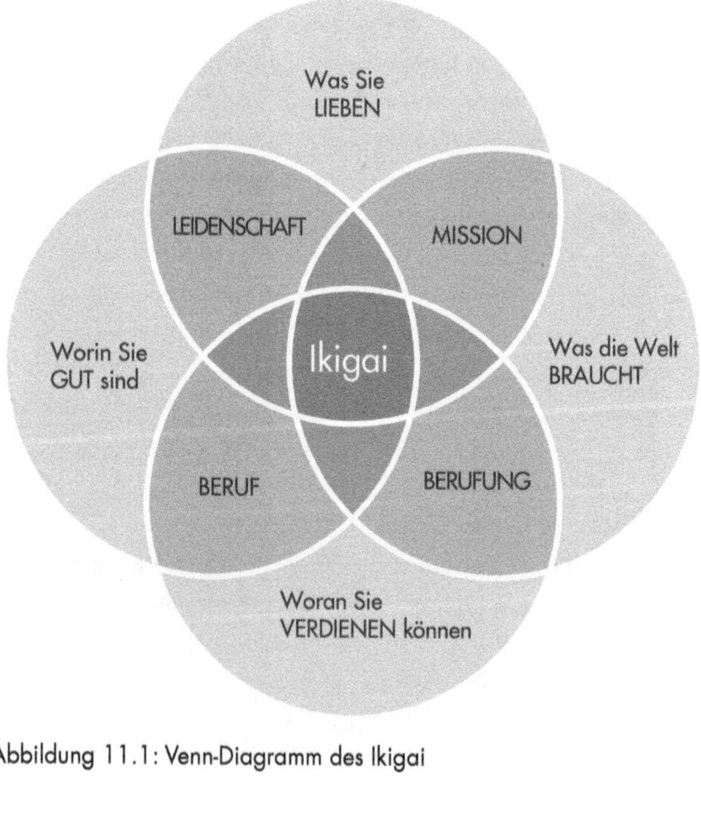

Abbildung 11.1: Venn-Diagramm des Ikigai

erkenne einige Teile davon wieder, aber sie fand es zu streng und meinte, sie wäre überrascht, wenn das Zusammentreffen all dieser Bedingungen wirklich dem originalen Konzept entspräche. Ich würde ihr von meinem beruflichen Standpunkt aus zustimmen und bin der Meinung, dass das Erfüllen aller vier Kriterien die Latte für die meisten Menschen unrealistisch hoch setzt.

Wenn wir eher im Sinne von psychologischer Flexibilität denken, die ein wichtiger Teil des psychischen Immunsystems in Bezug auf seine adaptive Funktion ist, könnte Ihr Lebenssinn vielleicht etwas sein, was Sie gern tun und worin Sie gut sind, wofür Sie aber nicht bezahlt werden (also eine Leidenschaft). Folglich werden Sie auch etwas Zeit für etwas aufbringen müssen, das die Welt braucht und für das Sie ein Einkommen erhalten (in dem oben abgebildeten Ikigai-Modell wäre das eine Berufung), während Sie gleichzeitig dafür sorgen, dass Sie noch Zeit für Ihre Herzensprojekte haben.

Die Forderung, dass für ein gutes Leben all diese Bedingungen erfüllt sein müssen, setzt uns wie bei so vielen gesellschaftlichen kleinen Traumata unter großen Druck und ist als solche kontraproduktiv. Dieses Bild von Ikigai ist eine ergebnisorientierte, verwestlichte Auffassung, während eine traditionellere Auffassung diese Aspekte des Lebenssinns wohl eher als ein lebenslanges Kontinuum sehen würde, das sich über eine ganze Lebensspanne verändert und entwickelt. Aber vielleicht könnten Sie Ihrem Leben den einen oder anderen Ihrer Pfeile hinzufügen, um die Zeit zu bereichern, die Sie auf dieser Erde haben.

Der Take-away-Würfel und die Qual der Wahl

Wenn es etwas gibt, das ich im Hin und Her meines Lebens gelernt habe, dann ist es, dass Menschen faszinierend sind. Und auch wenn wir uns endlose Wahlmöglichkeiten wünschen, ist uns diese Menge an Möglichkeiten in Wirklichkeit nicht dienlich. Von einer Überlastung durch große Auswahl (engl. »choice overload«) spricht man in der Psychologie, wenn zu viele Entscheidungsmöglichkeiten zu einer Entscheidungslähmung oder Entscheidungsparalyse führen.[93] Aber es gibt eine einfache Möglichkeit, Ihre Optionen einzugrenzen, und die wende ich zu Hause an. Ab und zu bestellen mein Partner und ich uns Take-away-Essen, und weil es so viele Auswahlmöglichkeiten gibt, verbrachten wir früher oft den halben Abend mit der Diskussion, was wir nun essen wollten. Dann haben wir uns einmal zu Weihnachten, ohne es vorher zu wissen, gegenseitig einen Take-away-Würfel geschenkt! Ich muss zugeben, dass mein Partner sich bei der Auswahl des Geschenks mehr Mühe gegeben hat – ich bekam einen hübschen, personalisierten Würfel aus Holz, während ich für ihn eine Spielzeugversion aus Plastik im Geschenkeladen gekauft hatte (interpretieren Sie das so, wie Sie wollen!). Aber beide waren wir zu der Erkenntnis gelangt, dass wir bei unserem banalen Problem Hilfe brauchten. Das Interessante bei der Verwendung eines Hilfsmittels für die zufällige Auswahl ist jedoch, dass es die Gedanken fokussiert – an manchen Tagen landet der Würfel vielleicht bei »Curry«, aber wir sehen einander an und sagen: »Nein, lass uns Pizza bestellen.« Das bedeutet, dass man durch die Einschränkung seiner Möglichkeiten besser in der Lage ist, zu wissen, was man wirklich will. Wenn Sie also über die Möglichkeiten für Ihr Leben nachdenken, streichen Sie alle bis auf drei und werfen Sie die anderen in einen metaphorischen Abfalleimer. Dann konzentrieren Sie sich auf die verbleibenden Bereiche in Ihrem Leben, denen Sie sich wirklich widmen können, da Sie nun den nötigen Platz im Kopf haben.

Erst probieren, dann kaufen

Erinnern Sie sich an diese »Build-A-Bear«-Läden, in denen man Kuscheltiere aussuchen und dann Anziehsachen und Accessoires dazu selbst zusammenstellen konnte, *bevor* man es kaufte? Was wäre, wenn Sie das mit Ihrem Ikigai tun und in Ihrem Leben »erst probieren und dann kaufen« könnten?

Bill Burnett, Assistenzprofessor und Direktor des Designprogramms an der Stanford University, schlägt genau dies vor.[94] Anstatt gleich Ihr ganzes bisheriges Leben wegzuwerfen, was in seinen Studien normalerweise keinen guten Ausgang hatte, fügen Sie Komponenten Ihrer Pfeile Ihrem derzeitigen Leben hinzu und beobachten, wie sich das anfühlt. Zum Beispiel könnte einer Ihrer Pfeile für »künstlerische Fähigkeiten« stehen, aber Sie fühlen sich bei dem Gedanken überfordert, in einen Kurs zu gehen, um sich dort in Bildender Kunst unterrichten zu lassen. Überlegen Sie stattdessen, wie Sie Ihre künstlerischen Ambitionen besser in Ihr Leben integrieren können – vielleicht, indem Sie Ihr Zuhause neu dekorieren und ihm einen künstlerischen Touch verleihen oder indem Sie sich auf Pinterest zum Basteln oder anderen kunsthandwerklichen Aktivitäten inspirieren lassen. So wie beim Zusammenstellen des Kuscheltiers können Sie so sehen, was passt, sich richtig anfühlt und *für Sie* machbar ist; denn wir wissen erst wirklich, ob etwas uns Erfüllung bringt, wenn wir es tatsächlich selbst ausprobiert haben. Ihre vorstädtische Doppelhaushälfte zu verkaufen und in den Wald zu ziehen, kann wie eine fantastische Lebensveränderung klingen, aber greifbar wird die Idee erst, wenn Sie dort sind, sich daran erinnern, wie sehr Sie Spinnen hassen, und entdecken, wie schwer es ist, etwas halbwegs Essbares anzubauen. Stattdessen könnten Sie zum Beispiel ein Sabbatjahr von Ihrer Lohnarbeit nehmen und diesen idyllisch klingenden Lebensstil fernab von allem ein paar Monate lang in einem Wohnwagen ausprobieren, bevor Sie alles verkaufen. Diese Veränderung mag genau so sein, wie sie angepriesen wurde – oder auch nicht. Aber wie bei dem Take-away-Würfel gibt Ihnen ein Testlauf vor dem Kauf eines neuen Lebens mehr Klarheit und konkrete Erfahrungen in Bezug auf Ihre Option, ohne das Risiko, Ihr letztes Hemd zu verlieren.

BAA-Methode Schritt 2: Akzeptanz

Ich würde wieder sagen, dass die Akzeptanz die schwierigste Phase der BAA-Methode sein kann, und eine, die häufig übersehen wird. Das kann passieren, weil wir schlimme Dinge, die uns im Leben passieren, darauf schieben, dass wir *schlechte Menschen sind* – aber das ist nicht so. Es ist wahr, dass wir uns ungeliebt, wertlos und verletzt fühlen können, und diese Empfindungen sind nur sehr schwer auszuhalten. Stattdessen erklären wir uns kleine Traumata damit, dass wir etwas Schreckliches getan haben müssen, um diese Behandlung zu verdienen. Wenn wir aber die Phase der Akzeptanz erreichen, können wir ein starkes psychisches Immunsystem aufbauen und freundlicher zu uns selbst sein. Hier ist eine Erinnerung an den Unterschied zwischen Resignation und Akzeptanz – dies kann dabei helfen herauszufinden, ob Sie sich mit der Vorstellung von Akzeptanz wohler fühlen und wie wichtig diese für Ihr Selbstgefühl ist:

Resignation	**Akzeptanz**
Psychische Härte	Psychische Flexibilität
Sich machtlos und erstarrt fühlen	Sich zum Handeln ermächtigt fühlen
Selbstverurteilung und -beschuldigung	Einen tiefen Sinn von Selbstmitgefühl pflegen
Auf Mangel fokussiertes Denken	Auf Überfluss fokussiertes Denken
Aufgeben/nachgeben	Neu einstellen und positiv handeln
Schwierigkeiten erdulden	Aus Schwierigkeiten lernen
Immer so weitermachen	Sich fortbilden
Veränderungen vermeiden	Offen für Veränderungen
Widerstand	Anerkennung
Von Urteilen geleitet	Von Werten geleitet

Kleine Traumata und das psychische Immunsystem

Am Ende des ersten Kapitels haben wir das psychische Immunsystem mit dem menschlichen physischen Immunsystem verglichen, das uns im Laufe unseres Lebens vor einer Reihe schädlicher Krankheitserreger wie Viren und Bakterien schützt. Wir werden mit einer gewissen Immunität geboren, aber ein großer Teil des Immunsystems entwickelt sich im Laufe des Lebens – vor allem in der frühen Kindheit –, wenn es in Kontakt mit diesen mikroskopisch kleinen Eindringlingen kommt. Unser Körper reagiert dann auf den Eindringling und diese körperliche Reaktion führt zu Symptomen wie Husten, Schnupfen und Müdigkeit im Fall einer üblichen Erkältung. Das psychische Immunsystem funktioniert ganz ähnlich und erzeugt beim Erleben eines kleinen Traumas unangenehme Gefühle in Form einer Stressreaktion und Emotionen, die wir lieber nicht hätten. Aber sowohl die körperlichen als auch die psychischen Symptome sind wichtig, da sie unsere Immunsysteme stärker werden und sich an unsere Umgebung anpassen lassen. Ganz ohne Herausforderungen hätten wir nur die Basisimmunität, mit der wir geboren werden – und wenn man bedenkt, wie schwer zu bewältigen große Lebensereignisse sein können, wäre das für eine gute psychische Gesundheit wahrscheinlich nicht ausreichend.

Und so können wir kleine Traumata in emotionale Antikörper verwandeln – auch Bewältigungsfähigkeiten genannt –, indem wir uns unserer kleinen Traumata **bewusst** werden, **akzeptieren**, dass diese Schrammen und Kratzer im Leben dazugehören, und positive **Aktionen** durchführen, um mit diesen Erfahrungen gut zurechtzukommen.

Das Konzept kleiner Traumata ist also keine Haltung von Passivität und Resignation, sondern eine Art, Kontrolle über Ihre Vergangenheit zu übernehmen, damit Sie sich Ihre Gegenwart aneignen und eine Zukunft entwickeln können, in der Sie sich voll entfalten und nicht nur überleben.

Achten Sie auf Ihre Sätze mit »Aber …« – Kleine Traumata sind keine Entschuldigungen

Kleine Traumata sind daher **absolut keine Entschuldigungen**. Es gibt eine Methode, mit der Sie dafür sorgen können, dass kleine Traumata Ihr Leben nicht auf negative Art übernehmen. Achten Sie auf Ihre Verwendung der Wörter »aber« und »weil« - sowohl in Ihren Gedanken als auch in der Art, wie Sie mit anderen kommunizieren.

Achten Sie zum Beispiel auf das »aber«, wenn Sie Folgendes hören:

»Ich würde gern mit meiner Freundin sprechen, aber sie hat mich aufgewühlt – so sehr, dass ich nicht glaube, mit ihr sprechen zu können.«

Verändern Sie dies hierzu:

»Ich würde gern mit meiner Freundin sprechen, und sie hat mich aufgewühlt – also werde ich mit ihr sprechen, auch wenn ich aufgewühlt war.«

Indem wir das »aber« durch »und« ersetzen, eröffnen wir verschiedene Möglichkeiten für die Zukunft. Es entsteht auch ein viel realistischeres Bild der Komplexität des Lebens und der menschlichen Gefühle - wir können gleichzeitig sauer auf eine Freundin sein und sie trotzdem sehr mögen. Wenn wir jedoch dieses »aber« benutzen, verhindern wir ein Voranschreiten und sind selbst hinter unserer »Aber«-Wand gefangen. Ersetzen wir es durch »und«, können wir die Wand einreißen und vorwärtsgehen.

Achten Sie ebenso auf die Verwendung von »weil«:

»Ich will mich nicht für die Beförderung bewerben, weil ich in der Vergangenheit eine schlechte Erfahrung bei der Arbeit gemacht habe.«

Korrigieren Sie dies zu:

»Ich möchte mich für die Beförderung bewerben, obwohl ich in der Vergangenheit eine schlechte Erfahrung bei der Arbeit gemacht habe.«

Natürlich ändert ein weniger rigoroser Sprachgebrauch nicht die Vergangenheit – wir können die Vergangenheit nicht ändern –, aber dadurch schwächt sich der Einfluss ab, den unser kleines Trauma auf die Gegenwart ausübt. Auf Ihre Absichten zu achten und sie sowohl in Ihren Gedanken als auch in Gesprächen mit anderen zu verändern, eröffnet die Möglichkeit des Voranschreitens. Nehmen Sie also aufmerksam Ihr mentales Skript wahr und versuchen Sie, Wendungen wie »kann nicht«, »will nicht« oder »werde nicht« durch konstruktivere Ausdrücke zu ersetzen.

Seien Sie der Cutter bei diesem Blockbuster namens Leben

Diese Optimierung der Art und Weise, wie wir unsere Geschichte erzählen, entweder uns selbst oder anderen, kann noch erweitert werden. Die oben beschriebenen Beispiele können als Zeilen im Drehbuch Ihres Blockbusters gesehen werden – also Ihres Lebens. Wie bei jedem Blockbuster ist die Rolle des Cutters von zentraler Bedeutung für die Geschichte, die es auf die Leinwand schafft. Verschiedene Aufnahmewinkel, Handlungsrahmen und Geschwindigkeiten beeinflussen alle die Stimmung des Films und der Cutter nutzt diese Werkzeuge, um unsere Aufmerksamkeit auf die Geschichte zu lenken, die erzählt werden soll. Außerdem entscheidet er, ob einer bestimmten Szene mehr oder weniger Zeit eingeräumt wird. Um auszuprobieren, wie das funktioniert, schreiben Sie zuerst einen Drehbuchentwurf mit Ereignissen, Erfahrungen, kleinen Traumata und anderen Schlüsselmomenten, die Sie zu der Person gemacht haben, die Sie heute sind (dies weist zurück auf unsere Kleines-Trauma-Eröffnungsfrage in Kapitel eins). Das sind die Bausteine Ihres Films, nicht seine Interpretation, daher schreiben Sie normalerweise die Informationen vor den »aber«- und »weil«-Sätzen auf. In dem Beispiel im vorherigen Abschnitt wollte unsere Protagonistin ihre Freundin sehen – das ist der Ausgangspunkt in diesem einfachen Szenario. Spielen Sie nun mit der Situation, um der Aktion eine Vielfalt von Bedeutungen und Ergebnissen zu geben. In dem Beispiel haben wir zwei Möglichkeiten geschildert, welche anderen können Sie sich noch ausdenken?

Ich hoffe, diese Übung hilft Ihnen zu erkennen, dass Sie einen Handlungsspielraum haben, nicht nur in Bezug auf die Zukunft, sondern auch in Bezug darauf, wie Sie die Vergangenheit interpretieren und heute Ihr Leben führen.

BAA-Methode Schritt 3: Aktion

In dieser letzten Aktionsphase unserer Kleine-Traumata-Expedition möchte ich Ihnen einige alltägliche Aktionen vorstellen, die sowohl Körper als auch Geist, das physische und das psychische Immunsystem unterstützen. Mit welchen Beschwerden, welcher Darstellung oder welchem Thema ich mich auch beschäftigt habe, von chronischer Müdigkeit bis zu emotionalem Essen, von Angstzuständen bis zu Herzschmerz, diese Grundlagen haben immer Bestand.

Ihr tägliches Rezept fürs Leben

Wenn es eine Erkenntnis gibt, die ich aus 20 Jahren Forschung und Arbeit im Gesundheitsbereich mitgenommen habe, dann ist es die, dass wir uns umso geerdeter und in Frieden mit unserer Existenz fühlen, je mehr wir unser Leben in Harmonie mit der natürlichen Welt führen. Das mag ziemlich hippiemäßig klingen, ergibt aber wissenschaftlich gesehen Sinn, denn wir sind Teil dieser natürlichen Welt, egal wie weit Technologie unseren Geist und Körper von ihr entfernt hat. Unsere inneren Abläufe und unsere körperlichen Prozesse sind auf den 24-Stunden-Rhythmus von Tag und Nacht abgestimmt. Dieser hat nicht nur mit unserem Schlaf zu tun, obwohl der tatsächlich eine Frage von Leben und Tod ist, wir haben auch viele biologische Rhythmen, die auf einer molekularen Ebene als Reaktion auf unsere Umgebung angetrieben werden. Es gibt auch andere, länger dauernde Rhythmen, zum Beispiel den Menstruationszyklus.

Eher mit als gegen diese Rhythmen zu leben, unterstützt im Allgemeinen sowohl unsere körperliche als auch unsere psychische Gesundheit, da wir uns dann weniger mit synthetischen Mitteln stimulieren oder beruhigen müssen – sei es über Informationen, Substanzen oder nicht hilfreiche Gedanken. Daher folgen hier meine Aktionstipps, um Ihnen bei der Gestaltung eines Lebens zu helfen, das *für Sie* am besten ist.

Machen Sie natürliches Licht zu Ihrem Freund

Natürliches Licht ist bei Weitem der wichtigste Umweltfaktor in Bezug auf unseren 24-Stunden-Biorhythmus. Unser Geist und unser Körper funktionieren am besten, wenn wir während der Dunkelheit schlafen und bei Tageslicht aktiv sind. Aber mit der Erfindung des künstlichen Lichts können wir sehen, was wir tun, egal um welche Tageszeit. Das ist keine Kritik an Thomas Edison, da die Entwicklung der Glühbirne ein Meilenstein auf dem Weg zur industriellen Revolution war, die die Wirtschaft in der ganzen Welt angekurbelt und den Lebensstandard von Milliarden Menschen verbessert hat. Aber wie bei so vielen menschlichen Erfindungen neigen wir dazu, etwas Gutes zu weit zu treiben. In unserer heutigen Nonstop-Gesellschaft fällt es uns schwer abzuschalten, wortwörtlich und im übertragenen Sinn. Heute verbringen wir einen großen Teil des Tages in Innenräumen mit künstlichem Licht, das sich qualitativ von natürlichem Licht unterscheidet und unserem Gehirn nicht die gleichen Signale sendet.

Studien belegen, dass sich künstliches Licht auf uns als Individuen, auf unsere Umwelt und unsere Gesundheit auswirkt.[95] Lange

Zeit lag der Fokus auf Schlafstörungen und saisonal bedingter Depression, aber es wird immer klarer, dass ein Mangel an Tageslicht ein Faktor bei einer Vielfalt psychischer Gesundheitsprobleme und bei unserem körperlichen Wohlbefinden ist.

Saisonal bedingte Depression als kleines Trauma

Wenn die Nächte wieder länger werden, wird viel über die saisonal bedingte Depression (engl. »seasonal affective disorder«, SAD) gesprochen. Es gibt jedoch eine weitverbreitete Diskussion darüber, ob sie real ist oder nicht. SAD ist eine Unterkategorie der rezidivierenden depressiven Störung und unterscheidet sich von dieser nur dadurch, dass sie an bestimmte Jahreszeiten gebunden ist. Die meisten Menschen, die von einer saisonal bedingten Depression berichten, haben im Winter Symptome, aber zehn Prozent der Fälle schienen im Zusammenhang mit dem Sommer zu stehen. Um eine SAD zu diagnostizieren, muss es einen deutlich erkennbaren Anfangs- und Endpunkt geben, der mit der Veränderung der Jahreszeiten zusammenhängt. Die restliche Zeit des Jahres muss symptomfrei sein und dieser Rhythmus muss mindestens zwei Jahre lang bestehen. Im Laufe des Lebens muss es in der entsprechenden Jahreszeit auch mehr symptomatische als asymptomatische Episoden geben.

Während ein Teil der Forschung auf einen Zusammenhang zwischen natürlichem Licht und der Stimmung hinweist, ist der physiologische Mechanismus dafür noch ungeklärt. Wir wissen, dass Tageslicht die Produktion von Melatonin und Serotonin fördert, die wiederum den Schlaf-Wach-Rhythmus beeinflussen, und schlechter Schlaf führt oft dazu, dass man mit dem falschen Fuß aufsteht. Und tatsächlich wurde in Studien aus den USA herausgefunden, dass nur ein Prozent der in Florida lebenden Menschen unter SAD leiden, während es in Alaska neun Prozent sind. Andererseits fanden Forscher in Ländern wie Norwegen und Island heraus, dass es dort trotz der extrem kurzen Wintertage wenige Fälle von SAD gab. Was hat es nun damit auf sich? Nun, es könnte eher mit unseren Erwartungen und gesellschaftlich verankerten Ansichten zu tun haben als mit allem anderen – in den USA wird heißes, sonniges Wetter oft in einen Zusammenhang gebracht mit »guten« Gefühlen wie Glück, aber in skandinavischen Ländern, wo das Wetter im ganzen Land beständiger ist, wird die Schönheit der dunkleren Jahreszeiten vielleicht stärker geschätzt. Einen Einfluss könnte auch die Art haben, wie wir in verschiedenen Teilen der Welt mit bitterkalten Tagen zurechtkommen – das norwegische Wort *friluftsliv* kann man mit »Leben in der freien Natur« übersetzen, eine Auffassung, bei der das Leben im Freien angenommen und genossen wird, egal wie das Wetter ist. So könnte SAD teilweise mit unseren Einstellungen zu tun haben – Einstellungen, die sich in unserem ganzen Leben ausgebildet und als solche eine Art kleines Trauma verursacht haben.

Ich denke, die nächste Art tragbarer Wellness-Technologie wird damit zu tun haben – ich wäre nicht überrascht über die Entwicklung eines Sensors für natürliches Licht, der an unserem Körper angebracht wird. Er schickt dann Daten ans Smartphone und dieses warnt uns mit einem Geräusch, dass wir hinausgehen und etwas natürliches Licht tanken sollen. Aber Sie müssen nicht auf diese Technik warten, sorgen Sie stattdessen dafür, dass Sie jeden Tag nach draußen gehen, auch wenn es nur für ungefähr 20 Minuten ist, damit der Körper etwas stimmungsaufhellendes Vitamin D produzieren kann.[96]

Die Kunst des Ausruhens

Ruhe ist das Stiefkind des Schlafs in unserem vollgepackten Leben. Forscher der Durham University befragten mehr als 18 000 Menschen aus 134 Ländern, wie viele Ruhezeiten sie täglich hatten und welchen Arten von erholsamen Aktivitäten sie nachgingen. Es überrascht vielleicht nicht, dass eine Mehrheit – tatsächlich mehr als zwei Drittel der Befragten – angab, dass sie gern mehr Ruhezeiten hätte. Die Befragung ergab auch, dass Menschen mit weniger Ruhezeiten berichteten, kein so gutes Allgemeinbefinden zu haben.[97]

Anspruchsvolle Jobs, das Jonglieren mehrerer Betreuungsaufgaben, das Bedürfnis, Freunde zu sehen und Spaß zu haben, und alltägliche Aufgaben – all dies trägt zu unserer ruhelosen Gesellschaft bei. Wir treiben so rücksichtslos Raubbau mit unserem Körper und Geist, dass kaum etwas von uns übrig ist. Jedenfalls kann sich das am Ende der Woche so anfühlen!

Aber oft ist es auch das von gesellschaftlichen Normen, Erwartungen und Zuschreibungen verursachte kleine Trauma, das uns vom Ausruhen abhält. Eine offensichtlich sehr erschöpfte Patientin erzählte mir, dass sie sich selbst »faul« finde, wenn sie sich tagsüber ausruhte, egal wie müde sie war. Wenn wir uns jedoch die Natur anschauen – von der wir ein Teil sind –, sieht man deutlich, dass diese es versteht, sich auszuruhen. Die Jahreszeiten ändern sich, der Tag wird zur Nacht, und die ganze Zeit über regeneriert sich die Natur, ruht und erneuert sich – ohne Widerstand.

So ist es auch für uns wichtig, in unser tägliches Leben Ruhepausen einzubauen. Das muss kein Mittagsschläfchen sein, es sind auch Aktivitäten möglich, bei denen wir von den Stressoren des Lebens abschalten können, zum Beispiel lesen, Musik hören oder Zeit in der Natur verbringen.

Ruhe: Energie mit Raum und Zeit zurückgewinnen

Die Begriffe in dieser Überschrift sind mir wichtig, da sie uns an aktive Ruhepausen erinnern, bei denen wir der Erholung Raum und Zeit widmen, so wie wir diese wertvollen Ressourcen auch bei unserer Arbeit oder dem Erreichen eines Ziels einsetzen. Zwar kann es schwer sein, in unserem Alltag Zeit zu finden, aber diese Vorschläge nehmen nur ein paar Minuten in Anspruch und können dafür unser »Zeitkonfetti« nutzen – diese kleinen Zeitschnipsel, die wir haben, aber meist mit achtlosem Scrollen und Klicken ausfüllen. Es kann auch nützlich sein, die verschiedenen Arten von Erholung zu definieren, die wir alle brauchen, um uns erfrischt und verjüngt zu fühlen.[98]

Körperlich – dies ist die offensichtlichste Kategorie, aber sie bedeutet nicht nur, zu schlafen oder passiv herumzusitzen – Atemübungen (siehe Kapitel eins und vier) helfen, das parasympathische Nervensystem zu aktivieren, das den Körper in einen Ruhezustand versetzt. Und wenn Sie eine sitzende Tätigkeit ausüben, bedeutet körperliche Erholung, dass Sie Ihrem Körper eine Ruhepause von der ständigen statischen Sitzposition gönnen, die Schmerzen und Beschwerden verursacht; füllen Sie Ihre Minipause mit sanften Dehnübungen am Schreibtisch oder stehen Sie jede Stunde auf und bewegen Sie Ihren Körper. Sollten Sie Ihre Arbeitszeit aber körperlich aktiv verbringen, wird es eine Erholung sein, Momente völliger Stille einzuschieben.

Psychisch – »Gehirnnebel« ist gerade jetzt ein weitverbreitetes Problem. Bei psychischer Erholung geht es darum, das Multitasking-Bedürfnis zu überwinden und sich stattdessen auf eine Aufgabe zu konzentrieren. Schalten Sie die Hinweistöne in Ihrem Smartphone aus, schließen Sie das E-Mail-Fenster und legen Sie Zeiten fest, in denen Sie sich nur einer Aufgabe widmen. Dafür braucht es etwas Übung, weil wir alle den Mythos des Multitaskings verinnerlicht haben, aber es ist der Mühe wert.

Sozial – soziale Erholung heißt nicht unbedingt Einsamkeit – auch wenn es das sein kann, wenn Sie genau dies brauchen –, sondern eher Zeit mit Menschen verbringen, die ungezwungen sind und bei denen Sie völlig Sie selbst sein können. Diese Menschen laden Ihre Batterien auf, halten Sie bloß an Ihnen fest! Bedenken Sie, dass diese Menschen manchmal eher Bekannte als Ihre Liebsten sind, denn oft ist es leichter, bei denjenigen wir selbst zu sein, die wir nur ab und zu sehen.

Sinne – wir brauchen alle unterschiedlich viele Sinnesanregungen, und diejenigen unter uns, die hochsensibel sind (Kapitel neun), brauchen vielleicht mehr ruhige Zeit als andere. Allein schon während des Tages hin und wieder ein paar Momente lang die Augen zu schließen, um dem Sehsinn eine Pause zu gönnen, kann sehr wohltuend sein. Noch einmal: Es geht nicht darum, sich in die Einsamkeit zurückzuziehen, schon der weniger künstliche sensorische Input, den wir in der Natur empfangen, ist erholsam.

Emotional – spüren Sie die emotionalen Vampire in Ihrem Leben auf, die Ihnen emotionale Energie entziehen, und begrenzen Sie die Zeit, die Sie mit diesen Menschen verbringen (oder streichen Sie sie ganz). Die Übungen in Kapitel zwei helfen Ihnen außerdem, Ihr Emotobiom wachsen zu lassen, und gewähren Zuflucht vor ruhelosen Gefühlen.

Kreativ – unser Geist bringt heute so viel Zeit mit analytischer Arbeit zu, dass nur wenige von uns die Chance haben, die kreativen Anteile ihrer Persönlichkeit zu pflegen. Ich fühle mich sehr kreativ, wenn ich eine meiner Lieblingsgalerien besucht habe, und bemühe mich, einen regelmäßigen Besuch einzuplanen. Wenn das für Sie nicht möglich ist oder nicht Ihren Bedürfnissen entspricht, nehmen Sie sich die Zeit und den Raum, dreimal am Tag jeweils fünf Minuten einfach vor sich hin zu kritzeln. Auch Ausmalen für Erwachsene ist erholsam, vor allem bei komplizierten Mandala-Mustern.

Spirituell – man muss nicht religiös sein, um sich die erholsamen Aspekte der Spiritualität zunutze zu machen. Das Geheimnis ist, sich in unserer Welt eingebettet zu fühlen, und das kann man erreichen, indem man anderen hilft. Wir wissen, dass es unser Wohlbefinden steigert, wenn wir unseren Mitmenschen helfen, da dies eine Pause vom Fokus auf uns selbst bedeutet – wovon ein Zuviel sehr anstrengend sein kann.[99] Erholung aus spirituellen Quellen zu schöpfen, hat auch damit zu tun, uns in unserem Lebenssinn sicher zu fühlen (siehe oben), was wiederum ein Grund dafür ist, dass es uns guttut, im Einklang mit unseren Pfeilen zu leben.

Der Trick bei diesen Tipps ist, die Ruhepausen dem Leben anzupassen, das Sie führen – die Art der Ruhe, die Sie brauchen, wird sich von der unterscheiden, die für Ihren Partner, Ihre Freunde und Ihre Familie gut ist. Daher ist der Schlüssel für wirkliche Ruhe, diesen persönlichen Ansatz zu respektieren.

Essen Sie natürlich und bewegen Sie sich

Auch wenn dies kein Ernährungs- oder Fitnessbuch ist, wäre es nachlässig, nicht zu erwähnen, welchen Einfluss das, was wir essen, und wie wir diese Energie verbrennen, auf unser psychisches Immunsystem hat – und so empfehle ich in aller Kürze:

Essen Sie natürlich und bewegen Sie sich.

Es gibt mehr Diäten, als ich aufzählen kann oder überhaupt im Kopf habe. Die Diätindustrie war eine der wenigen Wellness-Branchen, die im Zuge der Covid-19-Pandemie wuchs und, wie unser Taillenumfang, noch immer expandiert.[100] Es gibt also einen sehr realen ökonomischen Grund, uns im Unklaren darüber zu lassen, was wir essen sollten und was nicht. Es gibt andererseits zahlreiche Forschungsstudien zur Wirksamkeit all dieser Diäten und meiner Meinung nach läuft es auf Folgendes hinaus: Versuchen Sie, Sachen zu essen, die weitestgehend wie in der Natur aussehen. Es ist wirklich so einfach – Obst und Gemüse, Nüsse und Samen, etwas Fisch und vielleicht ein bisschen weißes Fleisch (falls Sie Fleisch essen).[101] Wenn es aussieht, als sei es gerade erst geerntet, gesammelt oder gepflückt worden, ist das eine sichere Sache. Natürlich können medizinische Gründe etwas anderes erfordern, aber die ungeheure Menge Stunden, die wir schon über dieses Thema nachgedacht haben, scheint ziemlich übertrieben zu sein. Wenn Ihre Urgroßmutter es erkennen würde, ist es wahrscheinlich in Ordnung! Ist es jedoch ein stark verarbeitetes Nahrungsmittel, lassen Sie es liegen oder essen Sie es in sehr kleinen Mengen.

Denken Sie außerdem daran, dass Menschen entwicklungstechnisch nicht darauf ausgelegt sind, Tag für Tag 24 Stunden lang zu essen. In vorgeschichtlichen Zeiten gab es keine über eine App erreichbare Liefer-Services und der Mensch fastete in jeder 24-Stunden-Periode für längere Zeit und musste sogar noch länger fasten, wenn das Essen knapp war. Die Milliarden Mikroben in unserem Darm brauchen Zeit, um zu arbeiten – und sie sind darauf angewiesen, dass Sie deren Umgebung in Ruhe lassen, damit sie ihre Arbeit tun können. Dies ist einer der Gründe, aus denen heute ein nächtliches Fasten von mindestens elf bis zwölf Stunden empfohlen wird. Und das englische Wort »breakfast« für Frühstück bedeutet genau das: das nächtliche Fasten zu brechen.

Im zweiten Teil dieses Abschnitts geht es um Bewegung – und ich benutze absichtlich das Wort Bewegung, da »Sport« alle möglichen Assoziationen hervorrufen und sogar in Verbindung mit kleinen Traumata stehen kann! Wie schon gesagt, unsere Körper sind nicht darauf ausgelegt, den ganzen Tag am Schreibtisch zu sitzen. Wir müssen uns bewegen, um Geist und Körper gesund zu erhalten, aber das bedeutet nicht, jeden Tag zwei Stunden im Fitnessstudio zu verbringen (es sei denn, das ist Ihr Ding!). Ganz einfach ist es, an Folgendes zu denken:

- Wenn Sie dies oder jenes im Sitzen tun, könnten Sie es auch im Stehen tun? Könnten Sie zum Beispiel Ihre Arbeit am Computer an einem Stehpult oder Stehschreibtisch ausführen? Wenn die Antwort Nein lautet, ist das auch in Ordnung – aber es lohnt sich, sich die Frage zu stellen.
- Wenn Sie etwas im Stehen tun können, könnten Sie es auch beim Gehen tun? Zum Beispiel telefonieren? Könnten Sie ein Gespräch bei einem Spaziergang führen?

Das Großartige am Gehen ist, dass es hilft, die körperliche Fitness *und* die psychische Gesundheit zu erhalten, und Sie brauchen dies noch nicht einmal zu erwarten, es funktioniert auf jeden Fall. Forscher der Iowa State University haben herausgefunden, dass es keine Rolle spielt, wo oder warum Menschen gehen, weil einfach aufzustehen und einen Fuß vor den anderen zu setzen schon bewirkt, dass wir uns psychisch und körperlich besser fühlen.[102]

Gehen ist eine der einfachsten Arten, Ihre tägliche Aktivität zu steigern, und es macht wirklich einen Unterschied. Wir richten uns gern nach Zahlen, aber die 10 000 Schritte am Tag sind im besten Fall eine Schätzung der idealen Anzahl – heute wissen wir, dass die Zahl eher 7000 ist, aber ich denke, der wichtigste Aspekt dabei ist, einfach in Bewegung zu kommen. Wenn Sie regelmäßig Ihren Körper fordern, Ihren Herzschlag erhöhen und etwas außer Puste geraten, dann werden Sie Verbesserungen Ihrer Fitness und Ihrer allgemeinen Gesundheit erleben.

Ohne Verbindungen geht es nicht

Wir brauchen Verbindungen mit anderen Menschen. Das ist eine Tatsache. In Kapitel eins haben wir über die Einsamkeitsepidemie gesprochen und darüber, wie schädlich diese sowohl für die körperliche als auch für die psychische Gesundheit ist. Als soziale Wesen haben wir uns dazu entwickelt, in Gruppen zu leben, und auch wenn wir heutzutage nicht unbedingt andere für Nahrung, Schutz und Sicherheit vor Raubtieren und Feinden brauchen, brauchen wir sie doch für ein Zugehörigkeitsgefühl, als soziale Unterstützung und oft auch, um unseren Lebenssinn zu erfüllen. Daher geht es bei einem Gefühl der Verbundenheit absolut um unsere Gesundheit als Ganzes, nicht »nur« unser emotionales Wohlbefinden. Dazu ist kein tiefgründiger Gesprächsmarathon nötig; sogar schon minikleine Interaktionen wie ein Schwatz an der Ladenkasse oder der Bushaltestelle können ein Gefühl der Verbundenheit auslösen. Auch wenn einem das anfangs vielleicht etwas peinlich ist, machen Sie sich bewusst, dass wir völlig unterschätzen, wie zugeneigt uns Fremde nach ein bisschen Small Talk sind – eine Fehleinschätzung, die man in der Psychologie als »Liking Gap« bezeichnet.[103]

Es ist großartig, wenn Sie Menschen von Angesicht zu Angesicht sehen können, aber manchmal ist das nicht möglich. Auch ein Gespräch am Telefon, sogar über so banale Dinge wie das Wetter, kann das Gefühl erzeugen, in der großen, weiten Welt einen Verbündeten zu haben. Es gibt heute so viele Möglichkeiten, mit Menschen in Kontakt zu treten, aber seien Sie vorsichtig mit den sozialen Medien – die Forschung sagt uns, dass das passive Verteilen von Likes oder das Scrollen ohne Interaktion zu depressiver Verstimmtheit und Gefühlen von Unzulänglichkeit führen kann. Nutzen Sie diese wunderbaren technologischen Werkzeuge weise und kommunizieren Sie mit Freunden, Familienangehörigen oder mit Menschen, die die gleichen Interessen wie Sie haben. Was auch immer Sie interessant finden, es gibt online eine Anlaufstelle dafür. Garantiert.

Fellige, fedrige, schuppige oder blättrige Verbindungen als Stellvertreter

Na gut, als Tierliebhaberin bin ich etwas voreingenommen, aber tatsächlich zeigen Untersuchungen, dass auch die Zeit, die wir mit nicht menschlichen Lebewesen verbringen, uns das Gefühl von Verbundenheit vermittelt. Für diejenigen unter Ihnen, die Katzen lieben – Studien haben ergeben, dass Schnurren das Stressniveau senkt, weil dadurch unser angeborenes parasympathisches Nervensystem aktiviert wird.[104] Verrückterweise könnte sogar das Anschauen von Katzenvideos uns guttun – es gibt jetzt sogar Festivals, auf denen Menschen gemeinsam Katzenvideos anschauen! Und das wird unterstützt von Belegen, die besagen, dass diejenigen, die in ihrer Freizeit Katzenvideos anschauen, insgesamt positiver gestimmt sind und mehr Energie haben.[105] Aber mehr als alles andere können uns Tiere auch ein Gefühl der Verbundenheit geben. Wenn Sie also aus welchem Grund auch immer keine Bindungen zu Menschen haben können, überlegen Sie, ob Sie stattdessen Zeit mit anderen Lebewesen verbringen können – Katzen, Hunden, Reptilien, was auch immer! Ich würde sogar so weit gehen zu sagen, dass auch das Kümmern um Pflanzen ein Gefühl der Ruhe erzeugen kann, denn Untersuchungen zeigen, dass das Interagieren mit Zimmerpflanzen Stress vermindert.[106]

Jeden Tag Dankbarkeit praktizieren

Mein Partner und ich praktizieren jeden Abend Dankbarkeit, aber Sie können dies zu jeder Tageszeit tun. Ich finde es allerdings sinnvoll, diese Übung jeden Tag um die gleiche Zeit durchzuführen, damit sie zur Gewohnheit wird. Auf dem Gebiet der positiven Psychologie haben zahlreiche Untersuchungen ergeben, dass das Kultivieren eines intensiven Gefühls der Dankbarkeit das Wohlbefinden verbessert und uns eine umfassende Perspektive auf das Leben vermittelt.[107] Diese Methode ist so einfach, dass man kaum glauben möchte, dass sie funktioniert – aber ich schlage sie häufig Patienten vor, und wenn ich Monate später mit ihnen spreche, hat sich ihre Haltung tatsächlich verändert. Üblicherweise schlagen Psychologen und Therapeuten vor, an drei Dinge zu denken, für die man dankbar ist – das müssen gar keine großen positiven Lebensereignisse sein wie die Geburt eines Kindes oder die Aufnahme einer neuen Arbeit, sondern eher die kleinen Dinge im Leben. Mein Partner und ich zählen jedoch fünf Dinge auf, weil die ersten beiden immer gleich bleiben – einander und die Familie zu haben. Aber ansonsten sind die Momente des Tages, für die wir dankbar sind, ganz klein, zum Beispiel ein schöner Spaziergang im Park oder ein Kompliment bei der Arbeit. Ihre Dankbarkeit kann sich auf absolut alles beziehen, weil wir mit dieser Methode unser Gehirn wieder darauf trainieren, die guten Dinge im Leben zu sehen – denn wie wir in Kapitel vier gesehen haben, sind wir darauf programmiert, unsere Umgebung um unseres Überlebens willen nach Bedrohungen abzusuchen. Daher müssen wir uns etwas Mühe geben, um die Silberstreifen am Horizont wahrzunehmen. Aber sie sind da, wie klein auch immer.

Warum Sie *nicht* zuerst sich selbst lieben müssen ...

Sie müssen aber nicht damit warten, all dies zu tun, bis Sie sich selbst lieben – ich habe so viele Menschen kennengelernt, die meinen, sie könnten nicht aktiv werden, bevor sie sich nicht »selbst lieben«. Diese von vielleicht wohlmeinenden Menschen verbreitete Idee lässt die Einzelnen isoliert und einsam zurück, darauf wartend, dass der magische Tag kommt, an dem sie Selbstliebe erleben. Wenn Sie aber in Ihrer Kindheit keine bedingungslose Liebe erfahren haben, kann es verdammt schwer sein, sich selbst zu lieben, da man für diese Liebe kein Vorbild hat (siehe Kapitel acht). Ich sage Ihnen von einem Ort des Mitgefühls und der Erfahrung aus, dass zuerst sich selbst zu lieben nicht die größte Liebe ist, es ist der größte Mythos. Therapie, Beratung und jemandem zu erlauben, Sie zuerst zu lieben – all das kann helfen. Warten Sie also bitte nicht damit, den Prozess der Förderung Ihres psychischen Wohlbefindens zu beginnen, denn indem Sie sich durch ihn hindurcharbeiten, werden Sie sich selbst Liebe erweisen, bevor Sie es überhaupt merken.

... aber mit Selbstfreundlichkeit beginnen können – und dabei jung bleiben!

Es kostet nichts, freundlich zu sein – nun, jedenfalls kostet es kein Geld –, aber viele Menschen finden es schwierig, freundlich zu sich selbst zu sein, viel schwieriger, als anderen voller Großzügigkeit und Mitgefühl zu begegnen. Wenn Sie sich noch nicht an einem Ort der Selbstliebe befinden, kann es helfen, zunächst mit Selbstfreundlichkeit zu beginnen, denn einige faszinierende Studien zeigen, dass dies die Uhr zurückdrehen und uns jung erhalten kann. Bei einer Untersuchung ging es um die Länge der Telomere, die ein Zeichen für das biologische Alter sind; verglichen wurden Gruppen, die die sogenannte Loving-Kindness-Meditation ähnlich der auf Seite 198 praktizierten, und solche, die es nicht taten. Die Forscher fanden heraus, dass bei denjenigen, die diese Art Freundlichkeit praktizierten, die Telomere vergleichsweise länger waren als bei der Kontrollgruppe – Telomere verkürzen sich mit dem Alter und werden mit einer früheren Sterblichkeit in Zusammenhang gebracht.[108] Daher ist ein entscheidendes Element meines Rezepts, dass man ein Gefühl der Freundlichkeit gegenüber sich selbst entwickelt, auch an den Tagen, an denen man sich vielleicht nicht liebt.

Das Leben ist ein Marathon, kein Sprint – aber man muss mitmachen

Am Ende unserer gemeinsamen Zeit möchte ich Sie von ganzem Herzen ermuntern, das anzuwenden, was Sie gelernt haben, und in den unbekannten Abgrund zu springen – er ist meist nicht so beängstigend, wie wir befürchten. Und auch wenn Sie auf neue kleine Traumata treffen, haben Sie jetzt ein Arsenal an Werkzeugen, emotionalen Antikörpern und Fähigkeiten, mit deren Hilfe Sie alles bewältigen können, was das Leben Ihnen entgegenschleudert. Aber hier ist noch eine letzte Übung, falls Sie nervös sind …

Übung: Das »Fast hätte ich's verpasst«-Tagebuch

Haben Sie schon einmal auf eine Woche zurückgeblickt und es fast unmöglich gefunden, sich überhaupt an irgendetwas Bemerkenswertes zu erinnern? Wir können so viel verpassen, was das Leben zu bieten hat, wenn wir ständig nur in unserem eigenen Kopf sind. Ich schlage Ihnen vor, sich eine Woche lang mit der Welt zu beschäftigen, indem Sie ein »Fast hätte ich's verpasst«-Tagebuch führen und es mit den Dingen füllen, die Sie verpasst hätten, wenn Sie zu tief in dem schwarzen Loch Ihrer eigenen Gedanken versunken gewesen wären. Oft sind das kleine, alltägliche, aber äußerst faszinierende Erscheinungen wie Sonnenschein an einem wolkigen Tag, ein süßer Moment zwischen einer Mutter und ihrem Kind in einem Café, den Sie hinter sich mitbekommen – oder andere kleine Dinge, die das Leben interessant machen.

Im Leben geht es wirklich um die kleinen Dinge – ob es die kleinen Traumata sind oder das Wahrnehmen dieser magischen Momente im Alltäglichen. Es ist unsere Entscheidung, woran wir festhalten und was wir loslassen.

Dr. Megs Tagebuchvorschläge für die Gestaltung eines Lebens, in dem Sie aufblühen

1. Bei welcher Aktivität fühlen Sie sich am lebendigsten?
2. Wenn Sie etwas in Ihrem Leben nicht verändern können, wie können Sie Ihren Frieden damit schließen?
3. Wenn nicht jetzt, wann dann?

Schlussbemerkung

Ich möchte Ihnen dafür danken, dass Sie mit mir auf diese Kleine-Traumata-Reise gekommen sind. Einer der Gründe, aus denen ich dieses Buch geschrieben habe, war, damit mehr Menschen sich gesehen fühlen – und dabei können auch Sie helfen. Wenn Sie sich damit wohlfühlen, bitte teilen Sie Ihre kleinen Traumata mit mir und anderen unter dem Hashtag #tinyt auf @tinytraumasbook oder auf meinem Account @drmegarroll auf Instagram. Je mehr wir kleine Traumata ans Licht holen, desto leichter wird es werden, über diese Art niedrigschwelliges, aber heimtückisches Trauma zu sprechen und es zu verarbeiten. Danke noch einmal und alles Gute auf Ihrer weiteren Reise.

Anhang

1 Holmes, T. H. und Rahe, R. H.: »The social readjustment rating scale«, *Journal of Psychosomatic Research*, 11(2) (1967), S. 213–218.

2 Lackner, J.M., Gudleski, G.D. und Blanchard, E.B.: »Beyond abuse: The association among parenting style, abdominal pain, and somatization in IBS patients«, *Behaviour Research and Therapy*, 42 (1)(2004), S. 41–56.

3 Bretherton, I.: »The origins of attachment theory: John Bowlby and Mary Ainsworth«, *Developmental Psychology*, 28(5) (1992), S. 759.

4 De Schipper, J. C., Oosterman, M. und Schuengel, C.: »Temperament, disordered attachment, and parental sensitivity in foster care: Differential findings on attachment security for shy children«, *Attachment & Human Development*, 14(4) (2012), S. 349–365.

5 Wenn Sie »Ferris macht blau« nicht gesehen haben oder auch keinen anderen John-Hughes-Film, dann hören Sie sofort auf, dieses Buch zu lesen, und öffnen Sie Ihr Streamingportal. In Filmen aus den 1980ern kann man so viele Beispiele kleiner Traumata finden …

6 Passmore, H. A., Lutz, S. K. und Howell, A. J.: »Eco-anxiety: A cascade of fundamental existential anxieties«, *Journal of Constructivist Psychology* (2022), S. 1–16, doi:10.1080 /10720537.2022.2068706.

7 Seligman, M. E.: *The Hope Circuit: A Psychologist's Journey from Helplessness to Optimism*, Hachette UK, 2018.

8 Layard, S. R. G. und Layard, R.: *Happiness: Lessons from a New Science*, Penguin UK, 2011.

9 Agarwal, S.K., Chapron, C., Giudice, L.C., Laufer, M. R., Leyland, N., Missmer, S. A., Singh, S. S. und Taylor, H. S.: »Clinical diagnosis of endometriosis: A call to action«, *American Journal of Obstetrics and Gynecology*, 220(4) (2019), S. 354–364.

10 Chen, E. H., Shofer, F. S., Dean, A. J., Hollander, J. E., Baxt, W. G., Robey, J. L., Sease, K. L. und Mills, A. M.: »Gender disparity in analgesic treat-

ment of emergency department patients with acute abdominal pain«, *Academic Emergency Medicine*, 15(5) (2008), S. 414–118.

11 Diener, E., Seligman, M.E., Choi, H. und Oishi, S.: »Happiest people revisited«, *Perspectives on Psychological Science*, 13(2) (2018), S. 176–184.

12 Brickman, S., Coates, D. und Janoff-Bulman, R.: »Lottery winners and accident victims: Is happiness relative?«, *Journal of Personality and Social Psychology*, 36(8) (1978), S. 917.

13 Kraft, T. L. und Pressman, S. D.: »Grin and bear it: The influence of manipulated facial expression on the stress response«, *Psychological Science*, 23(11) (2012), S. 1372–1378.

14 Wilkes, C., Kydd, R., Sagar, M. und Broadbent, E.: »Upright posture improves affect and fatigue in people with depressive symptoms«, *Journal of Behavior Therapy and Experimental Psychiatry*, 54 (2017), S. 143–149.

15 Keyes, C. L.: »The mental health continuum: From languishing to flourishin in life«, *Journal of Health and Social Behavior* (2002), S. 207–222.

16 Affleck, W., Carmichael, V. und Whitley, R.: »Men's mental health: Social determinants and implications for services«, *The Canadian Journal of Psychiatry*, 63(9) (2018), S. 581–589.

17 Lomas, T.: »Towards a positive cross-cultural lexicography: Enriching our emotional landscape through 216 ›untranslatable‹ words pertaining to well-being«, *The Journal of Positive Psychology* (2016), S. 1–13. doi:10.1080/17439760.2015.1127993.

18 Jiang, T., Cheung, W. Y., Wildschut, T. und Sedikides, C.: »Nostalgia, reflection, brooding: Psychological benefits and autobiographical memory functions«, *Consciousness and Cognition*, 90 (2021). doi:10.1016/j.concog.2021.103107.

19 Cheung, W. Y., Wildschut, T., Sedikides, C., Hepper, E. G., Arndt, J. und Vingerhoets, A. J.: »Back to the future: Nostalgia increases optimism«, *Personality and Social Psychology Bulletin*, 39(11) (2013), S. 1484–1496.

20 Sedikides, C., Leunissen, J. und Wildschut, T.: »The psychological benefits of music-evoked nostalgia«, *Psychology of Music* (2021). doi:10.1177/03057356211064641.

21 Cheung, W. Y., Hepper, E. G., Reid, C. A., Green, J. D., Wildschut, T. und Sedikides C.: »Anticipated nostalgia: Looking forward to looking back«, *Cognition and Emotion*, 34(3) (2020), S. 511–525, doi:10.1080/02699931.2019.1649247.

22 Vervliet, B. und Boddez, Y.: »Memories of 100 years of human fear conditioning research and expectations for its future«, *Behaviour Research and Therapy*, 135 (2020), S. 1–9.

23 Pittman, C. M. und Karle, E. M.: *Rewire Your Anxious Brain: How to Use the Neuroscience of Fear to End Anxiety, Panic, and Worry*, New Harbinger Publications, 2015.

24 Rozlog, L. A., Kiecolt Glaser, J. K., Marucha, S. T., Sheridan, J. F. und Glaser, R.: »Stress and immunity: Implications for viral disease and wound healing«, *Journal of Periodontology*, 70(7)(1999), S. 786–792.

25 Scholey, A., Haskell, C., Robertson, B., Kennedy, D., Milne, A. und Wetherell, M.: »Chewing gum alleviates negative mood and reduces cortisol during acute laboratory psychological stress«, *Physiology & Behavior*, 97(3–4) (2009), S. 304–312.

26 Gallup, A. C. und Eldakar, O. T.: »The thermoregulatory theory of yawning: What we know from over 5 years of research«, *Frontiers in Neuroscience*, 6 (2013), S. 188.

27 DeBoer, L. B., Powers, M. B., Utschig, A. C., Otto, M. W. und Smits, J. A.: »Exploring exercise as an avenue for the treatment of anxiety disorders«, *Expert Review of Neurotherapeutics*, 12(8) (2012), S. 1011–1022.

28 Powers, M. B., Asmundson, G. J. und Smits, J. A.: »Exercise for mood and anxiety disorders: The state-of-the science«, *Cognitive Behaviour Therapy*, 44(4) (2015), S. 237–239.

29 Stonerock, G. L., Hoffman, B. M., Smith, S. J., und Blumenthal, J. A.: »Exercise as Treatment for Anxiety: Systematic Review and Analysis.« Annals of behavioral medicine: a publication of the Society of Behavioral Medicine vol. 49,4 (2015): 542–556. doi:10.1007/s12160-014-9685-9.

30 Abramowitz, J. S., Deacon, B. J. und Whiteside, S. S.: *Exposure Therapy for Anxiety: Principles and Practice*, Guilford Publications, 2019.

31 Burcaş, S. und Creţu, R. Z.: »Perfectionism and neuroticism: Evidence for a common genetic and environmental etiology«, *Journal of Personality*, 89(4) (2021), S. 819–830.

32 Lopes, B. und Yu, H.: »Who do you troll and why: An investigation into the relationship between the Dark Triad Personalities and online trolling behaviours towards popular and less popular Facebook profiles«, *Computers in Human Behavior*, 77 (2017), S. 69–76.

33 Avast, 2021. »Avast Foundation survey reveals trolling becoming an accepted behaviour for younger generations«. Verfügbar via: https://press.

avast.com/en-gb/avast-foundation-survey-reveals- trolling-becoming-an-accepted-behaviour-for-younger -generations?_ga=2.256764171.1422491308.1638966148 -989583476.1638875314 (Accessed: 29/05/2022).

34 Cheng, J., Bernstein, M., Danescu-Niculescu-Mizil, C. und Leskovec, J.: »Anyone can become a troll: Causes of trolling behavior in online discussions«, in Proceedings of the 2017 ACM Conference on Computer Supported Cooperative Work and Social Computing (February 2017), S. 1217–1230.

35 Suler, J.: »The online disinhibition effect«, *International Journal of Applied Psychoanalytic Studies*, 2(2) (2005), S. 184–188.

36 Rosenbaum, D. A., Fournier, L. R., Levy-Tzedek S., et al.: »Sooner rather than later: Precrastination rather than procrastination«, *Current Directions in Psychological Science*, 28(3) (2019), S. 229–233, doi:10.1177/0963721419833652.

37 Wiehler, A., Branzoli, F., Adanyeguh, I., Mochel, F. und Pessiglione, M.: »A neuro-metabolic account of why daylong cognitive work alters the control of economic decisions«, *Current Biology*, 32(16) (2022) S. 3564–3575.e5. doi:10.1016 /j.cub.2022.07.010.

38 MINT ist ein Akronym für die Berufszweige Mathematik, Informatik, Naturwissenschaft und Technik.

39 Sakulku, J.: »The impostor phenomenon«, *The Journal of Behavioral Science*, 6(1) (2011), S. 75–97.

40 Gravois, J.: »You're not fooling anyone«, *Chronicle of Higher Education*, 54(11) (2007).

41 Bernard, D. L., Hoggard, L. S. und Neblett, E. W. Jr.: »Racial discrimination, racial identity, and impostor phenomenon: A profile approach«, *Cultural Diversity and Ethnic Minority Psychology*, 24(1), (2018), S. 51–61.

42 Cokley, K., Awad, G., Smith, L. et al.: »The roles of gender stigma consciousness, impostor phenomenon and academic self-concept in the academic outcomes of women and men«, *Sex Roles*, 73 (2015), S. 414–426; https://doi.org/10.1007 /s11199-015-0516-7.

43 Bravata, D.M., Watts, S.A., Keefer, A.L., Madhusudhan, D.K., Taylor, K. T., Clark, D. M. und Hagg, H. K.: »Prevalence, predictors, and treatment of impostor syndrome: A systematic review«, *Journal of General Internal Medicine*, 35(4) (2020), S. 1252–1275.

44 Sue, D. W.: *Microaggressions in Everyday Life: Race, Gender, and Sexual Orientation*, John Wiley & Sons, 2010.

45 Feiler, D. und Müller-Trede, J.: »The one that got away: Overestimation of forgone alternatives as a hidden source of regret«, *Psychological Science*, 33(2) (2022), S. 314–324.

46 Carney, D. R., Cuddy, A. J. und Yap, A. J.: »Power posing: Brief nonverbal displays affect neuroendocrine levels and risk tolerance«, *Psychological Science*, 21(10) (2010), S. 1363–1368.

47 Kerr, M. und Charles, N.: »Servers and providers: The distribution of food within the family«, *The Sociological Review*, 34(1) (1986), S. 115–157.

48 Evers, C., Marijn Stok, F. und de Ridder, D. T.: »Feeding your feelings: Emotion regulation strategies and emotional eating«, *Personality and Social Psychology Bulletin*, 36(6) (2010), S. 792–804.

49 10 = am Verhungern (schwach, schwindlig); 9 = ausgehungert (reizbar, wenig Energie); 8 = sehr hungrig (Magenknurren, vorrangig an Essen denkend); 7 = etwas hungrig (an Essen denkend); 6 = neutral (weder hungrig noch voll); 5 = etwas voll (angenehm zufrieden); 4 = voll (etwas unangenehm); 3 = sehr voll (aufgebläht, Hosen fühlen sich eng an); 2 = übervoll (sehr aufgebläht, leicht übel); 1 = voll bis zur Schmerzgrenze (schmerzhaft aufgebläht und sich sehr krank fühlend).

50 Parker, G., Parker, I. und Brotchie, H.: »Moodstate effects of chocolate«, *Journal of Affective Disorders*, 92(2) (2006), S. 149–159.

51 Cota, D., Tschöp, M. H., Horvath, T. L. und Levine, A. S.: »Cannabinoids opioids and eating behavior: The molecular face of hedonism?«, *Brain Research Reviews*, 51(1) (2006), S. 85–107.

52 Brouwer, Amanda M. und Mosack, Katie E.: »Motivating healthy diet behaviors: The self-as-doer identity«, *Self and Identity*, 14(6) (2015), S. 638.

53 Skorka-Brown, J., Andrade, J., Whalley, B. und May, J.: »Playing Tetris decreases drug and other cravings in real world settings«, *Addictive Behaviors*, 51 (2015), S. 165–170.

54 Hung, I. W. und Labroo, A. A.: »From firm muscles to firm willpower: Understanding the role of embodied cognition in self-regulation«, *Journal of Consumer Research*, 37(6) (2011), S. 1046–1064.

55 Bitte verzeihen Sie mir, dass dies sehr vereinfachte Versionen von komplexen und komplizierten Geschichten sind!

56 Stein, H., Koontz, A. D., Allen, J. G., Fultz, J., Brethour, J. R., Allen, D., Evans, R. B. und Fonagy, S.: »Adult attachment questionnaires: Disagreement rates, construct and criterion validity«, Topeka, Kansas, The Menninger Clinic Research Dept, 2000.

57 Cohen, S., Janicki-Deverts, D., Turner, R. B. und Doyle, W. J.: »Does hugging provide stress-buffering social support? A study of susceptibility to upper respiratory infection and illness«, *Psychological Science*, 26(2) (2015), S. 135–147.

58 Hodgson, K., Barton, L., Darling, M., Antao, V., Kim, F. A. und Monavvari, A.: »Pets impact on your patients' health: Leveraging benefits and mitigating risk«, *The Journal of the American Board of Family Medicine*, 28(4) (2015), S. 526–534.

59 Parrott, W. G. und Smith, R. H.: »Distinguishing the experiences of envy and jealousy«, *Journal of Personality and Social Psychology*, 64(6) (1993), S. 906.

60 Dunbar, R.: *How Many Friends Does One Person Need? Dunbar's Number and Other Evolutionary Quirks*, Faber & Faber, 2010.

61 Grusec, J. E.: »Social learning theory and developmental psychology: The legacies of Robert R. Sears and Albert Bandura«, in R. D. Parke, S. A. Ornstein, J. J. Rieser und C. Zahn-Waxler (eds), *A Century of Developmental Psychology*, American Psychological Association, 1994, S. 473–497.

62 McGill, J. M., Burke, L. K. und Adler-Baeder, F.: »The dyadic influences of mindfulness on relationship functioning«, *Journal of Social and Personal Relationships*, 37(12) (2020), S. 2941–2951.

63 Cunnington, D., Junge, M. F. und Fernando, A. T.: »Insomnia: Prevalence, consequences and effective treatment«, *The Medical Journal of Australia*, 199(8) (2013), S. 36–40. doi:10.5694/ mja13.10718.

64 Hirshkowitz, M., Whiton, K., Albert, S. M., Alessi, C., Bruni, O., DonCarlos, L., Hazen, N., Herman, J., Katz, E. S., Kheirandish-Gozal, L. und Neubauer, D. N.: »National Sleep Foundation's sleep time duration recommendations: Methodology and results summary«, *Sleep Health*, 1(1) (2015), S. 40–43.

65 Herzog-Krzywoszanska, R. und Krzywoszanski, L.: »Bedtime procrastination, sleep-related behaviors, and demographic factors in an online survey on a Polish sample«, *Frontiers in Neuroscience* (2019), S. 963.

66 Sturm, R. und Cohen, D. A.: »Free time and physical activity among Americans 15 years or older: Cross-sectional analysis of the American Time Use Survey«, *Preventing Chronic Disease* (2019), S. 16.

67 Schulte, B.: *Overwhelmed: How to Work, Love, and Play When No One Has the Time*, Macmillan, 2015.

68 Sjöström, S.: »Labelling theory«, in *Routledge International Handbook of Critical Mental Health*, Routledge, 2017, S. 15–23.

69 Aron, E. N.: *The Highly Sensitive Person: How to Thrive When the World Overwhelms You*, New York, Harmony Books, 1997.

70 Lionetti, F., Aron, A., Aron, E.N., Burns, G.L., Jagiellowicz, J., und Pluess, M.: »Dandelions, tulips and orchids: Evidence for the existence of low-sensitive, medium-sensitive and high-sensitive individuals«, *Translational Psychiatry*, 8(1) (2018), S. 1–11.

71 Domhoff, G. W.: »The content of dreams: Methodologic and theoretical implications«, *Principles and Practices of Sleep Medicine*, 4 (2005), S. 522–534.

72 Cartwright, R.D.: *The Twenty-four Hour Mind: The Role of Sleep and Dreaming in Our Emotional Lives*, Oxford University Press, 2010.

73 https://sleepeducation.org/sleep-caffeine/.

74 Schmidt, E., Courvoisier, D.S., Cullati, S., Kraehenmann, R. und Linden, M. V. D.: »Too imperfect to fall asleep: Perfectionism, pre-sleep counterfactual processing, and insomnia«, *Frontiers in Psychology*, 9 (2018), S. 1288.

75 Akram, U., Ellis, J. G. und Barclay, N. L.: »Anxiety mediates the relationship between perfectionism and insomnia symptoms: A longitudinal study«, *PloS one*, 10(10) (2015), S. e0138865.

76 Erikson, E. H.: *Insight and Responsibility*, Norton, Levinson, D. J. *The Seasons of a Man's Life*, Knopf, 1994.

77 Kim, A. M., Tingen, C. M. und Woodruff, T. K.: »Sex bias in trials and treatment must end«, *Nature*, 465(7299) (2010), S. 688–689.

78 Beery, A. K. und Zucker, I.: »Sex bias in neuroscience and biomedical research«, *Neuroscience & Biobehavioral Reviews*, 35(3) (2011), S. 565–572.

79 Doherty, M. A.: »Sexual bias in personality theory«, *The Counseling Psychologist*, 4(1) (1973), S. 67–75.

80 Jackson, M.: *Broken Dreams: An Intimate History of the Midlife Crisis*, Reaktion Books, 2021.

81 Neugarten, B. L.: »Time, age, and the life cycle«, *The American Journal of Psychiatry*, 136 (1979), S. 887–894.

82 Rook, K. S., Catalano, R. und Dooley, D.: »The timing of major life events: Effects of departing from the social clock«, *American Journal of Community Psychology*, 17(2) (1989), S. 233–258.

83 Shale, S.: »Moral injury and the COVID-19 pandemic: Reframing what it is, who it affects and how care leaders can manage it«, *BMJ Leader*, 4(4) (2020) S. 224–227.

84 Panchal, S. und Jackson, E.: »›Turning30‹ transitions: Generation Y hits quarter-life«, *The Coaching Psychologist*, 3(2) (2007), S. 46–51.

85 O'Riordan, S., Palmer, S. und Panchal, S.: »The bigger picture: Building upon the ›Developmental Coaching: Transitions Continuum‹«, *European Journal of Applied Positive Psychology*, 1(6) (2017), S. 1–4.

86 Wels, H., Van der Waal, K., Spiegel, A. und Kamsteeg, F.: »Victor Turner and liminality: An introduction«, *Anthropology Southern Africa*, 34(1–2) (2011), S. 1–4.

87 Oeppen, J. und Vaupel, J. W.: »Broken limits to life expectancy«, *Science*, 296(5570) (2002), S. 1029–1031.

88 Rubinstein, H. R. und Foster, J. L.: »›I don't know whether it is to do with age or to do with hormones and whether it is to do with a stage in your life‹: Making sense of menopause and the body«, *Journal of Health Psychology*, 18(2) (2013), S. 292–307.

89 Hvas, L.: »Menopausal women's positive experience of growing older«, *Maturitas*, 54(3) (2006), S. 245–251.

90 Hayes, S. C., Strosahl, K. D. und Wilson, K. G. (2011): *Acceptance and Commitment Therapy: The Process and Practice of Mindful Change* (Zweite Ausgabe), Guilford Press, 2006.

91 Lee, J. und Smith, J. P.: »Work, retirement, and depression«, *Journal of Population Ageing*, 2(1) (2009), S. 57–71.

92 James, J. B., Besen, E., Matz-Costa, C. und Pitt-Catsouphes, M.: »Engaged as we age: The end of retirement as we know it«, The Sloan Center on Aging and Work, *Issue Brief*, 24 (2010), S. 1–20.

93 Chernev, A., Bockenholt, U. und Goodman, J.: »Choice overload: A conceptual review and meta analysis«, *Journal of Consumer Psychology*, 25(2) (2015), S. 333–358.

94 Burnett, B. und Evans, D.: *Designing Your Life: Build a Life that Works For You*, Random House, 2016.

95 Chepesiuk R.: »Missing the dark: Health effects of light pollution«, *Environmental Health Perspectives*, 117(1) (2009), A20–A27. https://doi.org/10.1289/ehp.117-a20.

96 Anglin, R. E., Samaan, Z., Walter, S. D. und McDonald, S. D.: »Vitamin D deficiency and depression in adults: Systematic review

and meta-analysis«, *The British Journal of Psychiatry*, 202(2) (2013), S. 100–107.

97 Callard, F.: »Hubbub: Troubling rest through experimental entanglements«, *The Lancet*, 384(9957) (2014), S. 1839.

98 Dalton-Smith, S.: *Sacred Rest: Recover Your Life, Renew Your Energy, Restore Your Sanity*, FaithWords, 2017.

99 Piliavin, J. A. und Siegl, E.: »Health benefits of volunteering in the Wisconsin longitudinal study«, *Journal of Health and Social Behavior*, 48(4) (2007), S. 450–464.

100 Global Wellness Institute (ohne Datum). Wellness Industry Statistics & Facts. Verfügbar via: https://globalwellnessinstitute.org/press-room/statistics-and-facts/#:~:text=The%20healthy%20

101 Longo, V. D. und Anderson, R. M.: »Nutrition, longevity and disease: From molecular mechanisms to interventions«, *Cell*, 185(9) (2022), S. 1455–1470.

102 Miller, J. C. und Krizan, Z.: »Walking facilitates positive affect (even when expecting the opposite)«, *Emotion*, 16(5) (2016), S. 775.

103 Boothby, E. J., Cooney, G., Sandstrom, G. M. und Clark, M. S.: »The liking gap in conversations: Do people like us more than we think?« *Psychological Science*, 29(11) (2018), S. 1742–1756.

104 Aganov, S., Nayshtetik, E., Nagibin, V. und Lebed, Y.: »Pure purr virtual reality technology: Measuring heart rate variability and anxiety levels in healthy volunteers affected by moderate stress«, *Archives of Medical Science*, 18(2) (2022), S. 336.

105 »Emotion regulation, procrastination, and watching cat videos online: Who watches Internet cats, why, and to what effect?« *Computers in Human Behavior*, 52 (2015), S. 168–176.

106 Lee, M. S., Lee, J., Park, B. J. und Miyazaki, Y.: »Interaction with indoor plants may reduce psychological and physiological stress by suppressing autonomic nervous system activity in young adults: A randomized crossover study«, *Journal of Physiological Anthropology*, 34(1) (2015), S. 1–6.

107 Wood, A. M., Froh, J. J. und Geraghty, A. W.: »Gratitude and well-being: A review and theoretical integration«, *Clinical Psychology Review*, 30(7) (2010), S. 890–905.

108 Hoge, E. A., Chen, M. M., Orr, E., Metcalf, C. A., Fischer, L. E., Pollack, M. H., DeVivo, I. und Simon, N. M.: »Loving-kindness meditation prac-

tice associated with longer telomeres in women«, *Brain, Behavior, and Immunity*, 32 (2013), S. 159–163.

Danksagungen

Als ich meine Idee für *Kleine Traumata* zum ersten Mal meiner wunderbaren Agentin Dorie verriet, hatte sie mich zum Tee (mit Bubbles!) ins Wolseley am Piccadilly eingeladen. Sie wissen schon, so ein Alte-Welt-Restaurant, das ohne Weiteres ein Set in einem »Harry Potter«-Film sein könnte. Genau so hatte ich mir als Kind London immer vorgestellt. Ich erwähne das, weil mein ländliches Herz einen Schlag aussetzte, als ich sah, wie die Augen meiner lieben Agentin aufleuchteten, nachdem ich diese Art sich anhäufender Traumata erwähnt hatte, die so oft ignoriert und als nicht »schlimm genug«, um Fürsorge und Aufmerksamkeit zu verdienen, abgetan werden. Dorie und ich arbeiteten erst seit Kurzem zusammen und es war in diesem Augenblick in dieser Filmkulissenumgebung, dass ich wusste, dass mein Bauchgefühl richtig war: Die Welt musste von kleinen Traumata erfahren. Also möchte ich vom Grunde meines vom blauen Himmel Arizonas beschienenen Herzens meiner Literaturagentin Dorie Simmonds, dieser Wahnsinnsfrau, danken, dafür, dass sie an mich und *Kleine Traumata* geglaubt hat – ich habe vielleicht die Kommakriege gewonnen, aber zusammen werden wir die globale Epidemie der psychischen Gesundheitsprobleme bekämpfen.

Was Unterstützung und Ermutigung betrifft, stehen meine zwei rothaarigen Jungs, Neil Mordey und der Boobah, dem in nichts nach. Beide haben mir den konkreten Beweis für meine Hypothese geliefert, »dass man sich nicht zuerst lieben muss«, und sie haben bewiesen, dass zahllose Knuddeleien und »tru luv« einer verwelkten Seele wieder Leben einhauchen können. Ihr seid meine Welt #sofronge. Es wäre ein Versäumnis, hier nicht auch meine beste Freundin Tessa Lacey zu erwähnen – du bist für mich eine tägliche Inspiration, und wie Neil und Ginge bist du das Leuchtfeuer, das mich in unruhigen Wassern nach Hause geleitet. Und natürlich danke ich meiner großen kleinen Schwester Amy Roy, die mich rund um die Uhr in 1980er-Nostalgie erdet – ehrlich, was würde ich ohne 20 Retro-Memes am Tag tun?

Es gibt so viele Menschen, denen ich ehrlich danken möchte, darunter Lydia Good und dem Team von Thorsons und Harper-Collins, all den großartigen Gesundheitsjournalisten, die ich das Glück habe, Freunde nennen zu dürfen, meiner vorherigen Co-Autorin Louise Atkinson, die mir beibrachte, den Dämon namens zu viele Einzelheiten auszumerzen, und den Kommunikationsprofis Mars Webb und Julia Champion für ihre Hilfe dabei, kleine Traumata bekannter zu machen. Meine Supervisorin Dr. Siobhain O'Riordan – ich verbeuge mich vor deinem enzyklopädischen Wissen der Coaching-Psychologie! Aber sehr schätze ich auch deinen warmen und ermutigenden Unterstützungsstil, der mir in vielen anderen Lebensbereichen neben der Arbeit geholfen hat. In diesem Sinne geht mein Dank auch an David Smith, meinen persönlichen Therapeuten; du hast mir auf dieser Reise Mut zugesprochen und mich geleitet – danke.

Und wo es gerade um Motivation geht – Jennifer Kennedy, ich habe keine Ahnung, wie du immer genau weißt, was du sagen musst, aber du bist bei Weitem die beste Cheerleaderin aller Zeiten! Ich möchte auch meiner familiären Freundin Charlotte Smyth danken, die das struppige, ziemlich schüchterne Mädchen in der Wüste kannte und die mich auf so viele Arten unterstützt hat (normalerweise von Kuchen begleitet!) – du bist ohne jeden Zweifel ein Mitglied meiner »erworbenen Familie«.

Aber ich möchte der Welt noch einmal von meinem wunderbaren Vater erzählen, Graham Kinghorn Arroll, der uns in den frühen Tagen der ersten Covid-19-Welle entrissen wurde. Es schmerzt mich in jeder Faser meines Wesens, dass du gestorben bist, als es dir gerade wieder so gut ging, nach so vielen erdrückend schweren Jahren. Mehr als alles andere ist dieses Buch für dich und zu Ehren der unerschütterlichen und bedingungslosen Liebe geschrieben, die du mir immer gegeben hast. Du hast so viel gelitten, aber es ist meine größte Hoffnung, dass ich durch deine Kämpfe in der Lage bin, ein Licht auf das ganze Ausmaß der Herausforderungen psychischer Gesundheit zu werfen. Ich liebe dich, Papa.

Und schließlich schrieb ich das Buch für alle, die in Bezug auf ihre psychische Gesundheit ignoriert, stigmatisiert und marginalisiert wurden oder von Gaslighting betroffen waren; Ihre gelebte Erfahrung und Konstellation kleiner Traumata ist so einzigartig wie Sie – aber Sie sind nicht allein. Lassen Sie uns so viel über kleine Traumata reden, dass sie nicht mehr unter den Teppich gekehrt werden können und der Weg für ein besseres Verständnis und eine bessere Behandlung psychischer Gesundheitsprobleme geebnet wird.